Willis®

覆膜支架重建术
在脑血管疾病中的临床应用

主编

李明华

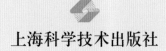

上海科学技术出版社

图书在版编目(CIP)数据

Willis®覆膜支架重建术在脑血管疾病中的临床应用 / 李明华主编.
—上海：上海科学技术出版社，2017.9
ISBN 978-7-5478-3656-9

Ⅰ.①W… Ⅱ.①李… Ⅲ.①脑血管疾病—介入疗法 Ⅳ.①R743

中国版本图书馆 CIP 数据核字(2017)第 165090 号

Willis®覆膜支架重建术在脑血管疾病中的临床应用
主编 李明华

上海世纪出版股份有限公司
上 海 科 学 技 术 出 版 社 出版

（上海钦州南路 71 号 邮政编码 200235）

上海世纪出版股份有限公司发行中心发行

200001 上海福建中路 193 号 www.ewen.co

上海盛通时代印刷有限公司 印刷

开本 889×1194 1/16 印张 16.75 插页 4

字数：250 千

2017 年 9 月第 1 版 2017 年 9 月第 1 次印刷

ISBN 978-7-5478-3656-9/R·1408

定价：128.00 元

内容提要

本书以图解的形式,展示了 Willis® 覆膜支架在治疗颅段颈内动脉和椎动脉病变中的临床应用,重点阐述了各手术病例的材料选择、操作过程和治疗结果等,并逐一加以点评,有值得推荐的成功经验,也有有待吸取的教训,并提出了手术中的注意事项。

全书收集病例 111 例,图像 500 余幅,配以文字说明和专家点评,可供神经外科医师、神经介入科医师、耳鼻咽喉科医师、颌面外科医师和放疗科医师参考。

主编简介

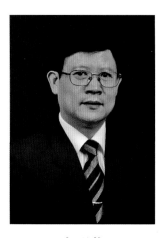

李明华

毕业于上海第一医学院,获上海医科大学硕士学位,瑞典隆德大学博士学位。先后留学瑞典、意大利、加拿大等,1996 年回国。现为上海市第六人民院放射科主任、主任医师;上海交通大学医学影像研究所所长,上海交通大学二级教授、特聘教授;国家临床重点专科和上海市重中之重重点学科(医学影像科)学术带头人。先后担任中华放射学会常委、中华神经放射学会副主任委员、上海放射学会主任委员等。长期从事医学影像临床工作,擅长脑和脊髓血管性疾病的无创影像诊断和微创治疗。完善了 MRA 成像技术,使脑动脉瘤的诊断方式由传统有创变为无创,采用该技术对正常人群进行未破裂脑动脉瘤的发病率调查,首先报道我国成人未破裂脑动脉瘤患病率为 7.0%;引进现代神经介入治疗技术,主持研制脑血管覆膜支架,使相当多的脑动脉瘤患者变难治为易治、由不可治变为可治。共发表 SCI 收录论文 145 篇,其中第一作者或通讯作者 79 篇,总影响因子 409.75,被引 2360 次。以第一完成人获国家科技进步二等奖、教育部科技进步一等奖、上海市科技进步一等奖、中华医学科技二等奖、北美放射学会神经放射学者资助奖等共 15 项。主编专著 7 部。培养研究生 52 名。先后获上海领军人才、卫生部有突出贡献中青年专家、全国优秀科技工作者等称号。2002 年获国务院特殊津贴。

编委会

主　编

李明华

副主编

程英升　方　淳　顾斌贤　谢晓东

主编助理

王　武

编写人员

（按姓氏汉语拼音排序）

方　淳	封　灏	顾斌贤	管　生	金巧蓉	黎　冰
李明华	李天晓	李永东	鲁海涛	谭华桥	王　武
王朝华	王建波	王永利	谢晓东	谢志永	徐浩文
	徐霁充	朱悦琦	张昌伟	周　耕	严　烁

前言

　　脑血管走行迂曲、管腔细小、存在重要的功能分支，这些解剖特点一直束缚着人们对覆膜支架在脑血管病变中的应用。然而，某些脑血管病变的病理特点恰恰需要腔内隔绝术治疗，才可能获得最好的治疗效果。由此，研制脑血管覆膜支架的构想和实施就很自然了。

　　1996 年，笔者关于脑血管覆膜支架的设计获卫生部课题资助。

　　2004 年，上海微创医疗器械公司立项研制、生产脑血管覆膜支架。

　　2005 年，第一枚脑血管覆膜支架应用于临床，成功治疗颈内动脉 C4 段假性动脉瘤。

　　2006 年，在 *Neuroradioiogy* 首次报道了脑血管覆膜支架临床应用病例。

　　2009 年，由上海交通大学附属第六人民医院、复旦大学附属华山医院、首都医科大学宣武医院共同完成脑血管覆膜架（后正式定名为 Willis® 覆膜支架）的临床试验。

　　2013 年，Willis® 覆膜支架得到国家食品药品监督管理局批复获准临床应用。

　　至今，在全国范围内，Willis® 覆膜支架治疗各种类型颅段颈内动脉、椎动脉病变（主要为动脉瘤、颈动脉海绵窦瘘等）已有 1 500 余例。其中有其他方法难治或不能治的病例获得了治愈，也有看似简单、易治的病例却治疗不成功或结果不理想的。显然，与其他新材料一样，治疗指征的把握、对病变及其相关血管的充分认识、操作者的操作熟练程度等是手术成功与否的关键。此外，尚有不少我们未曾认识，有待深入了解、研究、探索的地方。同时，在应用 Willis® 覆膜支架时，要求操作者遵守基本技术操作规范，也不排斥有经验操作者的个性化创造。本书收集的病例，很多是

Willis® 覆膜支架早期应用的结果，因此，所涉及的治疗过程、操作技术以及有关评论，只代表作者的观点，不少地方有待商榷。

作为一种新的材料、新的技术，不断改进、发展，以求完善，是我们追求的目标，也是编写本书的目的。我们期待与大家本着实事求是的态度，为治好一种病、看好一个病人的最终目的，去关心 Willis® 覆膜支架的应用和发展。

最后，我要感谢上海微创医疗器械公司对 Willis® 覆膜支架研制的执着和专注，感谢各位参编者提供的精彩图片资料，更要感谢在背后默默支持中国神经介入事业发展及关心 Willis® 覆膜支架研制、应用的各位同道。

李明华

2017.8

目录

第一章
Willis®覆膜支架结构

Willis®颅内覆膜支架系统(简称 Willis®)是由覆膜支架和输送器组成(图 1-1),其中覆膜支架固定在输送器远端的球囊上,通过球囊的扩张来实现支架的释放。

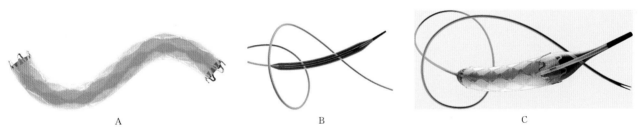

A   B   C

图 1-1 Willis®颅内覆膜支架系统

A. 覆膜支架；B. 输送器；C. 覆膜支架系统。

一、覆膜支架结构

覆膜支架由 L605 钴基合金支架(图 1-2)和聚四氟乙烯膜(图 1-3)组成。L605 钴基合金支架作为覆膜支架的支撑结构,构建颅内动脉的正常血流通道。聚四氟乙烯膜作为覆膜支架的关键结构,隔绝动脉瘤内血流,恢复病变动脉正常血流和解剖结构。

(一) L605 钴基合金支架

L605 钴基合金材料由于其强度显著高于医用不锈钢,在达到同等力学性能的情况下,可以采用更少的材料来设计支架。Willis®的支架壁厚为 0.07~0.08 mm,比医用不锈钢支架的厚度降低 25%。

Willis®支架结构由节段式开环正弦波形支撑单元和"n"形连接杆构成。正弦波形支撑单元设计有"欧米茄形加强环"。欧米茄形加强环具有一定径向辐射张力,使支架具有更好的支撑性能和贴合血管能力。"n"形连接杆成对出现并沿支架轴向成空间"U"形交错排列,有效弥补了轴向短缩,而且使支架具有更优的柔顺性。支架波杆尺寸设计为 0.08~0.10 mm,支架的金属覆盖为 8%~11%。

(二) 聚四氟乙烯膜

聚四氟乙烯膜具有优异的生物兼容性,其表面携带负电荷,不易形成血栓。膜的表面光滑,摩擦系数低且具有大量微孔(图 1-3)。膜的微结构有利于血管壁新生内皮细胞的生长及覆盖。Willis®的聚

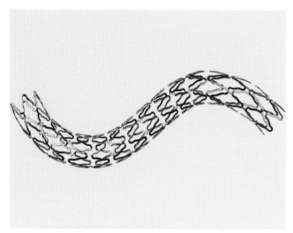

图 1-2 L605 钴基合金支架

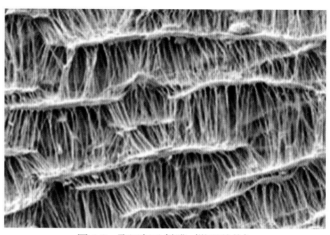

图 1-3 聚四氟乙烯膜（微观结构）

四氟乙烯膜微结构相邻节点平均隙距为 $30\sim80$ μm，微孔直径 $0.2\sim1.0$ μm。在模拟血压环境下，膜渗透量为 0。动物实验表明，覆膜上的微孔可允许内皮细胞通过其进行支架内皮化生长，植入后 6 个月完成内皮化。因此，Willis® 的膜材料既具有抗渗透性能，又有利于血管壁新生内皮细胞的生长和覆盖。Willis® 的膜材既薄又软，厚度约为 50 μm，并且具有充分的延展性，可随着支架的扩张而扩张。聚四氟乙烯膜通过在支架两端各三点缝合技术裹覆在支架外表面，在支架弯曲时，覆膜与支架骨架保持适度的相对位移，增加覆膜支架的顺应性（图 1-4）。

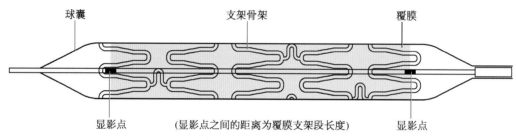

图 1-4 覆膜支架结构

球囊　支架骨架　覆膜

显影点　（显影点之间的距离为覆膜支架段长度）　显影点

二、输送器结构

Willis® 颅内覆膜支架系统的输送器为快速交换式球囊扩张导管，主要包含远端主杆和近端主杆两部分（图 1-5）。

（一）远端主杆

Willis® 远端主杆采用同轴双腔结构，具有导丝腔和球囊充盈腔两个腔体。导丝腔可以用来穿插直径为 0.014 inch（0.36 mm）的导引导丝。远端主杆也是导管中最柔顺的部分，它包含超软管、球囊、显影点、远外管、内管。

1. 超软管 超软管为多层超软材料，采用激光焊接技术固定于球囊的远端。超软管长度较短，采用渐变锥形设计，且头端具有 0.5 mm 的圆润倒角（图 1-6）。采用这种设计，既不会产生"鱼嘴"现象（图 1-6），更易通过一些锐角病灶，减少血管创伤，而且提高了导丝爽滑性，避免出现抱死导丝现象。

2. 球囊 Willis® 球囊为半顺应性球囊，主要用于输送支架和扩张支架。Willis® 球囊的名义扩张压力为 5 atm，额定爆破压力为 10 atm。支架通过"内嵌式"的支架压握技术（图 1-7）固定于球囊上，不仅提高了支架的抗脱载力，而且可以获得更小的覆膜支架外径。

Willis® 球囊采用三翼折叠（图 1-8），球囊的折叠记忆性能优异，实验测试经过 7 次反复扩张回收可恢复三翼折叠状态。三翼折叠设计使固定在球囊上的覆膜支架外径更细小，更易通过迂曲血管。

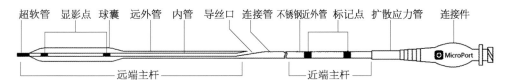

图 1-5　Willis® 覆膜支架系统输送器结构

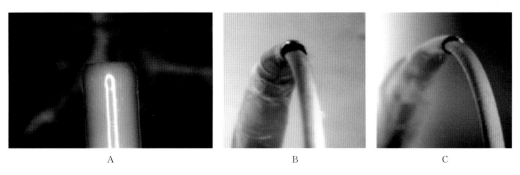

图 1-6　超软管头端
A. 圆润倒角头端；B.“鱼嘴”现象；C. 无“鱼嘴”现象。

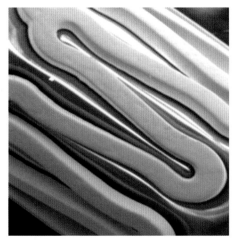

图 1-7　嵌入式支架压握技术

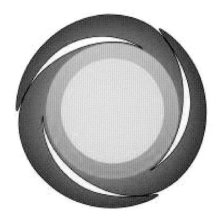

图 1-8　球囊三翼折叠

3. 显影点　Willis® 显影点位于球囊，固定于内管上。显影点采用了嵌入式安装工艺（图 1-9），显影点与内管之间不存在水平落差，不仅可以获得更小的覆膜支架外径，而且减少覆膜支架固定于球囊时导致的球囊泄露。

Willis® 内管采用 3 层结构，保持优异的柔软度与支撑性的平衡，既为导丝提供了通道，而且抗弯折，不易塌陷。

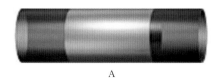
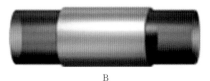

图 1-9　显影点安装
A. 嵌入式；B. 传统方法。

（二）近端主杆

Willis® 近端主杆采用单腔结构，为球囊充盈建立通道，并且为覆膜支架提供推送力。近端主杆采用硬度渐变式设计，由连接管、不锈钢近外管、标记点、扩散应力管和连接件组成。

1. 连接管　连接管是连接远端主杆和近端主杆的中空高分子管，在连接点区域，包含导丝口。导丝口的位置离远端主杆最末端距离为 300 mm。

2. 不锈钢近外管　不锈钢近外管是近端主杆中最坚硬的一部分。不锈钢近外管的远端设计非常关键，它与连接管共同组成近端主杆与远端主杆的连接区域，连接区域可以将近端主杆的推送力尽可能多的传递到球囊远端。Willis® 不锈钢近外管采用中空海波管渐变式设计，从近端到远端，硬度不断减小，既提供了较好的支撑性能和推送性能，又保持了一定的柔顺性能。不锈钢近外管外部通常包裹一层高分子层，以提高光滑性。

3. 标记点　近端标记点距远端 950 mm 和 1 050 mm，用于标识输送器与导引导管的相对位置。近端主杆和远端主杆的有效长度为 1 400 mm（图 1-10）。

近端主杆的尾座通常由扩散应力管和连接件构成。扩散应力管为中空管状结构，连接连接件和不锈钢近外管。

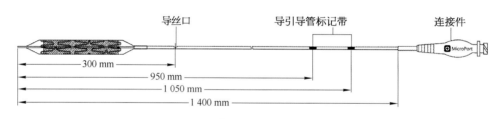

图 1-10　Willis® 颅内覆膜支架系统示意图

三、覆膜支架产品参数

见表 1-1、表 1-2。

表 1-1　覆膜支架参数

参数名称	参数数值
材料	L605 钴基合金，聚四氟乙烯膜
支架壁厚	0.07～0.08 mm
支架杆宽	0.08～0.10 mm
支架金属覆盖率	8～11%
支架轴向短缩率	<10%
支架径向回弹率	<10%
支架直径	3.5 mm、4.0 mm、4.5 mm
支架长度	7 mm、10 mm、13 mm、16 mm
支架压握后外径	<1.2 mm
支架显影性	中等，通过输送器远端金属标记显影
聚四氟乙烯膜的厚度	50 μm

表 1-2　输送系统参数

参数名称	参数数值
输送方式	快速交换式球扩输送器
系统有效长度	1 400 mm
远端超软管长度	3.0±0.5 mm
球囊材料	半顺应性球囊材料
球囊名义扩张压力	5 atm
球囊额定爆破压力	10 atm
最大导引导丝	0.014 inch
最小导引导管	6F
导丝口距最远端	300 mm
第一标记带距远端距离	950 mm
第二标记带距远端距离	1 050 mm
柔顺性	可通过曲率半径 8 mm 的血管模型
MRI 兼容	磁场强度≤3.0 T，可即刻安全地行 MRI 检查

（谢志永　金巧蓉　黎冰）

第二章
颅颈部动脉相关解剖

一、颈内动脉

（一）颈内动脉分段

颈内动脉分为左、右两侧，起自两侧颈总动脉，终止于颈内动脉末端分叉，形成前循环，供血幕上脑组织。颈内动脉分段基于不同角度有不同的分法，目前比较通用的分段法是依据 Bouthillier 和 Osborn 将顺着血流分为颈段、岩骨段、破裂孔段、海绵窦段、床突段、眼动脉段和交通段 7 个解剖段，依次为 C1～C7 段（图 2-1）。

1. 颈段（C1 段） C1 段起源于颈总动脉在第三、四颈椎平面或第四、五颈椎平面的分叉，少见的可高达第一颈椎平面分叉或低至第二胸椎平面分叉。起始部呈球形膨大，称颈动脉球，其内血流呈涡流现象，上行于颈动脉间隙内。颈动脉间隙又称颈动脉鞘，颈动脉鞘内除颈内动脉外，还有颈内静脉、淋巴结、节后交感神经和第 9～12 对脑神经，其中第 10 对脑神经全长在该鞘内走行。C1 段起始走行于颈外动脉后外侧，上升时走行于颈外动脉主干内侧、颈内静脉前内侧，第 9～12 对脑神经位于颈内动脉和颈内静脉之间，终止于颞骨岩部的颈动脉管。C1 段行径正常无分支脉，但可有变异分支动脉，如咽升动脉和枕动脉起源于颈内动脉 C1 段。其他少见的变异包括颈内动脉起源于主动脉弓，颈内动脉发育低下和不发育以及永存舌下动脉和永存环前节间动脉。

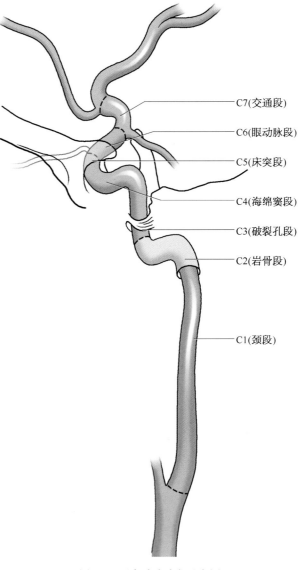

C7(交通段)

C6(眼动脉段)

C5(床突段)

C4(海绵窦段)

C3(破裂孔段)

C2(岩骨段)

C1(颈段)

图 2-1　颈内动脉分段示意图

2. 岩骨段（C2 段） C2 段全程由颞骨包裹，并由静脉丛包绕，外膜有丰富的交感神经丛。C2 段分为垂直走行的垂直段，约 10 mm 长；向前内转向的膝段；自膝部向前内走向岩骨尖的水平段，约 20 mm 长。颈内动脉在颈内静脉前方、茎突内侧进入颈动脉管，其膝段恰位于耳蜗和鼓室的下方，出岩骨尖进入破裂孔段。C2 段行径动脉分支包括翼管动脉和颈鼓动脉，分别与颈外动脉分支存在吻合。C2 段异常分支包括迷走颈内动脉、永存镫骨动脉和永存耳动脉。

3. 破裂孔段（C3 段） C3 段起自颈内动脉出颈动脉管处，行走于含丰富软骨的破裂孔上方，转向上走行，止于岩舌韧带平面，相当于海绵窦段后膝部下 10 mm 处。由三叉神经节覆盖，与岩浅大神经毗邻，外膜由静脉丛、交感神经丛包绕。C3 段行径无分支动脉。

4. 海绵窦段（C4 段） C4 段始于岩舌韧带上缘平面，行走于海绵窦内侧颈动脉沟，周围由海绵窦静脉丛、蜂窝组织、脂肪和节后交感神经包绕，终止于前状突内侧出海绵窦处的硬膜环近侧。C4 段的走行分为 3 个亚段，分别为后膝段、水平段和前膝段。后膝段包括延伸于破裂孔段的垂直上升部和与水平段相连的弯曲部；水平段较长，前后两端与前后膝段相连；前膝段包括与水平部相连的弯曲部和与床突段相连的上升部。C4 段外侧与展神经、三叉神经节、动眼神经、滑车神经毗邻，其中展神经位于海绵窦腔，其他脑神经位于海绵窦外侧硬膜壁内。内侧为蝶窦壁，该壁很薄或仅为一层骨膜；上内侧为蝶鞍和垂体，硬膜环位于 C4 上端，是 C4 段出海绵窦的标志；视神经和前床突位于 C4 前膝段的前外上方。

C4 段行径分支包括起自后膝段的脑膜垂体动脉，分出垂体下动脉、小脑幕边缘动脉和斜坡支；起源于水平段的下外侧干，它与脑膜中动脉和上颌动脉存在侧支吻合；内侧支即 McConnell 包膜动脉，供应垂体，较小不常见。永存三叉动脉是 C4 段的异常分支，起自 C4 段近后膝部，可在鞍旁或鞍内行走，向后与基底动脉或其分支吻合。永存三叉动脉是原始颈-椎基动脉系统吻合中最常见的一种异常吻合。

C4 段其他变异包括接吻式颈内动脉，即两侧颈内动脉 C4 段不沿颈动脉沟向前外走行，而是穿过鞍内正中走行；后膝段高位，高于前膝平面，与水平部过度处近乎垂直，呈明显弯曲状；一侧颈内动脉 C4 段不发育，很少见。

5. 床突段（C5 段） C5 段始于近侧硬膜环，止于远侧硬膜环，位于硬膜间位，是 C4 段前膝部弯曲之上的一小段楔形区，也是颈内动脉各段中最短的一段。其外上方为前床突，内侧为蝶骨颈动脉沟，上方由硬膜遮盖。行径无分支动脉，少见的眼动脉在此段分出，以及分出几支细小的包膜动脉。

6. 眼动脉段（C6 段） C6 段起于远侧硬膜环，止于后交通动脉开口下缘，位于硬膜内。在与 C5 段交界处向后、上、外走行，呈自然弯曲，形成所谓的虹吸部。其近端外侧为远侧硬膜环，内侧为蛛网膜下腔，上方由视神经通过，前下方为蝶窦。眼动脉起自颈内动脉出海绵窦、相当于 C5～C6 交界处、前床突的内侧，其开口位于颈内动脉前或偏内缘，绝大多数眼动脉起源位于硬膜内，眼动脉行径分支与颈外动脉分支间存在广泛的吻合；垂体上动脉起自 C6 段后内缘，多数为单支，也可为多支，供血垂体前叶、垂体柄、视神经和视交叉。

7. 交通段（C7 段） C7 段始于后交通动脉开口下缘，止于大脑前、中动脉分叉处。C6 段自前床突向上、后、外走行，行径通过视神经与动眼神经之间，视神经位于颈内动脉上方，终于前穿支之下的侧裂内端。行径分支动脉包括后交通动脉和脉络膜前动脉。后交通动脉起自颈内动脉背侧，与大脑后动脉吻合，是连接前后循环的重要交通支。后交通动脉分出后向后走行于动眼神经上方，行径分出丘脑前穿支供血内侧丘脑和第三脑室壁。脉络膜前动脉起自后交通动脉开口上方，可为较粗的单支或为较细的多支，脉络膜前动脉与脉络膜后动脉之间存在吻合，以及存在血流动力学上的平衡和互补，因此其供血范围不一，包括部分视束、内囊后肢、大脑脚、脉络丛及颞叶内侧等。

后交通动脉变异较大，可较粗大伴大脑后动脉第一段(P1 段)发育低下和缺如，称为胚胎型后交通动脉；可较细小或缺如，称为退化型后交通动脉；后交通动脉起始也可呈漏斗状或圆锥状。脉络膜前动脉发育低下的较少,开口极少位于后交通动脉开口的近侧。

(二)颈内动脉特点

颈内动脉 C1 段位于颅外颈部,颈动脉鞘内,体表可摸到其搏动;C2～C4 段位于颅底、硬膜外,周围以骨性结构或硬膜围绕;C5 段最短,位于硬膜间位;C6～C7 段位于颅内硬膜内。

颈内动脉 C2～C7 段存在 5 个比较明显的弯曲,包括岩骨管后膝段、岩骨管前膝段、海绵窦后膝段、海绵窦前膝段和床突段、眼动脉段过渡段,其中以海绵窦后、前膝段尤为明显。颈内动脉 C1 段上端走行迂曲并不少见,可为单侧,也可双侧对称,多数属先天发育变异。

颈内动脉 C3～C5 段,位于颅底部,与骨性结构关系密切,易受外伤性颅底骨折导致颈动脉损伤,包括外伤性动脉瘤、颈动脉海绵窦瘘等。

颈内动脉行径主要分支动脉包括眼动脉、后交通动脉和脉络膜前动脉。眼动脉行径分支与颈外动脉分支存在吻合;后交通动脉变异较大,可呈胚胎型或退化型;脉络膜前动脉与脉络膜后动脉末梢分支也存在吻合和血流动力学上的平衡和互补。

颅底段颈内动脉外膜存在丰富的交感神经网,刺激动脉壁后容易引起管腔痉挛。

后交通动脉是颈内动脉系统和椎基动脉系统之间的正常交通吻合,可起到前、后循环血流动力学的互补和平衡作用。另外,在胚胎期,颈内动脉系统和椎基动脉系统之间还存在其他交通吻合,但在出生前或出生后早期即退化。如出生后未退化或退化不全,则造成永久异常交通或胚胎残留吻合,包括:①环前节间动脉:为颈内动脉第二、三颈椎平面与椎动脉 V3 段的吻合,也可来自颈外动脉与椎动脉之间的吻合;②永存舌下动脉:为颈内动脉第一、二颈椎平面与基底动脉之间的吻合;③永存耳动脉:为颈内动脉岩骨段分出与基底动脉下部的吻合,极其少见;④永存三叉动脉:为海绵窦后膝段与基底动脉的吻合,也可与小脑上动脉吻合,是最常见的颈-椎基动脉胚胎残留吻合的一种类型。曾报道永存三叉动脉

分为多种类型,其中一型永存三叉动脉供血整个椎基底动脉系统,双侧后交通缺如,吻合端以下基底动脉发育低下,值得引起注意。永存三叉动脉常伴发其他血管异常,包括动脉瘤等。

二、椎动脉

(一)椎动脉分段

椎动脉分为左右两侧,左侧起源于左锁骨下动脉或主动脉弓,右侧起源于右侧锁骨下动脉,入颅内在脑桥和延髓交界平面处两侧椎动脉合并形成基底动脉,形成后循环,供血幕下脑组织。为叙述方便,Williams 和 Osborn 把椎动脉顺着血流分为 4 个解剖段,即骨外段、横突孔段、横突孔外段和硬膜内段,依次为 V1～V4 段(图 2-2)。

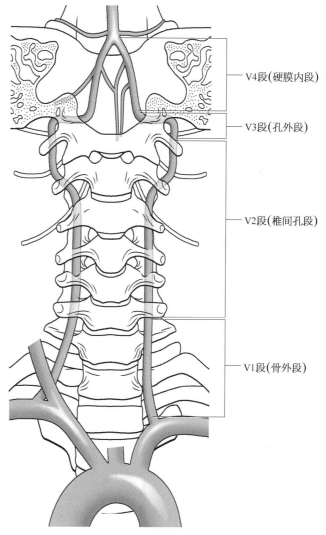

图 2-2 椎动脉分段示意图

(图中标注)
- V4 段(硬膜内段)
- V3 段(孔外段)
- V2 段(椎间孔段)
- V1 段(骨外段)

1. 骨外段（V1 段）　V1 段起自锁骨下动脉，向后上走行进入第六颈椎横突孔。其开口多位于锁骨下动脉腹侧或背侧，所以在血管造影像上 V1 段近端往往与锁骨下动脉重叠，该段动脉常存在迂曲，也是狭窄的常见部位，因此，在评估该段动脉时，需与锁骨下动脉分开。左侧椎动脉源自主动脉弓者并不少见。

2. 横突孔段（V2 段）　V2 段自椎动脉入第六颈椎横突孔始，到出第一颈椎横突孔止。行径第六至第一颈椎段，在第六至第三颈椎段呈垂直上行，在穿过第二颈椎横突孔后向外走行，然后再上升穿过第一颈椎横突孔转向内上，呈直角弯曲，与孔外段过渡。

3. 椎孔外段（V3 段）　V3 段自出第一横突孔后，围绕环枕关节向后内走行，然后急剧转向前上方穿过硬膜经枕大孔入颅内，与硬膜内段连续。

4. 硬膜内段（V4 段）　V4 段自椎动脉穿过硬膜入枕大孔，然后在斜坡下部后缘向内上走行，终止于脑桥、延脑交界处两侧椎动脉汇合点。

（二）椎动脉分支

1. 小脑后下动脉（PICA）　粗细、起源变化较大，椎动脉起源者多源于 V4 段，也可起源于硬 V3 段或其他动脉。小脑后下动脉供血范围较大、区域重要，包括外侧延髓、小脑扁桃体、小脑半球下部和蚓部等。

2. 脊髓前动脉　起源于两侧椎动脉 V4 段汇合前，多数脊髓前动脉分出后向内走行，与对侧脊髓前动脉汇合，然后沿脊髓前中央沟下行。

3. 脊髓后动脉　细小，自 V3～V4 段或小脑后下动脉分出，沿延髓和脊髓背侧表面下行。

4. 穿支动脉　自椎动脉 V3～V4 段分出，供血橄榄体和小脑下部。

5. 脑膜后动脉　起自 V3～V4 段，略粗，供血大脑镰及沿枕骨内面的硬膜。

6. 脑膜前动脉　起自 V2 段远端的细小分支，供血枕大孔附近的硬膜。

7. 颈支　椎动脉在横突孔段，每个节段都有小支分出，供应颈深肌肉、椎体以及脊髓及其被膜，但在正常情况下，血管造影上较难显示识别。当存在病变时，这些微小分支可能成为增粗的供养动脉而容易显示。

（三）椎动脉特点

（1）椎动脉全程位于深部组织结构内，离体表较深。

（2）椎动脉行径长，管径较细。

（3）两侧椎动脉发育不对称常见，尤为椎动脉 V4 段。

（4）椎动脉 V2 段远端、V3 段弯曲较明显。

（5）椎动脉 V4 段位于硬膜内，V3 段为硬膜外、内的过渡。

（6）椎动脉 V3 段易受头部旋转损伤。

（7）椎动脉重要分支动脉包括小脑后下动脉和脊髓前动脉。

（李明华）

第三章
Willis® 覆膜支架治疗机制和操作

一、Willis® 覆膜支架治疗机制

基于覆膜支架在病变母体动脉封堵动脉瘤口（图3-1），使动脉瘤腔与体循环隔绝及修补其他各种原因导致的动脉壁破损（图3-2），使病变母体动脉修复重建，保持母体动脉血流正常状态，达到完全治愈目的。

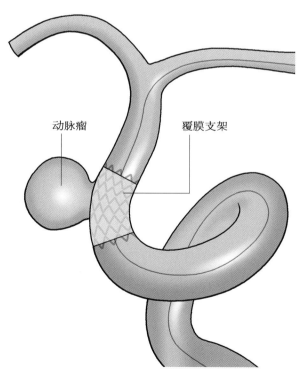

图 3-1 动脉瘤覆膜支架封堵示意图

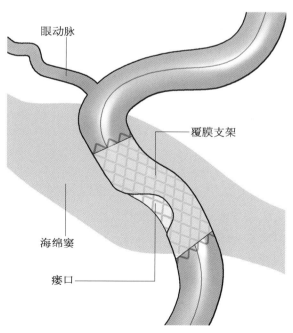

图 3-2 颈动脉海绵窦瘘覆膜支架封堵示意图

二、 Willis® 覆膜支架治疗适应证和禁忌证

（一）适应证

1. 病变部位　适用于较平直走行的动脉段，包括颈内动脉岩骨段、破裂孔段、海绵窦段和椎动脉各段（图 1-2）；选择性应用于颈内动脉和其他部位。行径动脉和靶动脉迂曲者应慎重硬膜内段。

2. 病变种类　适合治疗的病变包括各种类型假性动脉瘤、动脉夹层和夹层动脉瘤、颈内动脉硬膜内段血泡样动脉瘤、弹簧圈栓塞后复发动脉瘤、各种类型的囊状动脉瘤、部分颈动脉海绵窦瘘（直接型）和其他各种原因导致的动脉壁破损等。

（二）禁忌证

（1）覆膜支架治疗的靶动脉和行径动脉过度迂曲，尤其是靶动脉过度迂曲者应视为绝对禁忌。

（2）动脉分叉部位动脉瘤、基底动脉瘤、颈内动脉和基底动脉分支动脉瘤。

（3）覆膜支架治疗部位有重要分支动脉起源，包括脉络膜前动脉、后交通动脉、眼动脉、小脑后下动脉等，特别是脉络膜前动脉和小脑后下动脉。

（4）大或巨大宽口动脉瘤伴有靶动脉迂曲者。

（5）严重凝血功能障碍者或者严重肝肾功能不全者。

（6）全身系统感染者或者其他疾病无法承受介入手术者。

三、 Willis® 覆膜支架选择

（一）支架的选择原则

（1）支架的直径应与靶动脉直径相匹配，推荐支架直径与靶动脉直径一致或支架直径大于靶动脉直径 0.5 mm，切忌小于靶动脉直径，以免贴壁不良；同样也不应大于靶动脉太多，以免撑破靶动脉。在靶动脉存在迂曲者，应用 2 枚短支架贴壁效果要优于单枚长支架。

（2）支架长度选择至少超过瘤口宽度 2～3 mm，在满足治疗要求的前提下应尽可能短，尤其在颈内动脉 C5 段以上和存在迂曲的靶动脉，原则上不超过 10 mm。

（3）在透视下显示支架两端的标记，只标示覆膜支架的长度，球囊膨胀时在两端比支架要长出 3 mm。因此，在膨胀球囊解脱支架时，其影响血管的是膨胀球囊的长度，而不是支架的长度。此在迂曲血管，尤其在硬膜下段颈内动脉，特别要引起重视，以免撕破血管。

（二）导引导管和导引导丝的选择

推荐使用 Neuro 和 Navein 导引导管（6F）和 transcend 微导丝（0.014 in）。

四、 Willis® 覆膜支架治疗操作流程

（一）覆膜支架系统术前准备

（1）检查系统是否有弯折、扭曲或其他损伤。避免不必要的操作，这样可能会损伤系统。如出现上述任何损伤请勿使用。

（2）去掉支架系统远端的保护套和衬丝，覆膜支架系统在肝素化生理盐水中浸泡 1～2 分钟。

（3）注射器抽取肝素生理盐水后，装上冲洗针头；将针头插入覆膜支架系统的末端入口内，用肝素化生理盐水冲洗导引内腔。

（二）覆膜支架系统定位

（1）植入导引导管于 C2 段平面以上，并引入导引微导丝，在透视下越过目标病变部位进入脑内动脉并恒定之。当导引微导丝越过目标病变部位困难时，可采用微导管交换技术（详见微导管交换术）。如果目标病变位置较低，或微导丝越过病变段血管较容易的病例，一般采用覆膜支架和微导丝同时引入，简化操作步骤。

（2）导引微导丝后端穿上覆膜支架系统并沿导引微导丝输送；在覆膜支架进入 Y 阀时，应使用支架导入保护鞘以保护覆膜支架通过，避免覆膜支架受到止血阀的刮擦；尽可能大地打开旋转止血阀，小心地将覆膜支架系统沿导引微导丝推进；覆膜支架越过止血阀后，去除支架导入保护鞘，适当旋紧止血阀以防止失血；在路图监视下，继续沿导引微导丝推进覆膜支架系统到达目标病变部位。在输送覆膜支架过程中要始终注意导引微导丝的远端，保持减压状态，以免

导引微导丝头端顶破脑内血管导致严重的颅内出血。

（3）覆膜支架到达病变部位后，行血管造影并通过输送器上的两个显影点证实覆膜支架位置正确与否。

（4）拧紧旋转止血阀，覆膜支架准备释放。

（三）覆膜支架释放

（1）压力泵中装入适量（约 10 ml）稀释后的造影剂后接上三通阀，将三通阀接到输送器接头上，抽负压排空输送器中的空气。

（2）三通阀接口旋至关闭位置，排尽压力泵中的空气后，三通阀接口旋至打开位置，接通输送器。

（3）支架释放前，再次确认覆膜支架位于目标病变位置。

（4）缓慢扩张球囊，直到达到所期望的直径。压力泵读数一般为 5 atm，有时需要 6 atm，最高不超过 8 atm。在扩张球囊时，始终与输送系统保持一定张力状态，扩张后球囊保持扩张状态 10～20 秒。

（5）压力泵负压抽吸完全排空球囊。在球囊未完全排空时，输送系统保持恒位。通过导引导管注射造影剂评价覆膜支架封堵病变情况，以决定是否需要后扩或放置第二枚支架。

（四）球囊回撤

（1）确保球囊完全排空。

（2）在压力泵零压的状态下缓慢将输送器回撤，回撤时可微调球囊导管和微导丝。如果从覆膜支架内回撤输送器遇到阻力，可尝试调整导引微导丝或与导引微导丝一并回撤。

（3）适当打开旋转止血阀，将输送器撤出体外。

（4）拧紧旋转止血阀。

（五）术后评估

重复血管造影评估覆膜支架封堵效果，包括工作位和正侧位。

（六）微导管导引技术

在导引微导丝越过病变、进入远端血管困难时（尤其在宽口巨大动脉瘤病例，往往失去正常血管结构和走行），可尝试应用微导管导引技术。具体操作方法为：

（1）选择支撑力较好，头端较硬的微导管，头端依据病变段血管塑形后，在 175 cm 长度微导丝导引下越过病变段血管，进入远端血管足够长。

（2）恒位微导管，撤除 175 cm 微导丝。

（3）送入交换微导丝（300 cm 长度），恒位于病变远端大脑中动脉分支。

（4）撤除微导管，注意在撤除微导管时及时减压或调整微导丝，以免微导丝头端刺破脑内血管。

（5）交换微导丝近端连接 Willis® 覆膜支架系统，并沿交换微导丝输送覆膜支架进入病变部位，具体操作同前述 Willis® 覆膜支架操作步骤。

五、 Willis® 覆膜支架治疗后内漏处理

（1）存在微量内漏时，可适当再扩，或 3 个月后随访血管造影以决定是否需要再行覆膜支架治疗。

（2）存在一定量内漏时，要明确判断内漏原因和部位，可选择再扩或置放第二枚覆膜支架。在选择置放第二枚支架时，直径与第一枚支架要匹配，长度不宜长，两枚支架套袖式重叠至少 3 mm。

（3）原则上单支架一次治疗为宜。

六、 围术期处理

（一）术中肝素化

术中应肝素化，首次剂量为 4 000～5 000 U 静脉内注射或 60～80 U/kg 剂量团注，第二小时半量团注，以此类推，最少每小时追加 1 000 U，以保持患者的全身肝素化状态（ACT 维持在基础 ACT 的 2 倍以上）。

（二）术前抗血小板聚集治疗

联合两种抗血小板聚集药物，氯吡格雷（75 mg/d）和拜阿司匹林（100 mg/d），手术前 3 天开始口服，或者手术前 2 小时口服负荷剂量，氯吡格雷（300 mg）和拜阿司匹林（300 mg）。

（三）术后抗血小板聚集治疗

（1）建议术后每 12 小时皮下注射低分子肝素

(4 000~5 000 U),持续 3 天,然后联合应用氯吡格雷(75 mg/d)和拜阿司匹林(100 mg/d),至少 6 个月以上;建议拜阿司匹林长期口服。

(2) 建议术后常规检查头颅 CT 以排除脑出血、脑血栓等并发症,必要时术后 1 天施行 CTA,以评价支架有否移位、瘤/瘘口有否再开放等。如果患者出现神经学症状和体征,随时行头颅 CT 复查。

（四）术后随访

术后 1~3 个月 DSA 随访,评价病变封堵情况,以及决定是否需要进一步治疗。术后 1 年 DSA 或 CTA 随访,以及术后 2 年 DSA 随访,评价支架段血管有否狭窄或闭塞,以及决定是否需要后续处理。

七、注意事项

（一）覆膜支架和输送器准备时注意事项

(1) 勿将覆膜支架从球囊上取下来。覆膜支架系统要作为一个系统进行操作。

(2) 操作时特别要小心,不要以任何方式将覆膜支架从球囊上剥离,这在从包装盘管中取出产品,撤走包装衬丝,以及通过止血阀向前推进时尤其重要。

(3) 勿用手把持覆膜支架,在体外不宜抽吸和扩张球囊,以免可能使覆膜支架在球囊上松动,造成在输送过程中支架过早脱落。

(4) 只能使用合适的方式扩张球囊。勿用气体或其他任何气态物质扩张球囊,这会导致支架释放困难和展开不均匀。

（二）覆膜支架植入时注意事项

(1) 在覆膜支架未到位之前不要提前扩张球囊。

(2) 在覆膜支架完全扩开之前,不要回抽球囊,这会导致覆膜支架移位或从球囊上过早脱落。

(3) 在覆膜支架越过弯曲的导引导管和血管时,把握好受阻的阻力,尽量减少来回抽撤次数,以免损伤支架覆膜和防止支架脱落。

(4) 建议一枚支架完成治疗一个病变。因为在置放、桥接第二枚或多枚支架时,有存在顶住前一枚

支架近端、造成支架移位的可能,尤其在靶动脉存在迂曲的病例。

（三）球囊回撤时注意事项

(1) 覆膜支架释放后,球囊完全抽空、萎瘪后方可沿微导丝缓慢撤出,切忌用力、快速回撤。

(2) 在回撤时,出现球囊挂壁回撤困难时,可调整微导丝或再略膨胀球囊后,再抽空、萎瘪球囊,有助于消除挂壁、撤出球囊。

（四）覆膜支架系统回撤时注意事项

(1) 在覆膜支架释放前由于各种原因要撤回覆膜支架系统时,都应将整个系统作为一个整体撤出。

(2) 在回撤过程中,覆膜支架部位进入导引导管远端口时,切忌操作过猛以免引起覆膜支架损坏或脱落。

(李明华　朱悦琦)

第四章
颈动脉海绵窦瘘

颈动脉海绵窦瘘（carotid cavernous fistula，CCF）是指海绵窦段颈内动脉和海绵窦之间的异常交通。按照瘘的结构分为直接型颈动脉海绵窦瘘（direct carotid cavernous fistula，DCCF）和间接型颈动脉海绵窦瘘（indirect carotid cavernous fistula，ICCF）。前者是指颈内动脉与邻近海绵窦之间通过动脉壁破损裂隙的直接交通，绝大多数由颅脑外伤导致骨折片刺破海绵窦内颈内动脉或其分支、骨折错位撕破海绵窦内颈内动脉壁所致，颈内动脉海绵窦段囊状动脉瘤破裂也可形成直接型颈动脉海绵窦瘘。后者是指颈动脉系统与海绵窦之间通过硬膜异常血管网的间接交通，即为海绵窦硬膜动静脉瘘。供养动脉主要为颈外动脉分支，少数为颈内动脉分支。硬膜动静脉瘘的治疗多选择用经动脉途径用液胶栓塞异常血管网和经静脉途径用弹簧圈栓塞近异常血管网的海绵窦腔，此在本书不予详述。

直接型颈动脉海绵窦瘘的病理基础为颈内动脉壁的裂口与海绵窦直接交通，严重者可为颈动脉完全断裂。自1971年苏联学者Serbinenko发明可解脱球囊以来，经动脉途径可解脱球囊海绵窦侧封堵治疗CCF已沿用40多年历史，近来采用弹簧圈海绵窦填塞治疗也日见增多。但部分瘘口较大，特别是颈内动脉断裂以及海绵窦结构复杂患者，上述方法往往难以治愈。覆膜支架的治疗机制为直接封堵颈内动脉破损口，保持颈内动脉血流通畅，真正达到解剖治愈，是理想的治疗方法；对于高血流量瘘患者，以先在海绵窦内置放球囊或弹簧圈以降低瘘口血流量，然后采用覆膜支架封堵，可作为完整的治疗计划，可获得满意的治疗效果；对于低流量瘘或球囊难以进入瘘口患者，可采用单纯覆膜支架封堵治疗。

（李明华　王武）

颈动脉海绵窦瘘覆膜支架治疗

病例 1. 颈动脉海绵窦瘘

【临床资料】女性,71岁,车祸、颅脑外伤术后2个月,右侧眼球突出3周。

- 病变部位：颈内动脉海绵窦后膝段与破裂孔段交界
- 病变段动脉管径：3.6 mm
- 病变段动脉状况：平直
- 动静脉瘘口：不大，欠清晰
- 动静脉瘘口流量：不大
- 覆膜支架规格：4.0 mm×10 mm

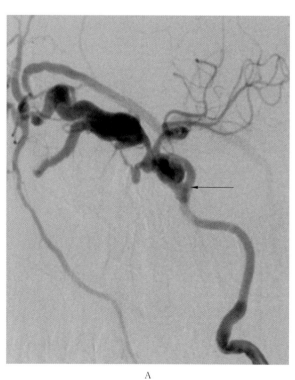

A

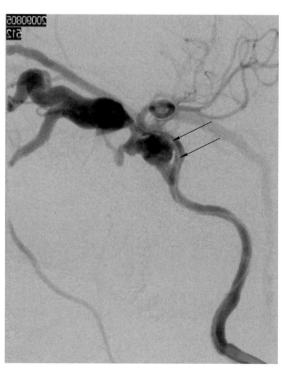

B

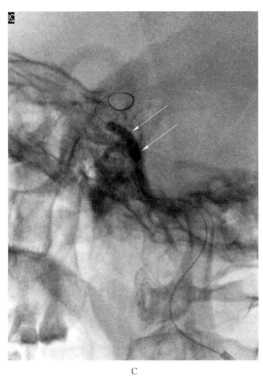
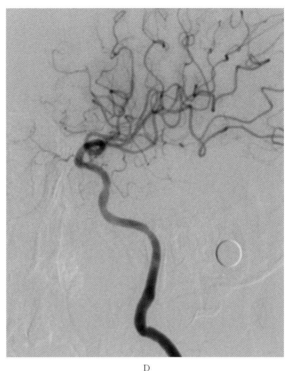

A. 右侧颈内动脉 DSA 显示右侧 CCF,瘘口位于颈内动脉海绵窦后膝段与破裂孔段交界处(◄——),静脉引流主要入眼静脉。脑内动脉充盈尚可;

B. 行覆膜支架治疗,路图下植入 Willis® 覆膜支架(4.0 mm×10 mm)(◄——);

C. 准确定位后膨胀球囊、释放支架(◄——);

D. 支架释放后即刻 DSA 显示瘘口完全封堵,支架段颈内动脉重建,脑内动脉血供改善。

【点评】患者车祸、颅脑外伤术后 2 个月出现右侧眼球突出 3 周。DSA 显示右侧颈内动脉海绵窦瘘,静脉引流入眼静脉、面静脉、颅内浅静脉,脑内动脉部分充盈,患侧大脑前动脉 A1 段发育不良,患侧后交通动脉退化完全。术者选用长度 10 mm 覆膜支架治疗,术后 DSA 显示瘘口封堵完全,瘘口段动脉重建,脑内动脉充盈良好。

该患者颈内动脉瘘口位于海绵窦后膝段与破裂孔段交界,静脉回流主要为眼静脉,脑内动脉充盈尚可,提示瘘口不大、瘘口血流流量不大。术者应用单纯覆膜支架封堵治疗,获得满意的封堵效果。患者病变动脉管径不粗,海绵窦段后膝部弯曲不明显,走行自然,为覆膜支架的良好贴壁创造了条件。该患者脑底动脉环不完整,包括患侧大脑前动脉发育不

良,患者后交通动脉退化完全,为术者制订治疗计划,以及不得已的后续处理,包括病变动脉闭塞治疗,带来了困难。因此,在这种情况下,保留病变动脉通畅,保证患侧脑血供须放在第一位考虑,包括治疗方法的选择、术中特殊情况的应急处理以及术后正规抗血小板凝集治疗和定期随访等。

(李明华)

病例 2. 颈动脉海绵窦瘘

【临床资料】女性,55 岁,头部外伤后 1 周,左侧眼睑下垂伴结膜充血 2 天。

- 病变部位：颈内动脉破裂孔段近海绵窦后膝段
- 病变段动脉管径：3.9 mm
- 病变段动脉状况：平直
- 动静脉瘘口，不大，欠清晰
- 动静脉瘘口流：不大
- 覆膜支架规格：4.0 mm×13 mm

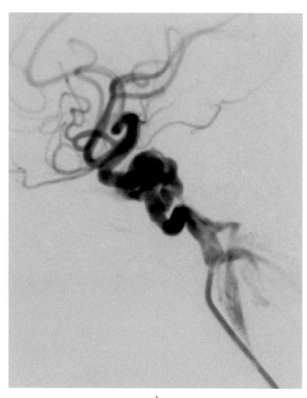

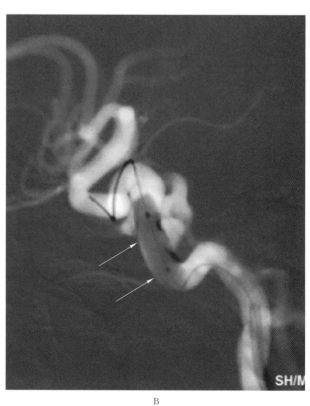

A	B

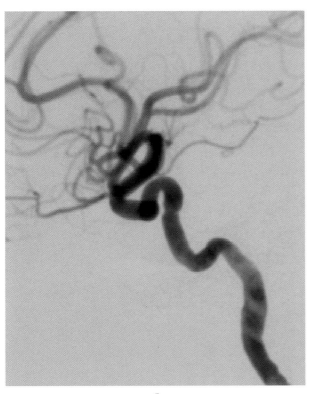
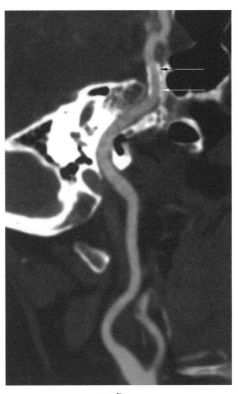

C   D

A. 左侧颈内动脉 DSA 显示左侧颈动脉海绵瘘（CCF），瘘口位于颈内动脉破裂孔段（←）近海绵窦后膝段，静脉引流主要入岩下窦。脑内动脉充盈佳；

B. 行覆膜支架治疗，路图下植入 Willis® 覆膜支架（4.0 mm×13 mm），准确定位后膨胀球囊、释放支架（←）；

C. 支架释放后即刻 DSA 显示瘘口封堵完全，支架段颈内动脉重建、充盈满意；

D. 术后 1 周 CTA 显示支架扩张骨架影（←），支架段颈内动脉充盈良好。

【点评】患者头颅外伤后 2 天出现左眼睑下垂和球结膜充血 1 周。DSA 显示左侧颈内动脉海绵窦瘘，引流静脉主要回流入岩下窦，脑内动脉充盈尚可。术者选用长度 13 mm 的覆膜支架封堵治疗，术后 DSA 显示瘘口完全封堵，病变段动脉重建满意，脑内动脉充盈良好。术后 1 周 CTA 显示支架骨架影，支架段颈内动脉充盈良好。

该患者颈内动脉瘘口位于破裂孔段上缘与海绵窦段后膝部交界处。引流静脉主要为岩下窦，脑内动脉充盈可，提示瘘口不大、瘘口血流流量不大，属低流量瘘。选择覆膜支架直径足够大，就可获得好的贴壁效果和满意的封堵结果。虽然患者颈内动脉走行迂曲明显，尤其为海绵窦后膝段弯曲，但治疗段动脉走行平直。同时，治疗段动脉位于破裂孔段上缘，覆膜支架上行仅需越过颈内动脉岩骨段弯曲，这些都为覆膜支架的顺利上行、正确置位提供了条件。颈动脉海绵窦瘘瘘口位于破裂孔段尚属少见，静脉引流主要为海绵窦后部，进入岩下静脉，海绵窦腔内压力增高，压迫动脉、脑神经以及眼静脉回流受限，是造成动眼神经麻痹和球结膜充血的原因。

（李明华）

病例 3. 颈动脉海绵窦瘘

【临床资料】男性,35 岁,头颅外伤 2 月余,右眼突出伴结膜充血 1 个月。

- 病变部位：颈内动脉海绵窦后膝段
- 病变段动脉管径：4.2 mm
- 病变段动脉状况：平直，略弯曲
- 动静脉瘘口：不大，欠清晰
- 动静脉瘘口流量：不大
- 覆膜支架规格：4.5 mm×13 mm

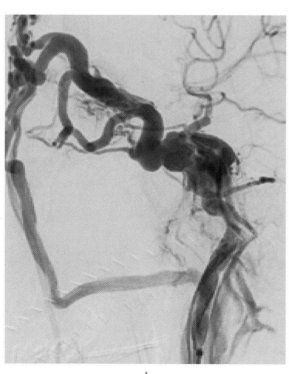

A

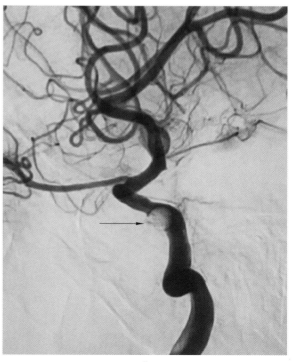

B

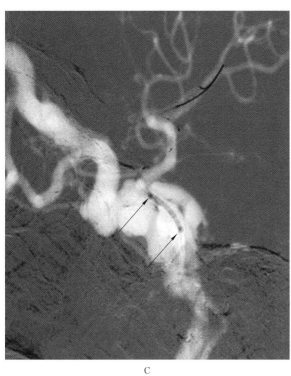
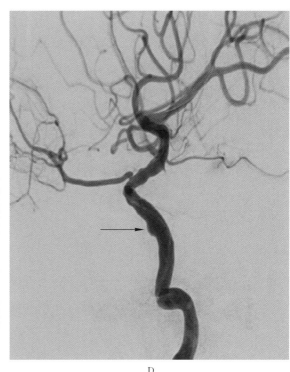

C   D

A. 右侧颈内动脉 DSA 显示右侧 CCF,瘘口位于颈内动脉海绵窦后膝段,静脉引流主要入眼静脉和岩下窦。脑内动脉充盈尚可,提示瘘口不大、流量不大;

B. 先应用可解脱球囊海绵窦侧封堵瘘口,术中充盈球囊后显示瘘口封堵,但球囊凸入颈内动脉管腔(◄──),造成局部狭窄,遂放弃手术,撤出球囊,改用覆膜支架封堵治疗技术;

C. 路图下植入 Willis® 覆膜支架(4.5 mm×13 mm),准确定位后膨胀球囊、释放支架(◄──);

D. 支架释放后即刻 DSA 显示瘘口封堵,支架段颈内动脉重建,瘘口处动脉壁浅小龛影样改变(◄──)。

【点评】患者颅脑外伤后右眼突出伴结膜充血水肿 1 个月。DSA 显示右侧 CCF,静脉引流主要进入眼静脉,少量进入岩下静脉。术者先采用可解脱球囊海绵窦侧封堵治疗,植入 1 枚球囊膨胀一定程度后瘘口封堵,但部分球囊突入颈内动脉腔内。考虑到术后造成颈内动脉闭塞的可能,放弃球囊封堵,改用覆膜支架治疗。术者选用长度 13 mm 的覆膜支架封堵治疗,支架释放后 DSA 显示瘘口完全封堵,病变段动脉重建,瘘口处显示浅小龛影样改变,脑内动脉充盈良好。

该患者 CCF 瘘口位于海绵窦后膝段腹侧,瘘口不大,以眼静脉引流为主。直接通瘘口的海绵窦腔不大,术者尝试用可解脱球囊海绵窦侧封堵,膨胀后球囊很难完全置于海绵窦腔,部分突入颈内动脉腔

内造成颈内动脉管腔充盈缺损、狭窄改变,因而可改用覆膜支架治疗获得满意封堵效果。瘘口处海绵窦腔过小或者分隔过多,常造成球囊在海绵窦腔内不能根据封堵瘘口的要求来随意膨胀,要么球囊不完全膨胀未能完全封堵瘘口,要么球囊膨胀后骑跨于瘘口两侧,造成颈动脉狭窄和瘘口增大,这是颈动脉海绵窦瘘球囊封堵治疗时碰到的棘手问题。随着覆膜支架的应用,这个问题获得了圆满解决。术后瘘口处显示浅小龛影改变,为覆膜支架覆膜游离部,随着海绵窦内血栓形成会自行消失。

(李明华 谢晓东)

病例 4. 颈动脉海绵窦瘘

【临床资料】 男性，47 岁，车祸、颅脑外伤史，近 10 天发现右眼球结膜充血伴双耳杂音，右耳显著。

- 病变部位：颈内动脉海绵窦后膝段与破裂孔段交界
- 病变段动脉管径：3.8 mm，伴有狭窄
- 病变段动脉状况：平直
- 动静脉瘘口：3 mm，不大
- 动静脉流量：不大
- 覆膜支架规格：4.0 mm×13 mm

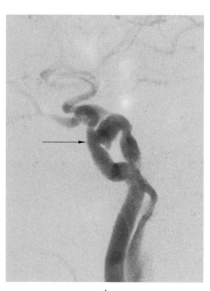
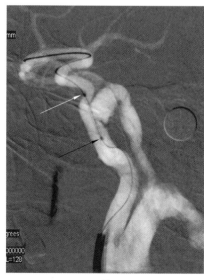
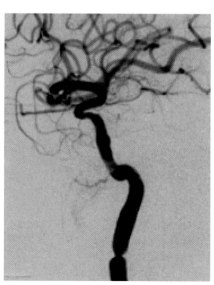

A　　　　　　　　　　B　　　　　　　　　　C

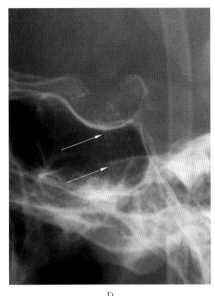
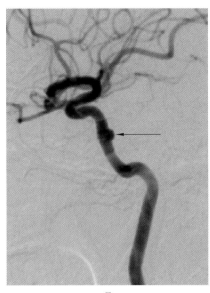
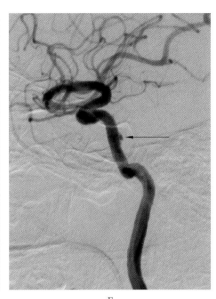

D E F

A. 右侧颈内动脉 DSA 显示右侧 CCF，瘘口位于颈内动脉海绵窦后膝段破裂孔段交界处(←—)，引流静脉主要入岩下窦、颈内静脉。脑内动脉部分充盈，提示瘘口不大，流量不大；

B. 行覆膜支架治疗，路图下植入 Willis® 覆膜支架(4.0 mm×13 mm)，准确定位后膨胀球囊、释放支架(←—)；

C. 支架释放后即刻 DSA 显示瘘口完全封堵，支架段颈内动脉重建；

D. 术后平片显示覆膜支架骨架影，支架扩张良好(←—)；

E、F. 术后 3 个月和 72 个月复查 DSA 显示支架段颈内动脉重建良好，血流通畅，瘘口局部呈小龛影改变，呈逐渐缩小趋势(←—)。

【点评】患者车祸伤后右眼球结膜充血伴双耳杂音 10 天。DSA 显示右侧颈内动脉海绵窦瘘，瘘口位于海绵窦后膝段与破裂段交界的颈内动脉后壁，引流静脉主要回流入岩下静脉，部分引流入眼静脉，脑内动脉分支部分充盈。术者选用长度 13 mm 覆膜支架治疗，术后 DSA 显示瘘口完全封堵，病变段动脉重塑良好，脑内动脉分支充盈。术后 3 个月和 6 年复查 DSA 显示支架段动脉充盈良好，瘘口处呈小龛影样突出。

该患者颈内动脉破口位于较平直的破裂孔段上缘后壁，引流静脉主要进入岩下静脉、颈内静脉，经眼静脉引流较少，可以解释临床症状主要表现为杂音，眼部症状仅为球结膜充血。患者脑内动脉分支部分充盈，瘘口显示清晰，提示瘘口流量不大，适合单纯覆膜支架封堵治疗。但是，该患者术前 DSA 显示瘘口近、远端颈内动脉管腔粗细差别较大，近端颈内动脉代偿性增粗明显，给覆膜支架直径的选择带来困难。考虑到病变段动脉位于硬膜外，术者较大胆地选用较大直径的覆膜支架，尽可能接近近端增粗的颈内动脉管腔，以保证破口处覆膜支架的贴壁效果。患侧大脑前动脉 A1 段发育不良未显示，大脑中动脉 M1 段显示较粗大。术后 DSA 显示支架段瘘口处呈小龛影突出，提示瘘口所在，是 Willis® 覆膜支架膜部结构所造成，设计上为增加支架的柔顺性，Willis® 覆膜支架的覆膜与支架骨架的固定是在覆膜两端，中间部分是游离的。72 个月复查 DSA 显示小龛影变小。

(李明华)

病例 5. 双侧颈动脉海绵窦瘘

【临床资料】男性,38 岁,车祸、颅脑外伤史 3 月余,两侧眼球突出伴结膜充血 1 周。

- 病变部位：双侧颈内动脉海绵窦段
- 病变段动脉管径：3.6 mm
- 病变段动脉状况：平直
- 动静脉瘘口：不大，显示欠清晰
- 动静脉流量：低
- 覆膜支架规格：右 4.0 mm×13 mm，4.0 mm×10 mm，4.0 mm×7 mm；左 4.0×10 mm

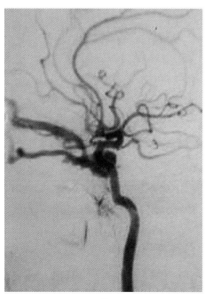 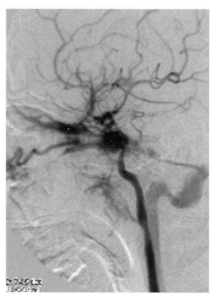 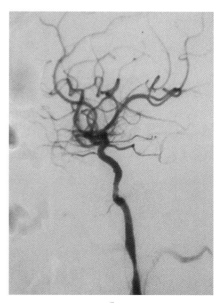

A   B   C

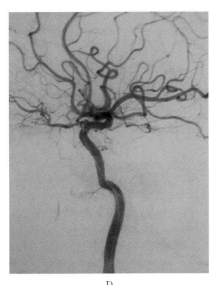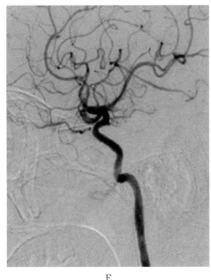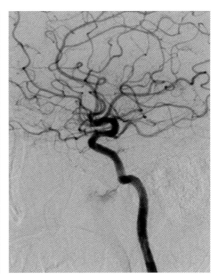

D　　　　　　　　　　E　　　　　　　　　　F

A、B. 右、左侧颈内动脉 DSA 显示双侧 CCF,瘘口位于海绵窦水平段。右侧 CCF 引流静脉主要入眼静脉、侧裂静脉和岩下窦,左侧 CCF 引流静脉主要入眼静脉,双侧大脑半球脑内动脉部分充盈,提示瘘口不大、流量不大;

C. 行覆膜支架治疗,路图下在右侧先后由近到远植入 Willis® 支架 3 枚(4.0 mm×13 mm, 4.0 mm×10 mm, 4.0 mm× 7 mm),术后即刻 DSA 显示颈内动脉瘘口封堵,病变段颈内动脉重建良好;

D. 左侧植入 Willis® 覆膜支架 1 枚(4.0 mm×10 mm),术后即刻 DSA 显示颈内动脉瘘口封堵,病变段颈内动脉重建良好;

E、F. 术后 24 个月复查 DSA 显示双侧颈内动脉重建、充盈良好,无明显狭窄征象。

【点评】患者车祸、颅脑外伤 1 周后两眼突出伴结膜充血水肿 2 周。DSA 显示双侧颈内动脉海绵窦瘘,先行右侧海绵窦侧可解脱球囊封堵治疗,球囊解脱后瘘口未封堵,瘘口血流量未减少,先后由近到远植入 3 枚长度 10 mm 覆膜支架治疗,术后 DSA 显示瘘口完全封堵;然后行左侧颈内动脉瘘口覆膜支架治疗,术后 DSA 显示瘘口完全封堵。1 周后患者眼部症状完全消失。术后 2 年复查 DSA 显示双侧颈内动脉支架段充盈良好,动脉管壁光整,脑内动脉充盈良好。

该患者颅脑外伤导致双侧颈内动脉海绵窦瘘,考虑系颅底骨折撕裂海绵窦段颈内动脉,瘘口位于颈内动脉海绵窦水平段。术前 DSA 显示右侧瘘口静脉回流主要回流入眼静脉和岩下静脉,左侧瘘口静脉回流入眼静脉,脑内动脉分支充盈尚佳,提示两侧瘘口都不大,单纯用覆膜支架治疗是有指征的。

右侧颈内动脉瘘采用球囊海绵窦侧封堵失败,然后应用 3 枚覆膜支架封堵,不排除有多个瘘口存在的可能。多瘘口属复杂型瘘,虽为罕见,但给治疗方法的选择和治疗效果带来不确定因素。术前完整的影像学检查,仔细解读影像学信息,明确瘘口的部位及是否有多个瘘口,是正确选择覆膜支架规格、精准置位覆膜支架的前提,也是保证治疗成功的关键。该患者如术前对右侧瘘口获得正确的评估,或许 1 枚合适的覆膜支架即可获得满意的封堵效果。

(李明华)

颈动脉海绵窦瘘球囊封堵失败后覆膜支架治疗

病例 1. 颈动脉海绵窦瘘球囊封堵失败

【临床资料】女性,28 岁,突发右侧眼球突出、结膜充血水肿 1 周,无明显外伤史。

- 病变部位： 颈内动脉海绵窦后膝段

- 病变段动脉管径： 4.0 mm

- 病变段动脉状况： 平直，略弯曲

- 动静脉瘘口： 不大，欠清晰

- 动静脉瘘口流量： 不大

- 覆膜支架规格： 4.5×16 mm×2 枚

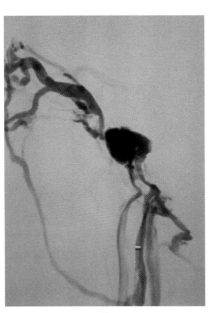
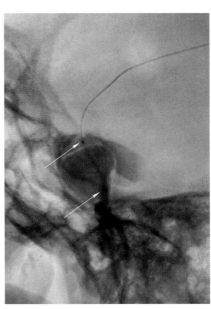
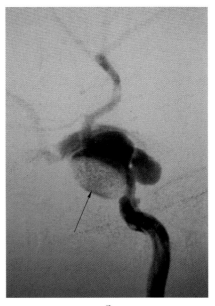

A　　　　　　　　　　　B　　　　　　　　　　　C

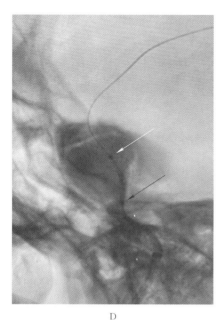
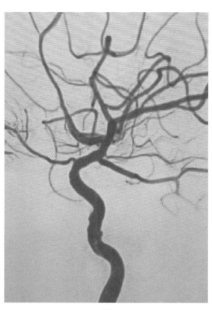

D   E

A. 右侧颈内动脉 DSA 显示右侧 CCF,瘘口位于颈内动脉海绵窦后膝段,静脉引流主要入眼静脉和岩下窦。脑内动脉几无充盈;

B. 先采用可解脱球囊海绵窦侧封堵瘘口失败(←──),改用覆膜支架治疗;

C. 路图下植入第一枚 Willis® 覆膜支架(4.5 mm×16 mm)(←──)后 DSA 显示瘘口未封堵;

D. 植入同样规格的覆膜支架,套袖式桥接于第一枚覆膜支架的近端(←──);

E. 术后即刻 DSA 显示瘘口完全消失,支架段颈内动脉重建、血流通畅。脑内动脉充盈良好。

【点评】 患者突发右眼球突出、结膜充血水肿 1 周,无明显外伤史,DSA 显示右侧颈内动脉海绵窦瘘,考虑系颈内动脉海绵窦段动脉瘤破裂入海绵窦所致可能。静脉回流入眼静脉和岩下静脉,脑内动脉无充盈。术者采用可解脱球囊海绵窦侧封堵瘘口,植入一枚球囊后瘘口流量明显减低,但未能完全封堵,即应用长度 16 mm 覆膜支架封堵治疗。植入第一枚支架后,瘘口和流量与术前比较无任何好转,在第一枚覆膜支架近端套袖式桥接第二枚同样规格的覆膜支架,术后 DSA 显示瘘口封堵完全,病变段动脉重建,脑内动脉充盈良好。

该患者颈内动脉瘘口位于海绵窦后膝段,脑内动脉未充盈,提示瘘口较大,流量较大,属高流量瘘。经球囊治疗后虽未封堵瘘口,但瘘口流量明显减少,为覆膜支架封堵治疗提供了条件。同样该患者海绵窦后膝段走行尚自然,弯曲不明显,有利于覆膜支架

的置位和贴壁。术者选用第一枚覆膜支架的规格合理,但术后 DSA 显示瘘口流量仍然较大,提示支架置位略靠前了一些,瘘口未能完全覆盖,不像是贴壁不良造成的。术者在其近端套袖式桥接第二枚支架后瘘口完全封堵。在应用覆膜支架治疗动脉壁缺损时,术前精确评估病变位置,以及覆膜支架的精准定位,是覆膜支架治疗成功与否的关键因素。导引导管头尽可能靠近动脉壁破损处施行造影、应用微导管(包括可解脱球囊和弹簧圈)探寻破口处以及通过椎动脉造影反流入破口处显影是术前精确评估瘘口位置的 3 种有效方法。

(李明华　谢晓东)

病例 2　颈动脉海绵窦瘘球囊封堵失败

【临床资料】

男性,22 岁,车祸、颅脑外伤 2 月余,左眼睑下垂伴突出、结膜充血 6 周。

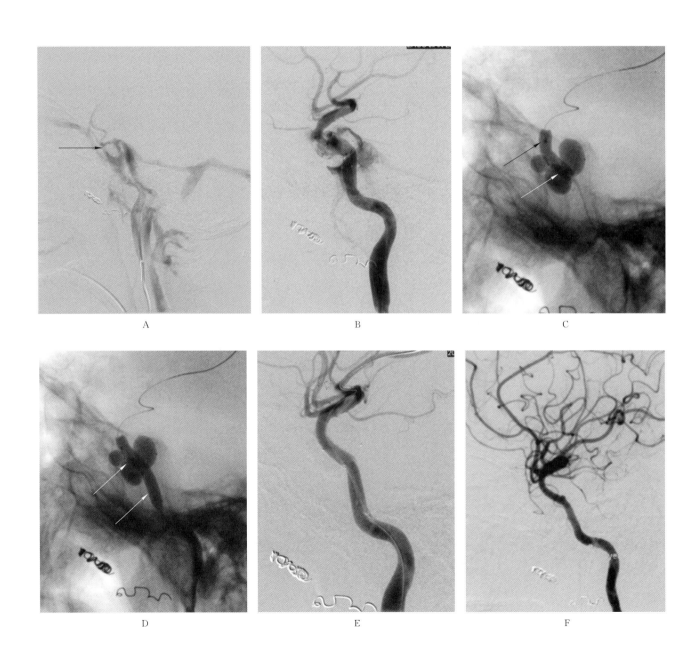

A   B   C

D   E   F

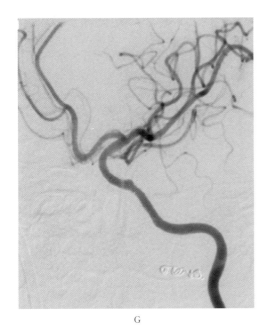

G

A. 左侧颈内动脉 DSA 显示左侧 CCF,瘘口位于颈内动脉海绵窦水平段后部,静脉引流主要入眼静脉、岩下窦和岩上窦,该患者曾在外院植入一枚球囊,可见球囊位于海绵窦腔。脑内动脉不充盈,提示瘘口大,流量大;

B. 再次使用球囊(2 枚)封堵瘘口,并将第一枚球囊向海绵窦内推移,术后仍显示瘘口存在,改用覆膜支架治疗;

C. 第一枚覆膜支架(3.5 mm×10 mm)置位于海绵窦前膝段处(←),位置太前,未能覆盖瘘口;

D. 植入第二枚覆膜支架(4.0 mm×19 mm),套袖式桥接于第二枚支架近端(←);

E. 术后 DSA 显示瘘口封堵成功,病变段颈内动脉重建良好;

F、G. 术后 12 个月和 24 个月复查 DSA 显示 CCF 完全治愈,颈内动脉通畅,无明显狭窄征象。

- **病变部位: 颈内动脉海绵窦段**
- **病变段动脉管径: 3.5 mm**
- **病变段动脉状况: 平直,略弯曲**
- **动静脉瘘口: 不大,欠清晰**
- **动静脉瘘口流量: 不大**
- **覆膜支架规格: 3.5 mm×10 mm;**
  4.0 mm×19 mm

【点评】患者车祸、颅脑外伤致左眼球突出伴眼睑下垂、结膜充血 6 周。DSA 显示左侧颈内动脉海绵窦瘘,瘘口位于海绵窦水平段靠近后膝部,静脉引流入眼静脉、岩下静脉和岩上静脉。该患者曾在外院行可解脱球囊封堵治疗失败。术者再次应用 2 枚可解脱球囊在海绵窦侧封堵瘘口,瘘口部分封堵,考虑到再植入球囊困难,改用覆膜支架治疗。术者先后植入 2 枚覆膜支架(3.5 mm×10 mm,4.0 mm×19 mm),术后瘘口完全封堵,病变段动脉重建,脑内动脉充盈良好。术后患者眼部症状消失。术后 12 个月、24 个月复查 DSA 显示支架段动脉充盈良好,管壁光滑,未见狭窄征象。

CCF 瘘口的准确识别是保证覆膜支架成功封堵的前提。该患者瘘口位于颈内动脉海绵窦段水平段近后膝部,经球囊部分封堵后其瘘口流量减少。第一枚覆膜支架封堵失败,显然与覆膜支架置位偏前,未能覆盖瘘口有关。当然,支架选择直径过小,也是造成支架贴壁不良、封堵不满意的因素。笔者建议在治疗硬膜外或硬膜间段的病变动脉,选择覆膜支架的直径可适当放宽,以求达到较好的贴壁效果。另外,瘘口较大或者较为复杂,也可造成覆膜支架治疗效果的不确定性。该患者可解脱球囊封堵失败,但明显减低了瘘口流量,为后续覆膜支架封堵创造了条件。术者如第一枚覆膜支架选择大一个规格,以及准确判断瘘口的位置和覆膜支架精准置位,或许能一次获得满意的封堵效果。术者在选择第二枚支架时,直径大于前 1 枚支架,其应用是准确的。

(李明华)

病例 3. 颈动脉海绵窦瘘球囊封堵失败

【临床资料】 男性,24 岁,车祸、颅脑外伤 1 月余,左眼突出伴结膜充血 2 周。

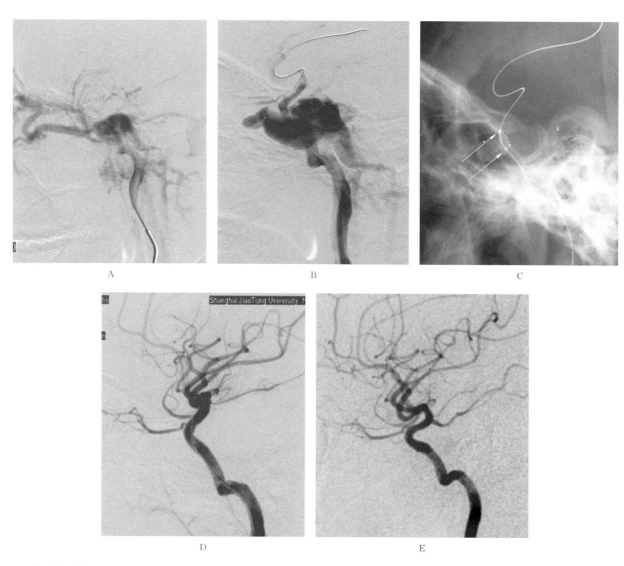

A. 左侧颈内动脉 DSA 显示左侧 CCF,瘘口位于海绵窦水平段偏前部,引流静脉主要入眼静脉、岩下窦和侧裂静脉,脑内动脉无充盈,提示瘘口大,瘘口流量大;

B. 先采用可解脱球囊海绵窦侧封堵治疗,先后 2 次手术植入 5 枚球囊后 DSA 显示瘘口未封堵,瘘口流量较前略有减少;

C. 行覆膜支架治疗,路图下先后植入 Willis® 覆膜支架 2 枚,第一枚支架(4.0 mm×7 mm)置于海绵窦前膝段,第二枚支架 (4.5 mm×16 mm)套袖式桥接于第一枚支架近端(◀━━);

D. 术后即刻 DSA 显示瘘口完全封堵,病变段颈内动脉重建、充盈良好;

E. 术后 24 个月复查 DSA 显示颈内动脉通畅,无明显狭窄征象。

- **病变部位：颈内动脉海绵窦水平段**
- **病变段动脉管径：** 4.0 mm
- **病变段动脉状况：平直**
- **动静脉瘘口：大，显示欠清晰**
- **动静脉瘘口流量：大**
- **覆膜支架规格：** 4.0 mm×7 mm；4.5 mm×16 mm

【点评】患者车祸、颅脑外伤 2 周后出现左眼突出和球结膜充血水肿。DSA 显示左侧颈内动脉海绵窦瘘，瘘口位于海绵窦段近前膝部。术者选用可解脱球囊在海绵窦侧封堵瘘口，先后二次手术在海绵窦侧置放 5 枚球囊，术后 DSA 显示瘘口封堵失败。术者遂应用长度 7 mm 覆膜支架治疗，术后 DSA 显示瘘口封堵不完全，续套袖式桥接第二枚覆膜支架（4.5 mm×16 mm），术后 DSA 显示瘘口完全封堵，瘘口段颈内动脉重塑良好，脑内血循环恢复正常。术后 1 周患者眼部症状完全消失。术后 2 年复查 DSA 显示支架段颈内动脉管壁光滑，充盈良好。

该患者颈内动脉破口位于海绵窦段近前膝部，术前脑内动脉未充盈，静脉回流入眼静脉、侧裂静脉和岩下静脉，属高流量颈动脉海绵窦瘘。先后应用 5 枚可解脱球囊在海绵窦侧封堵瘘口，效果不明显，提示为复杂型颈动脉海绵窦瘘，极有可能是颈内动脉大部或完全断裂伤。这种情况采用海绵窦侧球囊封堵治疗其效果是不理想的，应用覆膜支架对病变段血管进行重建是好的选择。但在高流量的颈动脉海绵窦瘘患者，采用可解脱球囊或弹簧圈在海绵窦侧部分封堵以减低血流和探寻动脉壁破损部位，以便正确选择覆膜支架规格以及精准置位，对于覆膜支架封堵瘘口是有帮助的。术者在该患者覆膜支架治疗时，首枚支架选择更大直径、更大长度的规格，或许能省去第二枚支架的应用，既避免续用第二枚支架操作上的麻烦，又可节约费用。

（李明华）

病例 4. 颈动脉海绵窦瘘球囊封堵失败

【临床资料】男性,23 岁,车祸、颅脑外伤 1 个月,右眼突出伴结膜充血 2 周。

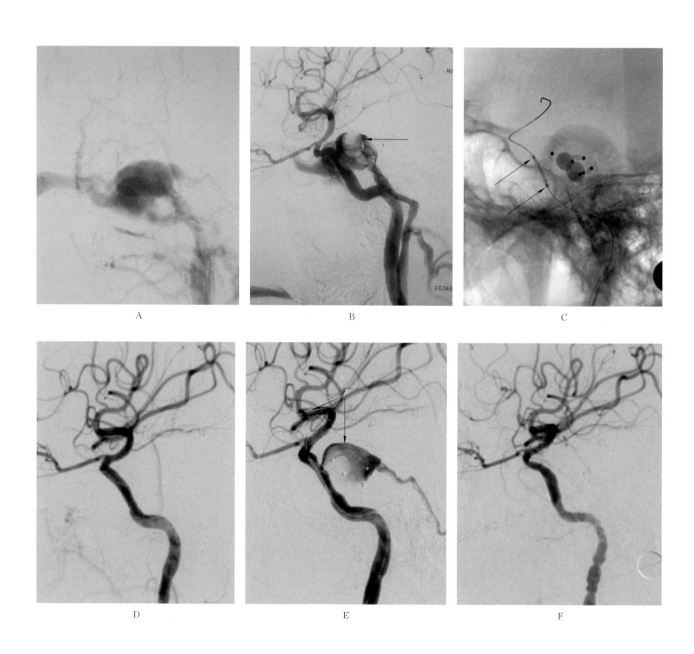

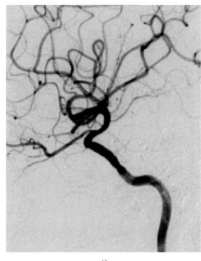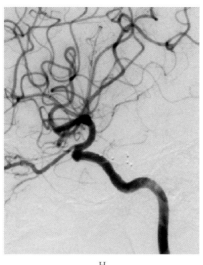

G   H

A. 右侧颈内动脉 DSA 显示右侧 CCF，瘘口位于颈内动脉海绵窦后膝段，静脉引流主要入眼静脉、岩下窦和脑内静脉，脑内动脉几无充盈；

B. 采用可解脱球囊海绵窦侧封堵治疗，先后 2 次手术植入多枚可解脱球囊未能封堵瘘口（←←），终止手术；

C. 1 个月后复查 DSA 仍显示瘘口，行覆膜支架治疗，路图下植入 Willis® 覆膜支架（4.5 mm×10 mm），准确定位后膨胀球囊、释放支架（←←）；

D. 支架释放后即刻 DSA 显示瘘口封堵，支架段颈内动脉重建；

E. 覆膜支架术后 1 周眼部症状复发，DSA 显示支架远端内漏（←←）；

F. 再次植入 Willis® 覆膜支架（4.5 mm×10 mm），术后即刻 DSA 显示支架段载瘤动脉重建，瘘口完全闭塞；

G、H. 术后 3 个月和 12 个月复查 DSA 分别显示瘘口封堵完全，支架段颈内动脉充盈良好，无明显狭窄征象。

- 病变部位：颈内动脉海绵窦后膝段
- 病变段动脉管径：3.9 mm
- 病变段动脉状况：平直
- 动静脉瘘口：2 mm，不大
- 动静脉瘘口流量：不大
- 覆膜支架规格：4.5 mm×10 mm×2 枚

【点评】患者车祸、颅脑外伤后右眼突出伴结膜充血水肿 2 周。DSA 显示右侧颈动脉海绵窦瘘，瘘口位于颈内动脉海绵窦段后膝部，静脉回流以眼静脉、岩下窦为主，脑内动脉分支几无充盈，提示瘘口大，流量大。术者先应用可解脱球囊海绵窦侧封堵治疗，二次手术植入多枚球囊后瘘口未能封堵，1 个月后应用长度 10 mm 的覆膜支架治疗，术后 DSA 显示瘘口完全封堵，眼部症状消失。1 周后眼部症状复发，DSA 显示支架远端内漏，海绵窦内瘘腔呈假性动脉瘤倾向，可见少许静脉引流入岩下静脉。术者第二

次手术植入第二枚覆膜支架，套袖式桥接于第一枚支架远端，术后 DSA 显示内瘘消失，病变段动脉重建，脑内动脉分支充盈良好。术后 3 个月、12 个月复查 DSA 显示支架段动脉管壁光滑，管腔通畅。

该患者颈动脉海绵窦瘘口位于海绵窦段后膝部，脑内动脉充盈不良，属高流量瘘。多枚球囊封堵失败，提示海绵窦腔结构复杂、难以用球囊填塞封堵。但是，球囊封堵后其瘘道流量明显减少、血流压力明显降低，为覆膜支架封堵治疗创造了条件。如在球囊封堵同时，完成覆膜支架封堵术，则减少病人多次手术所带来的痛苦。患者覆膜支架封堵术后 1 周瘘口再开放复发，考虑其瘘口位于海绵窦后膝段，为避开其弯曲，术者在支架置位时略偏下，虽然勉强封堵了瘘口，但在术后头部移动等因素，支架稍有移位，即造成瘘口远端贴壁不良。因此，瘘口的精确识别和覆膜支架足够范围精准覆盖瘘口，以及尽可能避免患者术后头部过度运动，是保证覆膜支架封堵治疗成功的重要因素。

（李明华）

病例 5. 双侧颈动脉海绵窦瘘球囊封堵失败

【临床资料】 女性,23 岁,车祸、颅脑外伤 1 月余,左眼突出伴两侧结膜充血、耳鸣 2 周。

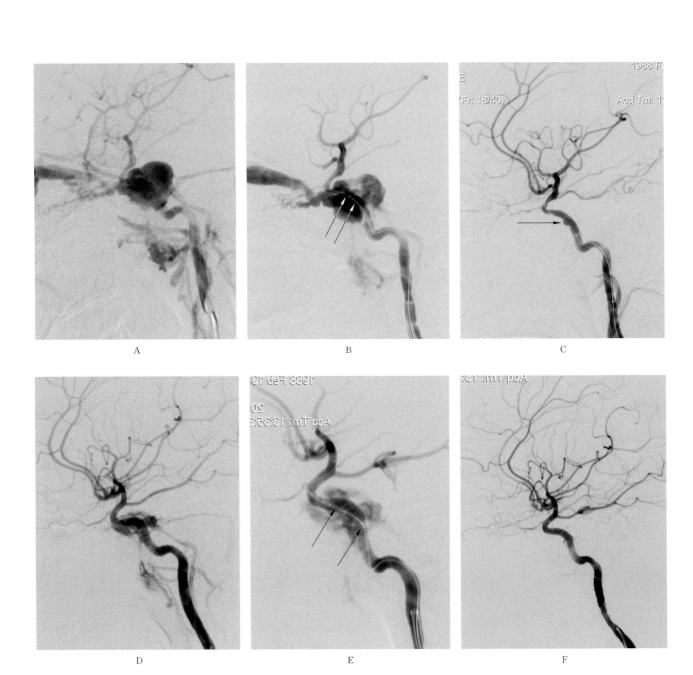

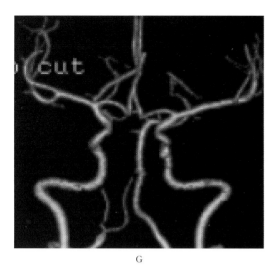

G

A. 左侧颈内动脉 DSA 显示左侧 CCF，瘘口位于颈内动脉海绵窦后膝段，静脉引流主要入眼静脉、岩下窦、翼丛，脑内动脉部分充盈；

B. 可解脱球囊海绵窦侧封堵瘘口失败，改用覆膜支架治疗；

C. 路图下植入 Willis® 覆膜支架（4.5 mm×13 mm），准确定位后膨胀球囊、释放支架（←），术后即刻 DSA 显示瘘口完全封堵，支架段颈内动脉重建，局部瘘口处呈小龛影改变（←）；

D. 右侧颈内动脉 DSA 显示右侧 CCF，瘘口位于颈内动脉海绵窦后膝段，静脉引流主要入岩下窦和翼丛，脑内动脉充盈可；

E. 试行可解脱球囊海绵窦侧封堵瘘口，球囊进入瘘口失败，改用覆膜支架治疗。路图下植入 Willis® 覆膜支架（4.5 mm×13 mm），准确定位后膨胀球囊、释放支架（←）；

F. 支架释放后即刻 DSA 显示瘘口封堵，支架段颈内动脉重建；

G. 术后个月复查 CTA 显示双侧颈内动脉重建良好，未见狭窄征象。

- **病变部位：颈内动脉海绵窦后膝段**
- **病变段动脉管径：左 3.9 mm；右 4.0 mm**
- **病变段动脉状况：平直，略弯曲**
- **动静脉瘘口：不大，不清晰**
- **动静脉瘘口流量：不大**
- 覆膜支架规格：左 4.5 mm×13 mm；
  右 4.5 mm×13 mm

【点评】患者车祸、颅脑外伤后左眼突出伴两侧眼结膜充血、水肿及耳鸣 2 周。DSA 显示双侧颈内动脉海绵窦瘘，瘘口均位于颈内动脉海绵窦后膝段，左侧静脉回流主要入眼静脉和岩下静脉，右侧静脉回流主要入岩下静脉。术者在左侧行可解脱球囊海绵窦侧封堵瘘口失败，后以长度 13 mm 的覆膜支架封堵治疗；右侧先试行可解脱球囊进入海绵窦失败，后以长度 13 mm 的覆膜支架封堵治疗。术后 DSA 显示双侧瘘口完全封堵，病变段动脉重建，脑内血流恢复正常。术后 6 个月复查 CTA 显示支架段血管充盈良好，未见狭窄征象。

双侧颈动脉海绵窦瘘，往往为颅底骨折造成。

该患者双侧 CCF 瘘口位于颈内动脉海绵窦段后膝部，脑内动脉部分充盈，提示瘘口不大、流量不大，左侧可解脱球囊海绵窦侧封堵不完全，右侧可解脱球囊进入瘘口失败。分别用覆膜支架封堵，达到完全封堵治愈。低流量、小瘘口的 CCF，是覆膜支架治疗的最好选择，操作简单易行，封堵效果满意。该患者术前 DSA 显示脑内动脉充盈尚可，尤其是右侧脑内动脉充盈良好，均提示瘘口较小，可直接尝试用覆膜支架封堵治疗，从而省却了可解脱球囊的操作，节约手术时间。该患者双侧瘘口均位于存在自然弯曲的海绵窦段下膝部，但其弯曲不很明显，为覆膜支架置位和贴壁创造了良好条件。

（李明华）

病例 6. 颈动脉海绵窦瘘球囊封堵后瘘口残留

【临床资料】男性，27 岁，车祸、颅脑外伤 1 月余，右眼突出伴结膜充血、耳鸣 2 周。

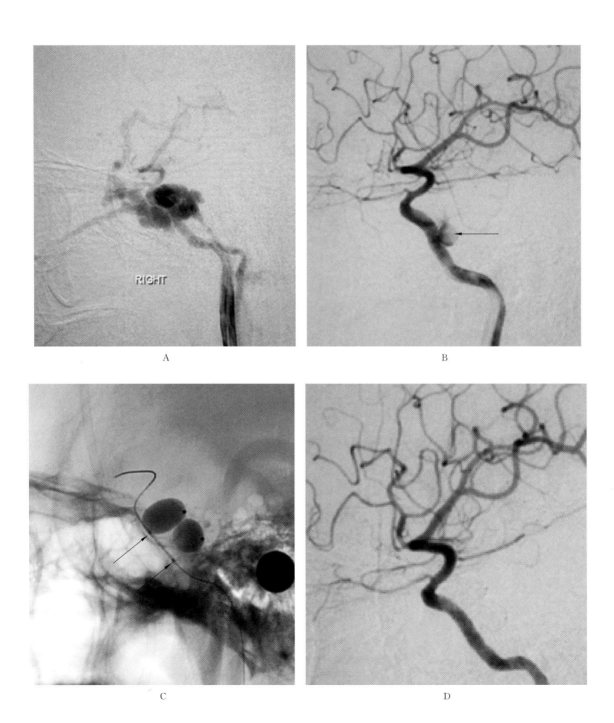

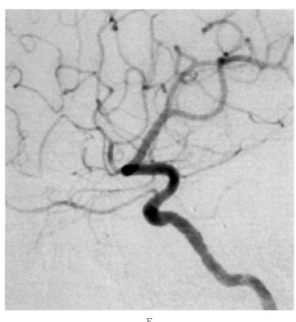
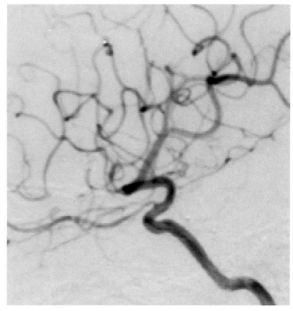

E   F

A. 右侧颈内动脉 DSA 显示右侧 CCF,瘘口位于海绵窦后膝段,引流静脉主要入岩下窦、侧裂静脉和眼静脉,脑内动脉部分
   显示,提示瘘口不大,流量不大;

B. 先采用可解脱球囊海绵窦侧封堵治疗,先后植入 2 枚球囊未完全封堵瘘口,存在少量瘘(←);

C. 应用覆膜支架补充治疗,路图下植入 Willis® 覆膜支架(4.0 mm×10 mm),准确定位后膨胀前囊、释放支架(←);

D. 支架释放后即刻 DSA 显示瘘口完全消失,病变段颈内动脉重建、通畅;

E、F. 术后 3 个月和 99 个月复查 DSA 显示颈内动脉通畅,无明显狭窄征象。

- **病变部位:颈内动脉海绵窦后膝段**
- **病变段动脉管径:3.8 mm**
- **病变段动脉状况:平直**
- **动静脉瘘口:小**
- **动静脉瘘口流量:低**
- **覆膜支架规格:4.0 mm×10 mm**

【点评】患者车祸、颅脑外伤 2 周后右眼突出、结膜充血水肿伴耳鸣。DSA 显示右侧颈动脉海绵窦瘘,瘘口位于颈内动脉海绵窦段后膝部。术者先应用可解脱球囊在瘘口海绵窦侧封堵,放置 2 枚球囊,海绵窦侧瘘道基本封堵,残留瘘口处少许瘘道。清晰可见颈内动脉背侧小瘘口。术者遂选用长度 10 mm 的覆膜支架后续封堵治疗,术后 DSA 显示瘘口完全封堵,瘘口处载瘤动脉重塑良好,脑内血循环恢复正常。患者术后耳鸣即刻消失,1 周后眼部症状完全康复。术后 3 个月、8 年复查 DSA 显示支架段颈内动脉充盈良好,边缘光滑无狭窄征象。

该患者颈内动脉海绵窦瘘瘘口位于海绵窦段后膝部,瘘口不大,术前同侧脑内动脉分支部分充盈,属中等流量颈动脉海绵窦瘘。静脉回流分别进入眼静脉、侧裂静脉和岩下静脉。颈动脉海绵窦瘘的传统介入治疗方法为可解脱球囊在海绵窦侧封堵瘘口,一般能获得满意的治疗效果。该患者在海绵窦侧放置 2 枚球囊后瘘口未完全封堵,仍有少许瘘道显示,再置放第三枚球囊因残腔太小已不可能。如搁置不管,完全有可能瘘口再开放造成颈动脉海绵窦瘘复发。术者选择覆膜支架修补性治疗是合理的,既操作简单,又获得满意的治疗效果。该患者 8 年后复查 DSA 显示支架段血管壁光滑,无甚狭窄征象,提示该覆膜支架内皮化完全,人体相容性好。

(李明华)

病例 7. 颈动脉海绵窦瘘球囊封堵后复发

【临床资料】 男, 35 岁, 车祸、颅脑外伤 1 月余, 右侧眼球突出伴结膜充血水肿 1 周。

- 病变部位：颈内动脉海绵窦后膝段
- 病变段动脉管径：4.0 mm
- 病变段动脉状况：平直
- 动静脉瘘口：不大, 欠清晰
- 动静脉瘘口流量：不大
- 覆膜支架规格：4.5 mm×13 mm

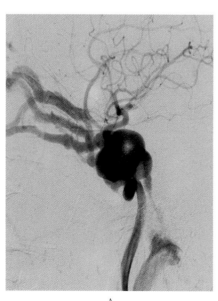 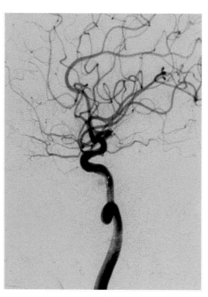 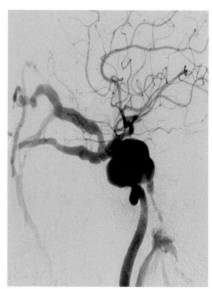

A   B   C

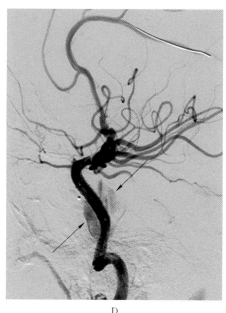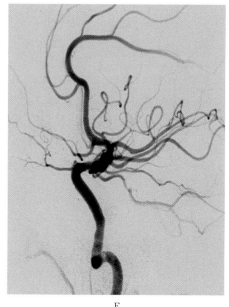

D   E

A. 右侧颈内动脉 DSA 显示右侧 CCF，瘘口位于颈内动脉海绵窦后膝段，静脉引流主要入眼上、下静脉和岩下窦。脑内动脉充盈尚可；

B. 先采用可解脱球囊海绵窦侧封堵治疗，术后 DSA 显示瘘口基本封堵；

C. 术后 3 天患者眼部症状复发，复查 DSA 显示瘘口再开放，行覆膜支架治疗；

D. 路图下植入 Willis® 覆膜支架(4.5 mm×13 mm)，准确定位后膨胀球囊、释放支架，术后 DSA 显示少许内漏(←—)；

E. 原压力再扩球囊后 DSA 显示内漏消失，支架段颈内动脉重建、充盈满意。脑内动脉血供改善。

【点评】患者车祸、颅脑外伤后右侧眼球突出伴结膜水肿、充血 1 个月。DSA 显示右侧颈内动脉海绵窦瘘，引流静脉进入眼静脉为主，部分进入岩下静脉和侧裂静脉，脑内动脉充盈尚可。术者采用可解脱球囊海绵窦侧封堵治疗，术后瘘口几乎完全封堵，眼部症状明显减轻。3 天后患者症状复发，遂选用长度 13 mm 的覆膜支架封堵治疗，术后即刻 DSA 显示瘘口封堵不全，存在少量内漏，再次扩张球囊后内漏消失、瘘口完全封堵，瘘口段动脉重建，脑内动脉充盈良好。

该患者颈内动脉瘘口位于海绵窦后膝段，海绵窦窦腔大，脑内动脉充盈尚可，提示瘘口不大流量不大，属中等量瘘。首次球囊治疗 3 天后瘘口重新开放，有 2 种可能，一是球囊早泄，二是球囊移位。等渗造影剂充盈球囊后，一般呈缓慢萎陷，约在 2 周至 1 个月内完全萎陷，如萎陷过快即称球囊早泄。其结果为海绵窦腔内尚未完全血栓形成，球囊则已萎陷，造成瘘口再开放或假性动脉瘤形成。球囊移位往往

是由于充盈之球囊恒位不稳，或海绵窦腔较大、充盈之球囊勉强封堵漏口，但术后头部运动或运动过大，引起球囊移位、瘘口再开放，此多见于术后几小时或几天内，该患者考虑术后球囊移位造成瘘口再开放可能较大。以上 2 种情况均须进行二次手术。该患者第二次手术采用覆膜支架封堵，海绵窦后膝段走行自然，弯曲不明显，首次球囊封堵后虽球囊移位瘘口复发，但瘘口流量减少，为覆膜支架顺利到位和封堵创造了条件。对于覆膜支架植入后存在微量内漏患者，往往是由于贴壁不良造成，一般可选择球囊再扩，并保持球囊膨胀 10 秒左右。如内漏量较大，则要仔细影像学评价，明确内漏原因和部位，以决定是否需要植入第二枚支架。如决定植入第二枚支架，其支架直径要等于或大于第一枚支架。作者经验是套袖式桥接部分要足够长，其作用是增加支架支撑力。当然也要考虑第一枚覆膜支架未完全覆盖的瘘口部分，但这种情况一般较少。

(李明华 谢晓东)

颈动脉海绵窦瘘弹簧圈填塞封堵失败后覆膜支架治疗

病例 1. 颈动脉海绵窦瘘弹簧圈填塞封堵失败

【临床资料】女性，44 岁，车祸、颅脑外伤 2 周，右眼突出伴结膜充血 4 天。

- 病变部位：颈内动脉海绵窦水平段
- 病变段动脉管径：3.7 mm
- 病变段动脉状况：平直
- 动静脉瘘口：不大，欠清晰
- 动静脉瘘口流量：不大
- 覆膜支架规格：4.0 mm×16 mm

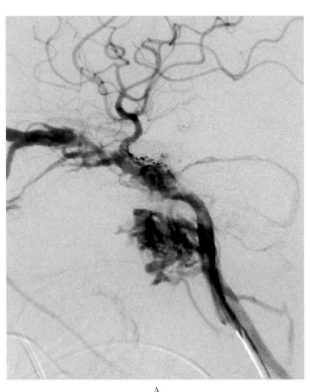
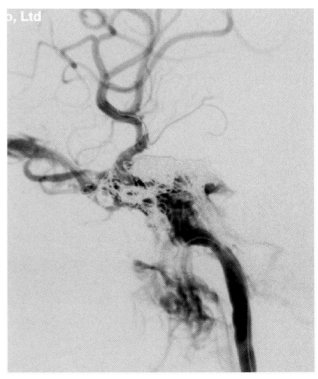

A　　　　　　　　　　　　　　　　　　　B

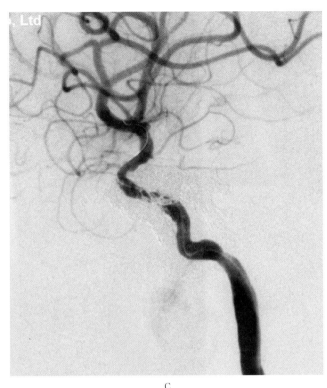
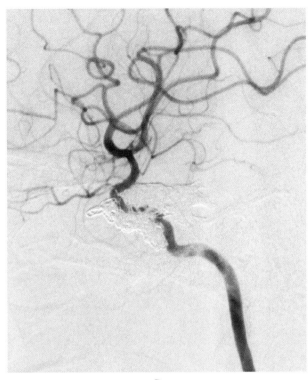

C

D

A. 右侧颈内动脉 DSA 显示右侧 CCF,瘘口位于颈内动脉海绵窦水平段,引流静脉主要入眼静脉和翼丛,脑内动脉充盈可;

B. 先采用经动脉海绵窦侧弹簧圈填塞封堵瘘口,经二次弹簧圈填塞手术,均未成功封堵瘘口,改用覆膜支架治疗;

C. 路图下植入 Willis® 覆膜支架(4.0 mm×16 mm),准确定位后膨胀球囊、释放支架,术后即刻 DSA 显示瘘口完全封堵,病变段颈内动脉重建;

D. 术后 12 个月复查 DSA 显示支架段颈内动脉充盈良好,未见明显狭窄征象。

【点评】患者车祸、颅脑外伤后眼球突出、结膜充血,诊断为颈动脉海绵窦瘘,行经动脉弹簧圈海绵窦内填塞术,术后疗效不佳。DSA 显示右侧颈内动脉海绵窦瘘,弹簧圈填塞术后改变,瘘口位于海绵窦水平段,静脉回流主要入眼静脉,脑内动脉分支充盈尚可。考虑到海绵窦腔不大,术者继续应用经动脉弹簧圈填塞术,效果不满意,遂用长度 16 mm 的覆膜支架封堵治疗。术后 DSA 显示瘘口完全封堵,病变段动脉重建。患者术后眼部症状消失,术后 12 个月复查 DSA 显示支架段动脉充盈良好,未见管腔狭窄征象。

该患者颈动脉海绵窦瘘瘘口位于海绵窦水平段,经弹簧圈治疗后瘘口流量减少,引流静脉主要入眼静脉和翼丛,脑内动脉充盈可,提示瘘口不大,流量不大。患者 2 次经动脉弹簧圈填塞海绵窦腔,均未能满意封堵瘘口。由于海绵窦腔内存在不规则间隔,虽然相互交通,但弹簧圈填塞时弹簧圈在不同的窦腔置位存在不确定性,从而造成瘘口封堵效果不佳。覆膜支架封堵则避免上述不足,尤其在弹簧圈部分填塞瘘道后,使血流减慢,瘘口识别精确,为覆膜支架一次完全封堵瘘口创造了条件。需要指出的是,瘘口位于颈内动脉海绵窦水平段,因该动脉段位于硬膜间位,走行较平直,所选用的支架直径和长度可比常规大一些,以期达到最佳的贴壁和封堵效果。

(李明华)

病例 2. 颈动脉海绵窦瘘弹簧圈填塞封堵失败

【临床资料】女性,51 岁,不慎摔倒 2 天后左眼突出伴球结膜充血。

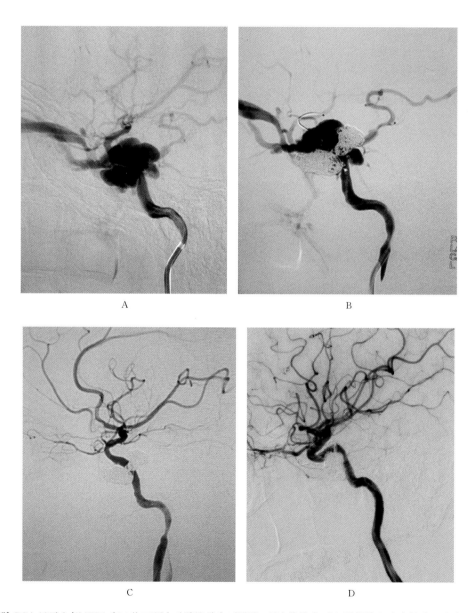

A.　左侧颈内动脉 DSA 显示左侧 CCF,瘘口位于颈内动脉海绵窦后膝段,引流静脉主要入眼静脉和脑内静脉。脑内动脉部分充盈;

B.　先行经动脉途径海窦侧弹簧圈填塞封堵瘘口,术后 DSA 显示瘘口未完全封堵;

C.　改用覆膜支架封堵治疗,路图下植入 Willis® 覆膜支架(4.0 mm×13 mm),准确定位后膨胀球囊、释放支架,术后即刻 DSA 显示瘘口完全封堵,支架段颈内动脉重建良好;

D.　术后 12 个月复查 DSA 显示支架段颈内动脉通畅,无明显狭窄征象。

- 病变部位：颈内动脉海绵窦后膝段
- 病变段动脉管径：3.9 mm
- 病变段动脉状况：平直，略弯曲
- 动静脉瘘口：不大，欠清晰
- 动静脉瘘口流量：不大
- 覆膜支架规格：4.0 mm×13 mm

【点评】患者头部外伤后左眼突出伴结膜充血、水肿2天。DSA 显示左侧颈内动脉海绵窦瘘，瘘口位于海绵窦后膝段，静脉回流主要引流入眼静脉和幕上浅静脉，脑内动脉分支部分充盈，提示瘘口不大，流量不大。术者应用经动脉弹簧圈海绵窦内填塞封堵瘘口失败，遂改用长度 13 mm 的覆膜支架封堵治疗。术后 DSA 显示瘘口完全封堵，瘘口段动脉重建，脑内动脉血流恢复正常。术后患者眼部症状即减轻，后完全康复。术后 12 个月复查 DSA 显示支架段动脉充盈良好，未见狭窄征象。

该患者经弹簧圈填塞后显示填塞区域较为致密，但术后显示瘘腔与术前差别不大，提示该患者海绵窦腔较大，且窦腔内存在分隔，弹簧圈难以完全填塞。海绵窦腔的分隔造成弹簧圈置位不均，从而使弹簧圈填塞海绵窦封堵瘘口存在一定的变数。该患者的海绵窦后膝段弯曲不很明显，术者选用较长的覆膜支架，在覆盖瘘口的同时，恰当地兼顾了弯曲部，使覆膜支架得以完全贴壁，收到良好效果。术中 DSA 显示病变颈内动脉近端夹层形成，考虑为术中操作不当造成，轻度者一般不需处理，可以自愈，但如较严重、影响血流，则需行血管成形术治疗。

（李明华）

病例 3. 颈动脉海绵窦瘘弹簧圈填塞封堵后复发

【临床资料】男性,44 岁,车祸、颅脑外伤 2 个月,右眼突出伴结膜充血 2 周。

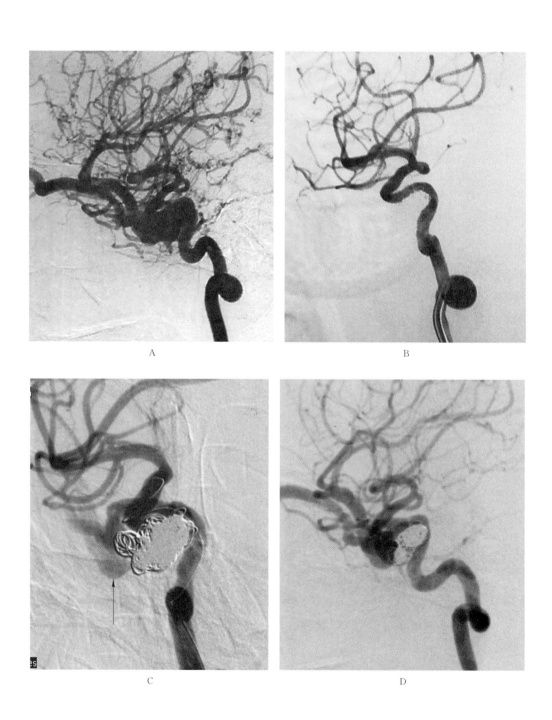

A

B

C

D

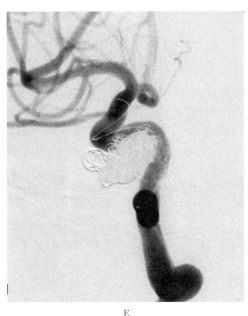
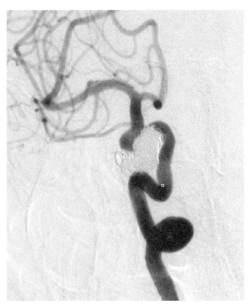

E

F

A. 右侧颈内动脉 DSA 显示右侧 CCF,瘘口位于颈内动脉海绵窦水平段偏后部,引流静脉主要入眼静脉和侧裂静脉,脑内动脉部分充盈;

B. 先采用经动脉海绵窦侧弹簧圈套塞封堵,术后即刻 DSA 显示瘘口封堵,颈内动脉通畅;

C. 术后第二天眼部症状复发,复查 DSA 显示瘘口开放(←——),行覆膜支架治疗;

D. 路图下植入 Willis® 覆膜支架(4.5 mm×10 mm),并准确定位;

E. 支架释放后即刻 DSA 显示 CCF 瘘口封堵,支架段颈内动脉重建良好;

F. 术后 12 个月复查 DSA 显示支架段颈内动脉通畅,无明显狭窄征象。

- 病变部位: 颈内动脉海绵窦段

- 病变段动脉管径: 4.0 mm

- 病变段动脉状况: 平直、略弯曲

- 动静脉瘘口: 不大、欠清晰

- 动静脉瘘口流量: 不大

- 覆膜支架规格: 4.5 mm×10 mm

【点评】患者车祸、颅脑外伤后右眼突出伴结膜充血水肿 2 周,DSA 显示右侧颈内动脉海绵窦瘘,瘘口位于颈内动脉海绵窦段,引流静脉入眼静脉和侧裂静脉为主,脑内动脉部分充盈,提示瘘口不大、流量不大。术者先采用经动脉弹簧圈填塞海绵窦,术后封堵良好,第二天瘘口再开放、颈动脉海绵窦瘘复发。遂用长度 10 mm 的覆膜支架治疗,术后 DSA 显示瘘口完全封堵,病变动脉重建,脑内动脉分支充盈良好。患者术后 1 周眼部症状消失,术后 1 年复查 DSA 显示支架段动脉充盈良好,未见管腔狭窄。

该患者颈动脉海绵窦瘘瘘口位于海绵窦段水平段后部,靠近后膝段弯曲,术者先采用弹簧圈填塞海绵窦以封堵瘘口。弹簧圈填塞海绵窦也是治疗颈动脉海绵窦瘘的一种治疗选择,在复杂型瘘或小瘘口患者较为多用。但是弹簧圈填塞海绵窦达到完全封堵瘘口,需要足够量的弹簧圈,在海绵窦腔较大的患者更是如此。如弹簧圈在海绵窦内不填实,术后稍加移动,瘘口即再开放复发。该患者弹簧圈填塞后复发,是为弹簧圈填塞不实所致。但复发后瘘口显示清晰,瘘道流量减低,为覆膜支架治疗创造了条件。其瘘口靠近海绵窦后膝段弯曲,术者选用较短的覆膜支架封堵治疗,以避免较长的覆膜支架和膨胀后的球囊在跨过该弯曲段时损伤血管和造成贴壁不良。

(李明华)

病例 4. 颈动脉海绵窦瘘球囊和弹簧圈封堵失败

【临床资料】男性，29 岁，车祸、颅脑外伤史，左眼突出伴结膜充血伴头痛、耳鸣 2 月余。

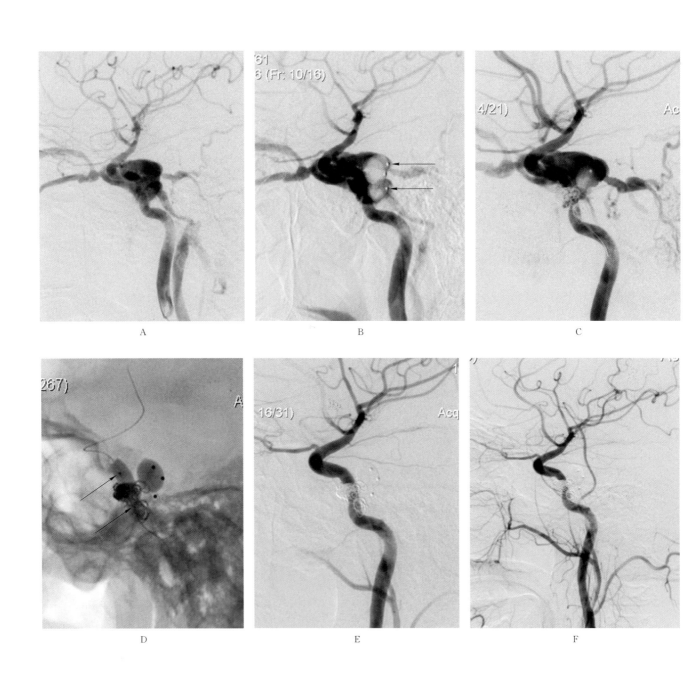

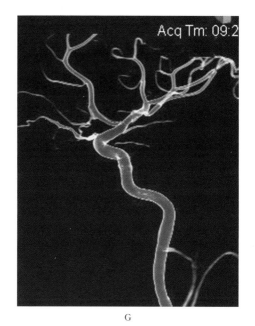

G

A. 左侧颈内动脉 DSA 显示左侧 CCF，瘘口位于颈内动脉海绵窦后膝段，静脉引流主要入岩下窦、岩上窦和眼静脉。脑内动脉部分充盈；

B、C. 先采用可解脱球囊海绵窦侧封堵瘘口失败（◀——），再应用经动脉途径裸支架辅助弹簧圈填塞封堵瘘口，术后瘘口仍未封堵；

D. 改用覆膜支架治疗，路图下植入 Willis® 覆膜支架（4.5 mm×13 mm），准确定位后膨胀球囊、释放支架；

E. 支架释放后即刻 DSA 显示瘘口封堵完全，支架段颈内动脉重建；

F、G. 术后 12 个月复查 DSA 和 3D 重建透明图像显示 CCF 完全治愈，支架段颈内动脉充盈、通畅，无明显狭窄征象。

- **病变部位：** 颈内动脉海绵窦后膝段
- **病变段动脉管径：** 4.1 mm
- **病变段动脉状况：** 平直，略弯曲
- **动静脉瘘口：** 不大，欠清晰
- **动静脉瘘口流量：** 不大
- **覆膜支架规格：** 4.5 mm×13 mm

【点评】患者车祸致左眼突出伴结膜充血、水肿和耳鸣 2 月余。DSA 显示左侧颈动脉海绵窦瘘，瘘口位于颈内动脉海绵窦段后膝部，静脉回流主要入眼静脉、岩下静脉和颅后窝浅静脉。瘘口远端之颈内动脉略显增粗、管壁毛糙。术者先应用可解脱球囊海绵窦侧封堵瘘口，先后植入 2 枚球囊，瘘口封堵失败；再尝试用支架辅助弹簧圈栓塞，瘘口仍存在；最后采用长度 13 mm 的覆膜支架封堵治疗。术后 DSA 显示瘘口完全封堵，支架段动脉重建。1 周后患者眼部症状消失。术后 12 个月复查 DSA 显示支架段动脉充盈良好，未见狭窄征象。瘘口远端增粗之颈内动脉恢复正常，管壁光整。

该患者颈内动脉瘘口位于海绵窦段后膝部，走行较为自然，弯曲不明显。术前脑内动脉充盈尚可，提示瘘口不大、瘘口流量不大、血流压力不高，可尝试用覆膜支架一次性封堵，有望获得满意的封堵效果。术者先后用可解脱球囊和弹簧圈海绵窦侧封堵失败，其原因在于海绵窦腔较大，结构复杂，为海绵窦侧封堵瘘口的效果带来不确定性。术前 DSA 显示瘘口远端颈内动脉显示略增粗，管壁欠光整，不能排除损伤性改变包括夹层的可能。术后随着瘘口封堵，血流恢复正常，增粗之管腔也随之恢复。

（李明华）

颈动脉海绵窦瘘弹簧圈辅助覆膜支架治疗

病例 1. 颈动脉海绵窦瘘弹簧圈辅助覆膜支架封堵

【临床资料】男性，33 岁，车祸、颅脑外伤 1 月余，右眼球突出伴结膜充血 6 周。

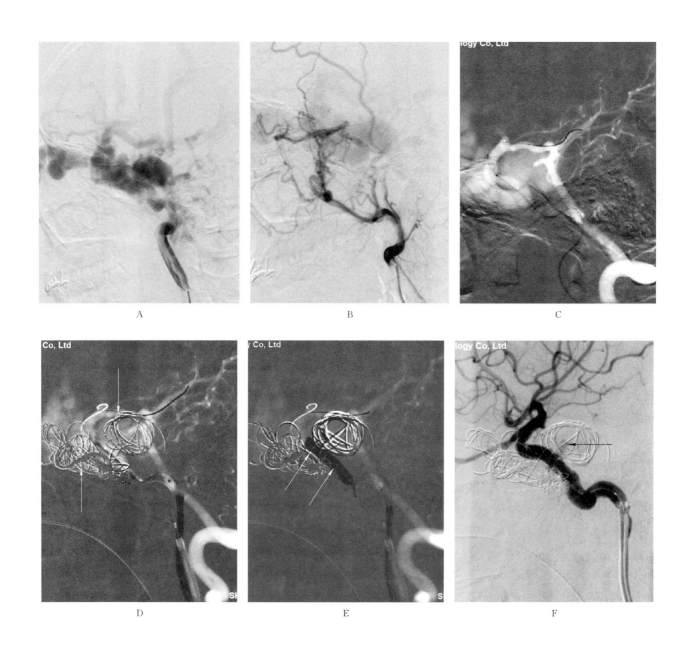

A   B   C

D   E   F

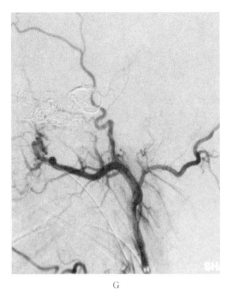
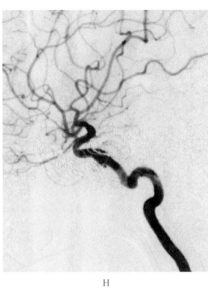

G H

A. 右侧颈内动脉 DSA 显示右侧 CCF,瘘口位于颈内动脉海绵窦段,引流静脉主要入眼静脉和侧裂静脉。脑内动脉几无充盈;

B. 右侧颈外动脉 DSA 显示颌内动脉分支通过眼动脉反流供养瘘口;

C. 双路图(患侧颈内动脉和椎基动脉)下引入微导丝越过瘘口、通过后交通进入大脑后动脉;

D. 在植入 Willis® 覆膜支架(4.5 mm× 16 mm)的同时,另在海绵窦腔内经动脉植入弹簧圈(◀——)以减少血流和明确瘘口位置;

E. 支架准确到位后膨胀球囊、释放支架(◀——);

F. 支架释放后即刻 DSA 显示瘘口基本封堵,存有少许内漏(◀——);

G. 术后颈外动脉 DSA 显示原供养瘘口的分支消失;

H. 术后 6 个月复查 DSA 显示瘘口完全封堵,支架段颈内动脉充盈良好,局部欠光滑,小夹层形成。

- **病变部位:颈内动脉海绵窦段**
- **病变段动脉管径:4.2 mm**
- **病变段动脉状况:平直**
- **动静脉瘘口:大,欠清晰**
- **动静脉瘘口流量:大**
- **覆膜支架规格:4.5 mm×16 mm**

【点评】患者车祸、颅脑外伤后右眼突出伴结膜充血、水肿 6 周。DSA 显示右侧颈内动脉海绵窦瘘,瘘口位于海绵窦水平段靠近后膝部,同侧颈外动脉分支参与供血,引流静脉入眼静脉、侧裂静脉和岩上、下静脉,脑内动脉分支几无充盈,提示瘘口大、流量大,考虑颈内动脉断裂伤可能。术者应用双导引导管技术先在海绵窦内填塞弹簧圈以减低瘘口流量,同时明确瘘口的大小和精确瘘口位置,然后植入长度 16 mm 的覆膜支架并精准定位释放,术后 DSA 显示病变段动脉重建,瘘口基本封堵,存有少许内漏,脑内动脉分支供血恢复正常。颈外动脉造影显示原供血动脉消失。术后 6 个月复查 DSA 显示瘘口完

全封堵、支架段动脉充盈良好,局部少许夹层形成。

该患者颈内动脉瘘口流量大,并有颈外动脉分支供血和来自后循环的窃血现象,提示颈内动脉断裂伤可能,属复杂型颈动脉海绵窦瘘。术者先用弹簧圈部分填塞海绵窦减低瘘口流量,然后覆膜支架封堵瘘口,其处理方法是正确的。在复杂型颈动脉海绵窦瘘,术前正确判断瘘口位置和大小,有时是困难的,椎动脉造影经后交通反流显示瘘口远端,以及颈外动脉造影显示有无颈外动脉分支供血,对于评价颈动脉瘘是有帮助的。同样在海绵窦内植入球囊或弹簧圈以减慢瘘口血流流速,也有助于瘘口的判断,从而为覆膜支架规格的选择和正确置位创造条件。在颈内动脉断裂伤患者,对覆膜支架重建的要求更高,需要较长、较大直径的覆膜支架。该患者术后 DSA 显示微量内漏,术后 6 个月复查 DSA 内漏消失,其结果较为满意也较幸运。局部呈现少许夹层和管壁毛糙,需短期继续随访。再植入覆膜支架,也是一种可选择积极处理的方法,以防局部管腔狭窄、闭塞。

(李明华)

第五章
创伤性动脉瘤

创伤性动脉瘤占成人脑动脉瘤的 1%，占儿童脑动脉瘤的 15%～20%。创伤性动脉瘤可发生在颈部和颅脑部。颈部创伤性动脉瘤见于刀刺伤、暴力伤等，颅脑部创伤性动脉瘤的原因主要为颅底骨折撕破动脉壁和穿透伤损伤动脉管，也可为冲击伤撞击损伤硬膜褶邻近的动脉壁。因此，除颈部外，颅脑部创伤性动脉瘤在脑外常见部位为颈内动脉破裂孔段、海绵窦段和床突段，在脑内常见部位为大脑镰旁的大脑前动脉 A2～A3 段和天幕旁的大脑后动脉和小脑上动脉，偶见于椎动脉 V3～V4 段。这里主要叙述颅底段颈内动脉创伤性动脉瘤。医源性损伤颈内动脉壁也是创伤性动脉瘤形成的原因之一，多见于颅底部肿瘤外科手术和经蝶垂体瘤手术。

多数创伤性动脉瘤为机化的血肿吸收后出现空腔并与血管相通，形成假性动脉瘤。病理上假腔由不同期龄的血块组成并由纤维膜包绕，不存在正常动脉壁成分。动脉瘤体形态不规则、缺乏瘤颈。可伴发邻近动脉狭窄、夹层或动静脉瘘。如动脉壁损伤与海绵窦相通，则为外伤性颈动脉海绵窦瘘。临床上外伤性脑动脉瘤有外伤病史，临床表现呈迟缓性，确诊往往延迟，短则数小时，长则数年。颈内动脉海绵窦段、破裂孔段、岩骨段外伤性动脉瘤破裂后往往以反复、难以止住的鼻出血为主要症状，鼻出血来势凶猛可致休克乃至死亡，据报道病死率高达50%。其他症状包括失明、蛛网膜下腔出血、硬膜下

外血肿等。位于颈内动脉岩骨段假性动脉瘤破裂，除鼻出血外，尚有耳漏、局灶性神经功能缺失等。也有偶然发现的病例。

颅底部创伤性动脉瘤的传统外科手术治疗难度和风险均较大，往往需要血管塔桥手术才能保持病变侧脑内血流。以前尝试的血管内治疗技术，包括动脉瘤腔内弹簧圈栓塞技术、支架辅助弹簧圈栓塞技术以及双裸支架技术，可能有一定的疗效，但存在着复发和瘤腔内血栓逸出导致脑缺血事件发生的风险。患侧颈内动脉永久闭塞也是传统的神经介入治疗方法，其闭塞部位须在假性动脉瘤瘤口处上下端，还要考虑脑内左右交通和前后交通侧支循环良好，以不影响患侧脑内血液供应为前提。在颈内动脉破裂孔段、海绵窦段、床突段和椎动脉的创伤性假性动脉瘤，覆膜支架治疗是理想的治疗方法。在覆膜支架治疗过程中，假性动脉瘤瘤口位置判断要正确，选择的覆膜支架直径要足够宽。覆膜支架不适用于颈段颈内动脉和脑内分支假性动脉瘤。

（李明华）

外伤性动脉瘤覆膜支架治疗

病例 1. C7 段外伤性动脉瘤

【临床资料】男性，11 岁，头颅外伤后 CT 显示蛛网膜下腔出血 3 周。

- 病变部位：颈内动脉 C7 段
- 病变段动脉管径：2.2 mm
- 病变段动脉状况：平直
- 动脉瘤最大直径：15 mm
- 动脉瘤口：3 mm
- 覆膜支架规格：3.0 mm×10 mm

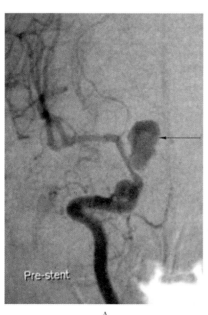 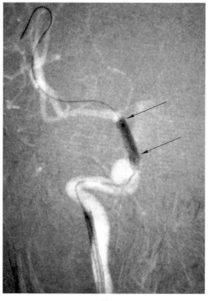 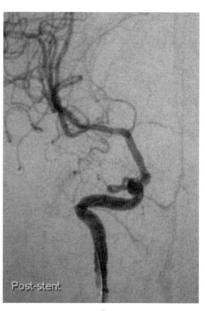

A   B   C

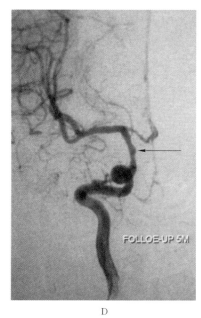
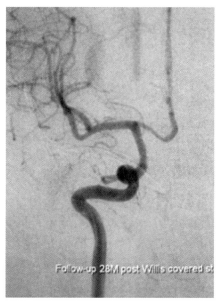
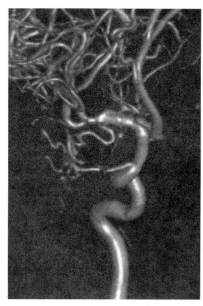

D   E   F

A. 右侧颈内动脉 DSA 显示右侧 C7 段假性动脉瘤,形态不规则,8 mm×15 mm 大小,瘤口小,约 3 mm(←);

B. 行覆膜支架治疗,路图下植入 Willis® 覆膜支架(3.0 mm×10 mm),到位后膨胀球囊、释放支架(←);

C. 支架释放后即刻 DSA 显示动脉瘤口封堵,假性动脉瘤腔不显影,支架段载瘤动脉重建;

D. 术后 5 个月复查 DSA 显示假性动脉瘤消失,载瘤动脉通畅,瘤口处载瘤动脉局部呈小龛影改变(←);

E、F. 术后 28 个月复查 DSA 和 VR 重建显示载瘤动脉通畅,局部小龛影消失,支架段动脉无明显狭窄。

【点评】患者头颅外伤后 CT 显示蛛网膜下腔出血,3 周后 DSA 显示右侧颈内动脉 C7 段假性动脉瘤,瘤体大,瘤壁不光整,瘤口较小。瘤口段载瘤动脉管腔较小,走行较自然平直。邻近后交通动脉退化不显影,脉络膜前动脉显影,同侧大脑前动脉 A1 段细小,显影淡。术者选用长度 10 mm 的覆膜支架治疗。术后 DSA 显示动脉瘤口封堵完全,病变段载瘤动脉重塑良好,脉络膜前动脉保持充盈。术后 5 个月复查 DSA 显示支架段动脉呈现小龛影改变,术后 28 个月复查 DSA 显示小龛影消失,载瘤动脉未见狭窄征象。

该患者假性动脉瘤位于颈内动脉交通段,位于硬膜下,瘤口处靠近脉络膜前动脉开口。外伤性动脉瘤的瘤口,即动脉壁撕裂处,一般都不大,动脉断裂例外。该病例假性动脉瘤腔造影剂充盈较慢显示清晰,提示瘤口不大;考虑到邻近有重要分支动脉开口,以及位于相对游离的颈内动脉交通段,术者选用

长度 10 mm 的覆膜支架似可商榷。选择更短的覆膜支架或许更合理,当然,该病例其结果是满意的。术后 5 个月 DSA 显示覆膜支架段瘤口存在小龛影改变,28 个月复查 DSA 显示消失,提示覆膜支架覆膜游离部在瘤口处下陷,随着瘤腔内血栓形成、机化,该下陷改变可恢复。术前和术后即刻 DSA 显示同侧大脑前动脉充盈不良,术后复查 DSA 显示充盈良好,考虑为血管重建术后病变动脉结构逐步恢复,血流逐渐改善所致。

(李明华)

病例 2. C6 段外伤性动脉瘤

【**临床资料**】女性,52 岁,头颅外伤后 CT 显示外伤性蛛网膜下腔出血,外院 DSA 显示左侧颈内动脉 C6 段动脉瘤,未予治疗。3 个月复查 DSA 显示动脉瘤增大。

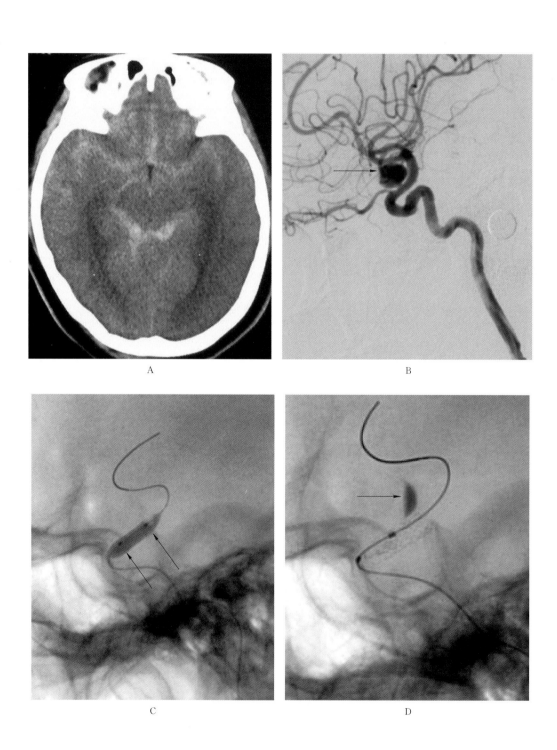

A

B

C

D

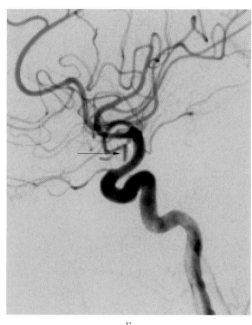
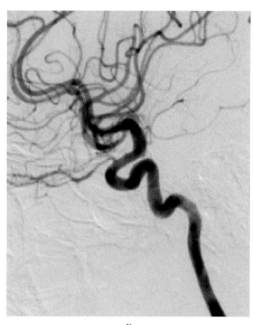

E　　　　　　　　　　　　　　　　　F

A. 头颅 CT 平扫显示蛛网膜下腔出血；

B. 左侧颈内动脉 DSA 显示左侧 C6 段假性动脉瘤，形态规则，9 mm×10 mm 大小（←），瘤口 1 mm，靠近眼动脉开口；

C. 施行覆膜支架封堵治疗，路图下植入 Willis® 覆膜支架（3.5 mm×7 mm），到位后路图下充盈球囊释放 Willis® 覆膜支架（←）；

D. 平片显示支架完全释放扩张，动脉瘤腔内造影剂潴留（←）；

E. 支架释放后即刻 DSA 显示动脉瘤腔几无充盈，仅剩微量内漏（←），瘤口段载瘤动脉重建，眼动脉充盈良好；

F. 术后 12 个月复查 DSA 显示动脉瘤完全治愈，颈内动脉通畅，无明显狭窄。

- **病变部位：颈内动脉 C6 段**

- **病变段动脉管径：2.9 mm**

- **病变段动脉状况：平直**

- **动脉瘤最大直径：10 mm**

- **动脉瘤口：1 mm**

- **覆膜支架规格：3.5 mm×7 mm**

【点评】患者外伤性蛛网膜下腔出血，DSA 显示左侧颈内动脉 C6 段动脉瘤，未予根治，3 个月后复查 DSA 示动脉瘤增大。动脉瘤瘤体规则，瘤壁光整，瘤口小。病变段载瘤动脉走行自然、平直，近、远端管径基本一致。术者选用长度 7 mm 的覆膜支架治疗，术后 DSA 显示动脉瘤口封堵，动脉瘤腔几无显影，支架段载瘤动脉重塑良好。术后 12 个月复查 DSA 显示动脉瘤治愈，载瘤动脉无狭窄征象。

该患者假性动脉瘤表现为蛛网膜下腔出血，提示动脉瘤口位于硬膜内并有破裂，符合 DSA 显示动脉瘤位于颈内动脉 C6 段的诊断。颈内动脉 C6 段位于颅内硬膜内，是颈内动脉从比较恒定的硬膜外、间位走行进入相对游离的硬膜内的起始段，也是外伤性动脉瘤的好发部位之一。该假性动脉瘤 3 个月内有增大，提示仍有破裂风险。考虑到该动脉瘤口小，位于走行较平直、管径较细的 C6 段，术者选用长度 7 mm 的短支架治疗，既保护邻近分支动脉开口，又保证了瘤口完全封堵，对载瘤动脉影响也降到最低限度，这是一个覆膜支架治疗的较满意病例。

（李明华）

病例 3. C5 段外伤性动脉瘤

【**临床资料**】男性,35 岁,头颅外伤后 1 周,反复大量鼻出血 5 次,经鼻填塞止血无效。

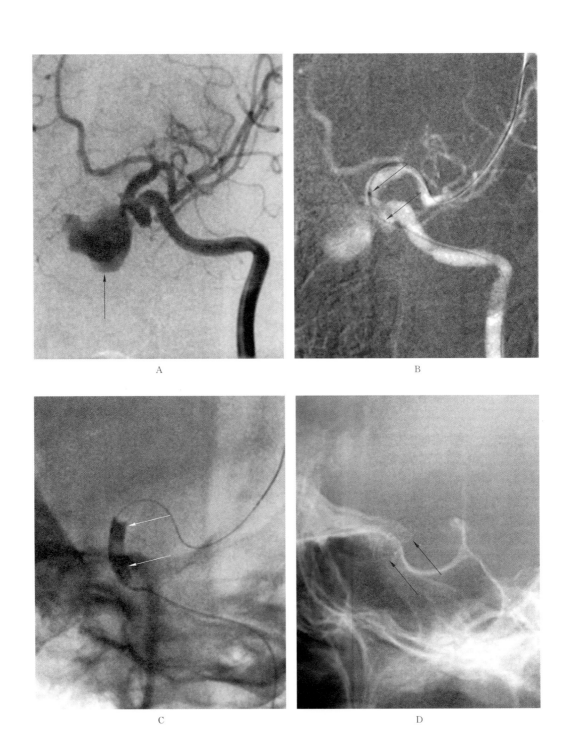

A

B

C

D

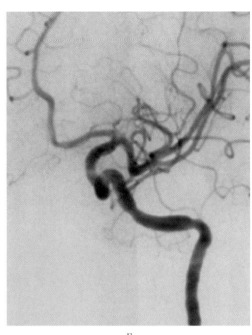
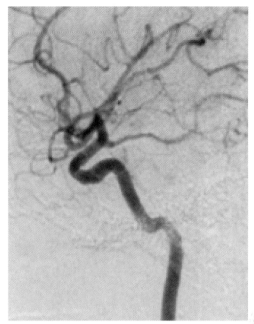

E   F

A. 左侧颈内动脉 DSA 显示左侧 C5 段假性动脉瘤,形态不规则,22 mm×25 mm 大小(←),瘤口 3 mm;

B. 行覆膜支架治疗,路图下植入 Willis® 覆膜支架(4.0 mm×13 mm)(←);

C. 准确定位后膨胀球囊、释放支架(←);

D. 支架释放后平片显示支架骨架影(←);

E. 术后即刻 DSA 显示动脉瘤口封堵,假性动脉瘤腔不充盈,支架段载瘤动脉重建;

F. 术后 36 个月复查 DSA 显示假性动脉瘤消失,载瘤动脉充盈良好,无明显狭窄。

- 病变部位: 颈内动脉 C5 段

- 病变段动脉管径: 3.7 mm

- 病变段动脉状况: 略弯曲

- 动脉瘤最大直径: 25 mm

- 动脉瘤口: 3 mm

- 覆膜支架规格: 4.0 mm×13 mm

【点评】患者头颅外伤后 1 周反复鼻出血,DSA 显示左侧颈内动脉 C5 段巨大假性动脉瘤,瘤体轮廓不规则,瘤口不大,眼动脉未显示。术者选用长度 13 mm 的覆膜支架治疗,术后 DSA 显示动脉瘤口完全封堵,动脉瘤腔不显影,病变段载瘤动脉重塑良好。术后 3 年复查 DSA 显示支架段载瘤动脉充盈满意,无狭窄。

该患者假性动脉瘤腔巨大、瘤口位于海绵窦段前膝部与床突段相交处,为自然弯曲段,靠近眼动脉开口。术前眼动脉未充盈,考虑外伤累及到眼动脉或假性动脉瘤腔累及到眼动脉所致。瘤口显示不大,又是自然迂曲段,术者应用长度 13 mm 的覆膜支架的选择似可商榷。在支架直径足够大的条件下,支架越短,在迂曲段动脉内贴壁越好,而且对病变段动脉受膨胀球囊的影响也越小。因此,该病例应用长度 10 mm 的支架或许更合适。当然,较长的支架受术后因头部运动导致支架移位、导致动脉瘤口再开放的概率相对要低。该患者术前眼动脉已不充盈,临床上不出现视力问题。因此,眼动脉开口覆盖与否,不应视为应用覆膜支架的绝对禁忌。

(李明华)

病例 4. C5 段外伤性动脉瘤

【临床资料】男性,22 岁,头颅外伤 2 月余,反复鼻出血 2 周,经鼻填塞止血效果不佳。

- 病变部位：颈内动脉 C5 段

- 病变段动脉管径：2.9 mm

- 病变段动脉状况：略弯曲

- 动脉瘤最大直径：25 mm

- 动脉瘤口：欠清

- 覆膜支架规格：3.5 mm×10 mm

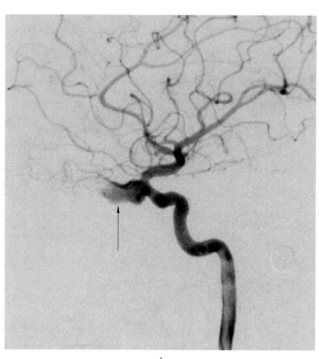

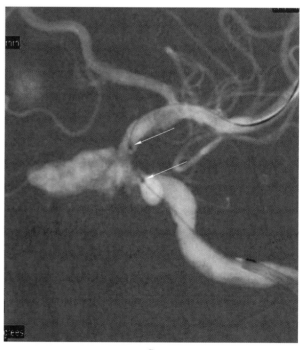

A　　　　　　　　　　　　　　　　　　　　　　　B

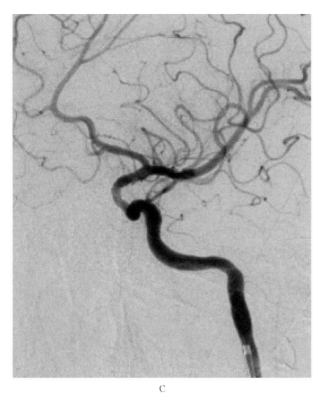
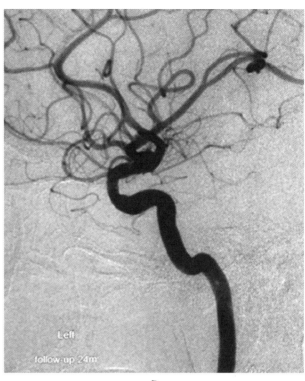

C

D

A. 左侧颈内动脉 DSA 显示左侧 C5 段假性动脉瘤，形态不规则，12 mm×25 mm 大小（←——），瘤口显示欠清；

B. 行覆膜支架封堵治疗，在路径图下植入 Willis® 覆膜支架（3.5 mm×10 mm）（←——）；

C. 支架到位、释放后即刻 DSA 显示动脉瘤口封堵，假性动脉瘤腔不充盈，瘤口段载瘤动脉重建；

D. 术后 24 个月复查 DSA 显示假性动脉瘤完全治愈，瘤口段载瘤动脉通畅，无明显狭窄。

【点评】患者头颅外伤后反复鼻出血 2 个月，DSA 显示左侧颈内动脉 C5 段巨大假性动脉瘤，不整形，轮廓不光整，瘤腔造影剂充盈延迟，瘤口位于 C4～C5 交界处，眼动脉部分充盈。术者选用直径 3.5 mm、长度 10 mm 的覆膜支架治疗，术后即刻 DSA 显示动脉瘤口完全封堵，载瘤动脉重塑良好，眼动脉不充盈。术后 2 年复查 DSA 显示载瘤动脉通畅、无狭窄。患者术后恢复良好，无神经学体征。

患者假性动脉瘤瘤口位于颈内动脉 C4～C5 交界处，该动脉段存在自然迂曲，考虑到假性动脉瘤口往往为裂隙，患者病变段动脉较细，术者选用相对较大直径的短支架封堵，保证了封堵效果，同时也把覆膜支架球囊膨胀时对迂曲段血管的影响降低到最低点。患者术后眼动脉开口覆盖，结合术前眼动脉充盈不良，覆盖后产生视力影响的概率不大。一般来说，外伤性假性动脉瘤的瘤口都不大，在选择覆膜支架规格时，其直径要足够宽，尤其位于硬膜间段和硬膜外段的假性动脉瘤，支架直径比病变处载瘤动脉直径要大一个规格；而其长度则不宜过长，过长的覆膜支架对多少有点迂曲的载瘤动脉贴壁不良的机会更多。

（李明华）

病例 5. C5 段外伤性动脉瘤

【临床资料】男性,19 岁,头颅外伤后 3 个月,间断性鼻出血 1 个月、量大,经鼻填塞止血无效。

- 病变部位： 颈内动脉 C5 段
- 病变段动脉管径： 4 mm
- 病变段动脉状况： 略弯曲
- 动脉瘤最大直径： 15 mm
- 动脉瘤口： 3 mm
- 覆膜支架规格： 4.5 mm × 19 mm

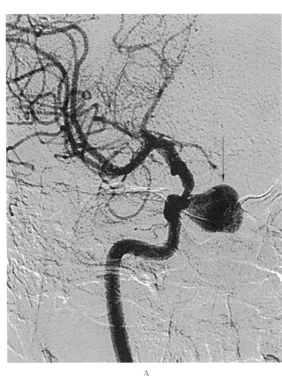

A

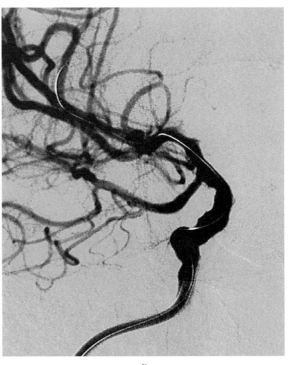

B

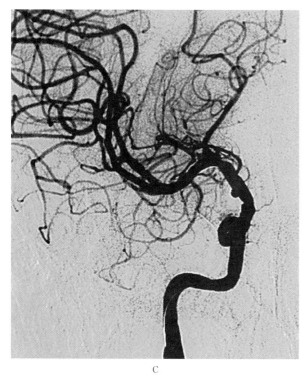
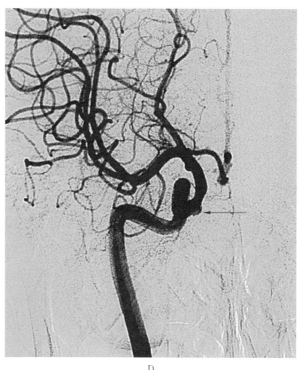

C　　　　　　　　　　　　　　D

A. 右侧颈内动脉 DSA 显示 C5 段假性动脉瘤，15 mm×10 mm 大小（←），瘤口小，伴瘤口段动脉确定现在；

B. 路图下植入 Willis® 覆膜支架（4.5 mm×19 mm）后即刻 DSA 显示瘤口完全封堵，动脉瘤腔不充盈；

C. 撤除输送系统后 DSA 显示载瘤动脉重建良好，动脉瘤消失；

D. 术后 2.5 个月后复查 DSA 显示颈内动脉通畅，瘤口覆膜局部膨出呈小龛影改变（←）。

【点评】 患者右侧颈内动脉 C5 段外伤性假性动脉瘤，瘤体大而不规则，瘤口位于床突段，该段颈内动脉走行呈自然迂曲。术者选用长度 19 mm 的覆膜支架治疗，术后 DSA 显示动脉瘤口完全封堵，支架段载瘤动脉略显增粗，管壁不光整，眼动脉未充盈。2 个半月后复查 DSA 显示支架段动脉显示良好。

　　该患者外伤性假性动脉瘤位于颈内动脉床突段，居硬膜间位，周围有部分骨性结构和较坚硬的硬膜结构，受球膨式支架球囊膨胀时损伤的耐受性较大。但是，海绵窦前膝段和床突段的解剖迂曲结构，以及球膨式支架球囊膨胀时其远端影响到硬膜下段颈内动脉的特点，一般慎重选用球膨式覆膜支架或选用较短的覆膜支架，以免造成载瘤动脉损伤。另外，外伤性动脉瘤口往往是病变动脉上裂隙，一般不大，与真性动脉瘤的瘤口不一样。因此，覆膜支架封堵效果好，覆膜支架长度的选择也不宜过长，一般长度 10 mm 的覆膜支架足以封堵，当然也有例外。术者选择长度 19 mm 的覆膜支架，也许是担心裂口过大，短支架难以封堵。术后载瘤动脉痉挛，提示长支架对载瘤动脉的影响较大。

（李明华）

病例 6. C4 段外伤性动脉瘤

【临床资料】 男性,59 岁,头颅外伤后 1 个月,反复鼻出血 1 周,经鼻填塞止血效果不佳。

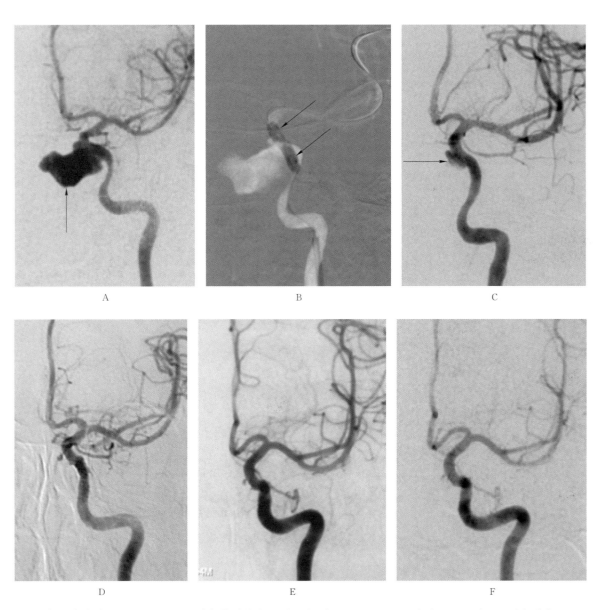

A.　左侧颈内动脉 DSA 显示 C4 段巨大假性动脉瘤,形态不规则,28 mm×11 mm 大小(←),瘤口显示欠清晰;

B.　行覆膜支架治疗,路图下植入 Willis® 覆膜支架(4.0 mm×13 mm),支架到位、释放支架后 DSA 显示瘤口未封堵,动脉瘤腔仍充盈,遂植入第二枚覆膜支架(4.0 mm×10 mm),套袖式桥接于第一枚支架近端(←);

C.　术后即刻 DSA 显示动脉瘤口基本封堵,但贴壁不良存在内漏,瘤口残留小动脉瘤样改变(←);

D、E、F.　术后 5 个月、14 个月、54 个月复查 DSA 显示内漏消失,动脉瘤腔不充盈,支架段载瘤动脉重建、充盈、通畅,无狭窄征象。

- **病变部位：颈内动脉海绵窦前膝段**
- **病变段动脉管径：3.8 mm**
- **病变段动脉状况：略弯曲**
- **动脉瘤最大直径：28 mm**
- **动脉瘤口：不大，欠清晰**
- **覆膜支架规格：4.0 mm×13 mm；4.0 mm×10 mm**

【点评】患者颅脑外伤后反复鼻出血,经鼻填塞止血效果不佳。DSA 显示左侧颈内动脉海绵窦段巨大动脉瘤,28 mm×11 mm 大小,形态不规则,瘤壁不光整,瘤口显示不满意,瘤口段动脉略弯曲。术者应用覆膜支架治疗,选用直径 4 mm、长度 13 mm 覆膜支架,支架到位、释放后 DSA 显示动脉瘤腔仍充盈,遂在第一枚支架近端套袖式桥接第二枚覆膜支架(4 mm×10 mm),术后 DSA 显示动脉瘤口封堵,但存在内漏,瘤口处少量造影剂充盈,支架段载瘤动脉重建。术后患者鼻出血停止。术后 5 个月、14 个月、54 个月复查 DSA 显示支架段载瘤动脉重建、充盈良好,未见狭窄征象,原内漏处几全封堵,仅见裂隙状造影剂残留。

该患者创伤性动脉瘤瘤体巨大,瘤口位于颈内动脉海绵窦前膝段,靠近床突段,该段动脉存在自然弯曲。该患者第一枚覆膜支架术后未能封堵,第二

枚覆膜支架术后存在内漏,并不是覆膜支架规格选择不当的因素,而是该段动脉的弯曲造成贴壁不良所致。由于球膨式覆膜支架柔顺性较差,尤其是覆膜支架在膨胀时的球囊,几无顺应性,容易造成治疗段动脉的损伤和覆膜支架的贴壁不良。因此,作者认为,治疗段动脉存在弯曲者,应慎用球膨式覆膜支架,弯曲明显者,应为覆膜支架治疗的禁忌。该患者术后在瘤口处呈现小囊状造影剂充盈,瘤腔大部不充盈,提示其内漏为贴壁不良造成,流量不大,随着瘤腔内血栓形成,内漏造成的残腔自愈可能性较大。术后 DSA 随访显示内漏消失,仅存裂隙状改变,临床上无出血症状,不需进一步处理。

(李明华)

病例 7. C4 段外伤性动脉瘤

【临床资料】女性,56 岁,头颅外伤后 1 周,右侧眼睑下垂 2 天。

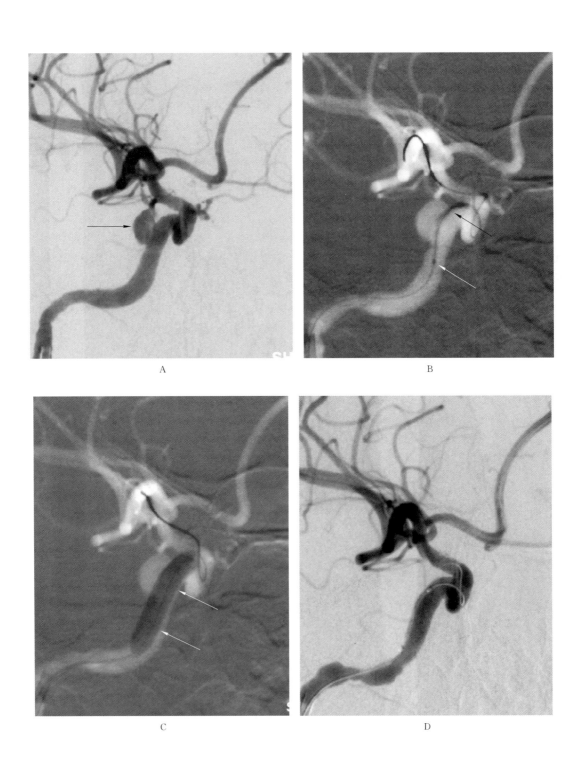

A

B

C

D

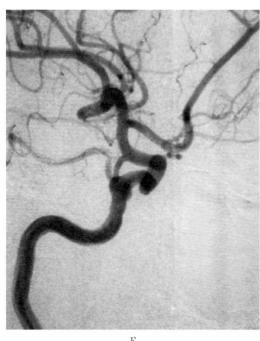
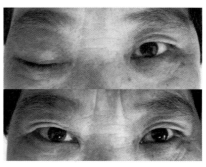

E

F

A. 右侧颈内动脉 DSA 显示右侧 C4 段外伤性假性动脉瘤（←），形态不规则，6 mm×10 mm 大小，瘤口小；

B. 行覆膜支架封堵治疗，在路图下植入 Willis® 覆膜支架（4.5 mm×13 mm）（←）；

C. 支架到位、膨胀球囊（←）；

D. 支架释放后即刻 DSA 显示动脉瘤口封堵完全，假性动脉瘤腔不充盈，瘤口段载瘤动脉重建；

E. 术后 3 个月复查 DSA 显示假性动脉瘤完全治愈，颈内动脉通畅，瘤口部呈小龛影改变，无明显狭窄；

F. 照片显示患者术前（上）术后（下）的眼部症状完全恢复。

- 病变部位：颈内动脉 C4 段
- 病变段动脉管径：4.0 mm
- 病变段动脉状况：平直
- 动脉瘤最大直径：10 mm
- 动脉瘤口：小，欠清
- 覆膜支架规格：4.5 mm×13 mm

【点评】患者头颅外伤 2 天后眼睑下垂，DSA 显示颈内动脉 C4 段假性动脉瘤，瘤腔呈卵圆形，瘤壁尚光整，瘤口位于 C3～C4 相交处。术者选用宽度 4.5 mm、长度 13 mm 的覆膜支架治疗，术后动脉瘤口封堵完全，载瘤动脉重塑良好。术后 3 个月复查 DSA 显示支架段动脉充盈良好，未见狭窄征象。

该患者假性动脉瘤口位于海绵窦后膝段，与破裂孔段邻接。此处颈内动脉损伤，往往存在局部颅底部骨折，由其移位撕裂或骨折片直接刺破造成，因而瘤口往往不大。另外，该段动脉位于硬膜外，走行较自然平直，覆膜支架操作风险小，封堵效果也满意，是最适合覆膜支架治疗的血管段之一。但该段动脉直径较大，要求覆膜支架的直径更大，而对覆膜支架的长度没有过高的要求，膨胀后球囊远端能避开其海绵窦后膝段弯曲则较为理想。患者术后即刻眼睑下垂有放松感，2 周后眼睑下垂完全康复。假性动脉瘤压迫动眼神经造成眼睑下垂，术后动脉瘤内压力减低，眼部症状减轻；2 周后血栓机化、缩小，机械压迫动眼神经解除，动眼神经功能得以恢复。

（李明华）

病例 8. C4 段外伤性动脉瘤

【临床资料】男性，43 岁，颅脑外伤 1 月余，右侧眼球突出伴视力下降 1 周。

- 病变部位：颈内动脉 C4 段

- 病变段动脉管径：3.9 mm

- 病变段动脉状况：平直

- 动脉瘤最大直径：13 mm

- 动脉瘤口：4.5 mm

- 覆膜支架规格：4.5 mm×13 mm

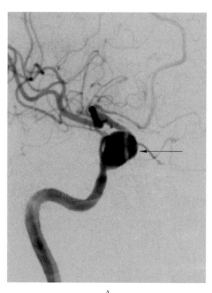 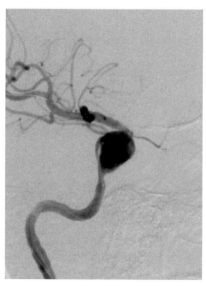 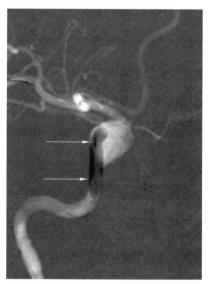

A　　　　　　　　　　　　B　　　　　　　　　　　　C

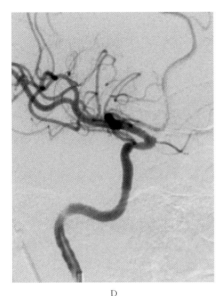
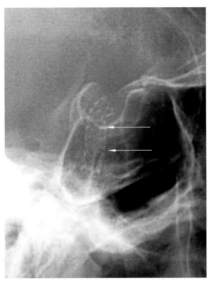
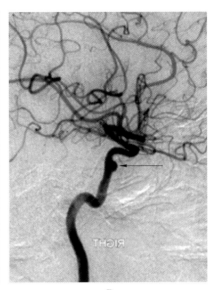

D   E   F

A. 右侧颈内动脉 DSA 显示右侧 C4 段假性动脉瘤伴瘤口载瘤动脉狭窄,形态不规则,13 mm×9 mm 大小(←),瘤口 4.5 mm;

B. 行覆膜支架封堵治疗,路图下植入 Willis® 覆膜支架(4.5 mm×13 mm);

C. 到位后膨胀球囊、释放支架(←);

D. 支架释放后即刻 DSA 显示动脉瘤口封堵,假性动脉瘤完全不充盈,支架段载瘤动脉重建;

E. 平片显示支架释放后支架骨架影(←);

F. 术后 24 个月复查 DSA 显示颈内动脉通畅,动脉瘤不显影,瘤口部局部呈小龛影改变(←)。

【点评】 患者头颅外伤 1 周后出现右眼球凸出伴视力下降 6 月余,DSA 显示右侧颈内动脉 C4 段后膝部假性动脉瘤,瘤体较大,向上推移海绵窦段颈内动脉,瘤口位于动脉管腔前壁,局部载瘤动脉狭窄变细。术者选用长度 13 mm 的覆膜支架治疗,术后 DSA 显示动脉瘤口完全封堵,载瘤动脉狭窄消失,重塑良好,平片显示支架上方前缘有一切凹。术后 2 年复查 DSA 显示支架段动脉充盈良好,局部呈小龛影隆起,未见狭窄征象。患者术后右眼球凸出消失,视力改善。

该患者假性动脉瘤口位于海绵窦段后膝部,与破裂孔段上缘相交处,其上方恰为后膝弯曲。术者在选择覆膜支架长度时,需要考虑兼顾海绵窦段后膝这一弯曲,以便在球囊膨胀时影响、损伤这一弯曲段血管。因此,术者在考虑以封堵动脉瘤口为首要目标的前提下,留下了弯曲段血管的支架未完全扩

张的遗憾,幸运的是没有造成明显的狭窄。这种现象在涉及有直角弯曲的海绵窦段前、后膝段内置放覆膜支架时较常见到。术后复查 DSA 所示支架段前缘小囊状膨起,代表假性动脉瘤瘤口处覆膜轻度下陷所致,一般不需要处理。患者临床上呈现眼球凸出等眼部症状,考虑系假性动脉瘤直接压迫动眼神经或压迫海绵窦造成眼静脉回流受障碍造成。随着动脉瘤口封堵,动脉瘤内压力下降,压迫周围结构减轻,眼部症状亦随之改善。

(李明华)

病例 9. C4 段外伤性动脉瘤

【临床资料】男性,38 岁,头颅外伤后 1 个月,反复鼻出血 3 次,经鼻止血效果不佳。

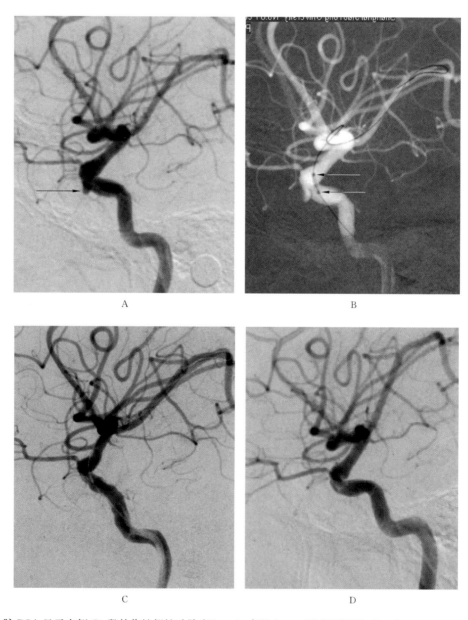

A. 右侧颈内动脉 DSA 显示右侧 C4 段外伤性假性动脉瘤(◄—),直径 2 mm,形态不规则,瘤口小;

B. 行覆膜支架治疗,在路径图下植入 Willis® 覆膜支架(4.0 mm×7 mm)(◄—);

C. 支架到位、释放后即刻 DSA 显示动脉瘤口封堵,假性动脉瘤腔完全不显影,瘤口段载瘤动脉重建;

D. 术后 6 个月复查 DSA 显示假性动脉瘤完全治愈,颈内动脉通畅,无明显狭窄。

- **病变部位：颈内动脉 C4 段**
- **病变段动脉管径：** 3.9 mm
- **病变段动脉状况：平直**
- **动脉瘤最大直径：** 2 mm
- **动脉瘤口：** 2 mm
- **覆膜支架规格：** 4.0×7 mm

【点评】患者头颅外伤后反复鼻出血，DSA 显示右侧颈内动脉海绵窦前膝段前外侧管壁不光整，小囊状凸出，不整形。病变段血管存在生理弯曲，术者选用长度 7 mm 的覆膜支架治疗。术后 DSA 显示支架段血管光整，小囊状凸出影消失，眼动脉保持通畅。术后 6 个月复查 DSA 病变段动脉重建良好，未见局部狭窄征象。

该患者假性动脉瘤位于颈内动脉海绵窦前膝段，与床突段邻接处，是颈内动脉从海绵窦旁走行进入床突段的部位，属于颈内动脉撕裂伤，往往是由于局部骨折移位造成，其临床表现多以难以止住的大量鼻出血。该病例病变段动脉略显增粗，撕裂处尚未形成假性瘤腔，或为由邻近血肿包裹。其瘤口不大，位于较迂曲动脉段，又靠近眼动脉开口，术者选用较大直径的短支架治疗，以求保证贴壁效果，以及尽可能减少应用长支架对迂曲段动脉及其邻近分支动脉开口的影响，达到了预期效果。

（李明华）

医源性损伤覆膜支架治疗

病例 1. C4 段医源性动脉瘤

【临床资料】男性,46 岁,颅底骨纤维结构不良手术后反复鼻出血 1 周,经鼻填塞止血无效。

- 病变部位：颈内动脉 C4 段
- 病变段动脉管径：3.8 mm
- 病变段动脉状况：平直
- 动脉瘤最大直径：4 mm
- 动脉瘤口：1.5 mm
- 覆膜支架规格：4.0 mm×7 mm

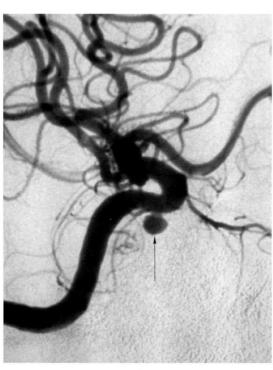
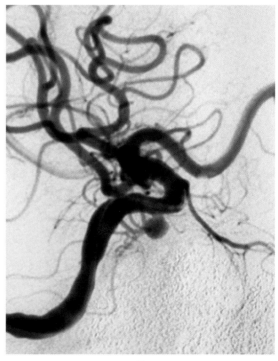

A   B

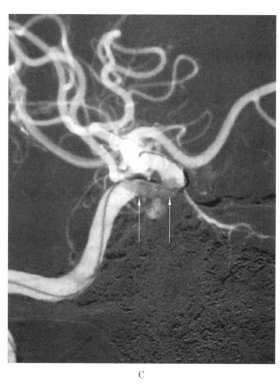

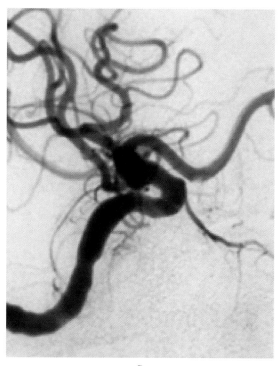

A. 右侧颈内动脉 DSA 显示右侧海绵窦水平段假性动脉瘤(←—),4 mm×3 mm 大小,形态规则,瘤口 1.5 mm;

B. 行覆膜支架治疗,植入 Willis® 覆膜支架(4.0 mm×7 mm);

C. 支架到位后,路图下膨胀球囊、释放覆膜支架(←—);

D. 支架释放后即刻 DSA 显示动脉瘤口封堵满意,动脉瘤腔不充盈,支架段载瘤动脉重建良好。

【点评】患者系颅底骨纤维结构不良手术损伤颈内动脉,造成术后鼻出血。DSA 显示右侧颈内动脉 C4 中段腹内侧假性动脉瘤,瘤体不大,瘤壁规则,瘤口不宽。术者选用长度 7 mm 的覆膜支架封堵治疗,术后 DSA 显示动脉瘤口完全封堵,动脉瘤腔不充盈,病变段动脉重建良好。

　　该患者因颅底骨纤维结构不良外科手术导致颈内动脉海绵窦段损伤,属医源性假性动脉瘤。该动脉段腹侧和内侧面紧贴颅底骨,因此在该区域骨病变手术时容易损伤邻近颈内动脉引起术中大出血,止血后形成假性动脉瘤。该动脉段走行平直,周围由骨结构和硬膜包绕,较为坚固,因此在选用覆膜支架时,不需过多考虑位于硬膜下和弯曲段动脉球囊膨胀时造成的影响和损伤。其直径要大于载瘤动脉直径一个规格,其长度不宜过长,因为医源性假性动脉瘤其瘤口一般不大。颈内动脉海绵窦段水平部由于其走行平直,周围结构为较坚韧的组织,是覆膜支架应用最为理想的部位之一,其治疗病变包括外伤性动脉瘤、外伤性颈动脉海绵窦瘘、囊状动脉瘤、医源性损伤等。

(李明华)

病例 2. C3 段医源性损伤

【**临床资料**】男性,49 岁,垂体腺瘤经蝶手术,术中并发鼻出血,经鼻填塞止血无效。

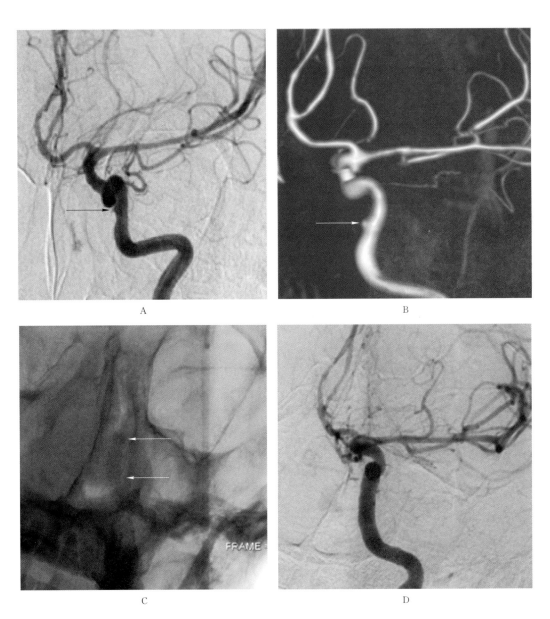

A. 左侧颈内动脉 DSA 显示破裂孔段内侧壁破损,呈尖状凸起(◄——);

B. 三维重建显示小突起更清晰(◄——);

C. 应用覆膜支架治疗,路图下植入 Willis® 覆膜支架(4.0 mm×10 mm),准确定位后膨胀球囊、释放支架(◄——);

D. 释放支架后即刻 DSA 显示破损动脉壁修补完好,支架段载瘤动脉重建良好。

(天津环湖医院提供病例)

- **病变部位**：颈内动脉破裂孔段

- **病变段动脉管径**：3.8 mm

- **病变段动脉状况**：平直

- **动脉壁破损口**：1.5 mm，欠清

- **覆膜支架规格**：4.0 mm×10 mm

【点评】患者因垂体瘤经蝶手术并发术中大出血，采用填塞止血。术后反复鼻出血，DSA 显示左侧颈内动脉 C3 段内侧壁呈尖状凸起，考虑为手术导致的动脉壁损伤。术者选用长度 10 mm 的覆膜支架治疗，术后 DSA 显示动脉壁破损封堵完全，破损处动脉重建良好。

该患者为颈内动脉壁医源性损伤，这是垂体瘤经蝶手术的严重并发症。经蝶手术视野较小，误伤颈内动脉可造成术中大出血，虽经填塞止血，术后往往形成假性动脉瘤，以及难以止住的大量鼻出血。以往对此类患者的处理，往往采用患侧颈内动脉闭塞治疗，但在前后交通、左右交通不良患者，此类手术会带来患侧脑供血障碍的严重后果而不宜施行。该患者颈内动脉壁损伤口小，位于较平直走行的颈内动脉破裂孔段。术者应用较大直径、较短长度的覆膜支架封堵，达到了满意的封堵治疗效果。仔细寻找、发现动脉壁破损处，选择足够直径的覆膜支架并精准置位，是保证完全封堵破口，达到完全止血的先决条件。这在急性大量出血，破口较小，尚未形成假性瘤腔的病例，显得更为重要。

(李明华)

病例 3. C4 段医源性损伤

【临床资料】 男性,47 岁,颈内动脉海绵窦段巨大动脉瘤,术前误诊垂体瘤经蝶手术导致出血,后经弹簧圈动脉瘤腔填塞治疗和经鼻填塞止血,术后仍反复鼻出血。

- 病变部位：颈内动脉海绵窦后膝段
- 病变段动脉管径：3.9 mm
- 病变段动脉状况：平直,略弯曲
- 动脉瘤最大直径：残腔,欠清
- 动脉瘤口：欠清
- 覆膜支架规格：4.0 mm×7 mm

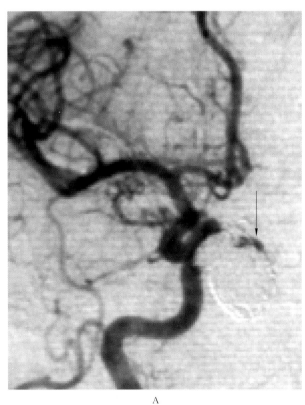

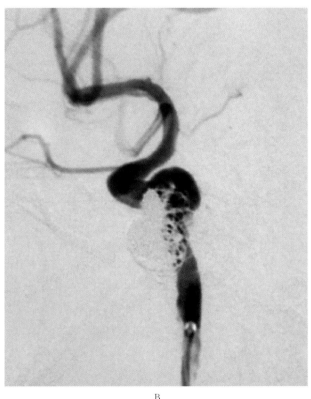

A　　　　　　　　　　　　　　　　　B

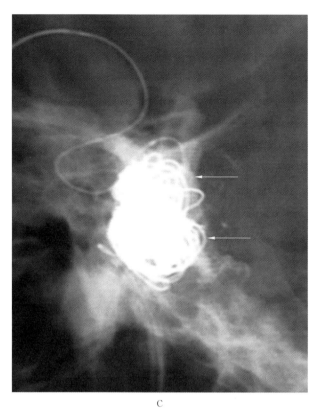
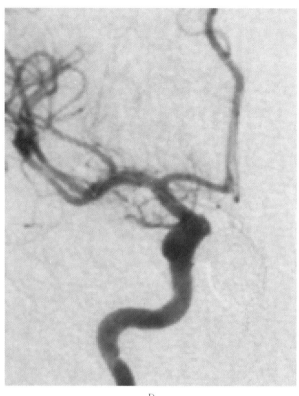

C   D

A. 右侧颈内动脉 DSA 显示海绵窦后膝段巨大动脉瘤弹簧圈栓塞术后,仍见造影剂部分充盈(◀—);

B. 工作位 DSA 显示动脉瘤口开放;

C. 植入 Willis® 覆膜支架(4.0 mm×7 mm),与先前植入弹簧圈重叠(◀—);

D. 支架到位、释放后即刻 DSA 显示动脉瘤口封堵,动脉瘤残腔不充盈,支架段载瘤动脉重建、通畅。

【点评】 患者系右侧颈内动脉 C4 段巨大动脉瘤误诊为垂体瘤卒中,经蝶手术术中大出血,经弹簧圈动脉瘤腔栓塞及经鼻填塞止血后仍反复鼻出血,DSA 显示造影剂充盈动脉瘤残腔。术者选用长度 7 mm 的覆膜支架封堵治疗,术后 DSA 显示动脉瘤口完全封堵,动脉瘤腔不显影,载瘤动脉重建良好。

该患者系巨大动脉瘤,误诊垂体瘤经蝶手术造成术中动脉瘤破损,反复大量鼻出血,经鼻填塞止血以及应用弹簧圈填塞动脉瘤腔后,仍鼻出血不止。该动脉瘤口位于颈内动脉海绵窦段后膝部,瘤口已被弹簧圈部分填塞,残留残腔。术者应用较短的覆膜支架封堵治疗,达到了完全封堵的目的。该动脉瘤虽为手术误伤后出血,但应以破裂动脉瘤来对待。对于宽口巨大动脉瘤,如在动脉瘤腔内预先用弹簧圈填塞,可为部分填塞或为大部分填塞,再用覆膜支架封堵治疗,手术操作可从容得多,并可收到理想的封堵效果。在位于略有迂曲的载瘤动脉上的宽口动脉瘤,更应采用这种复合技术的必要性。值得注意的是,该患者动脉瘤口为宽口,位于硬膜外段,覆膜支架直径和长度规格的选择要适当放宽。

(李明华)

刀刺伤覆膜支架治疗

病例 1. 刀刺伤

【临床资料】男性，27 岁，感情纠纷被刀刺伤左颈部 2 小时，左颌下伤口出血伴局部血肿。

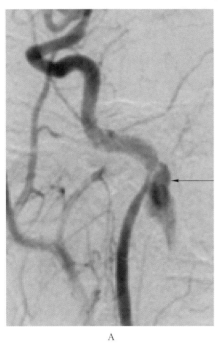
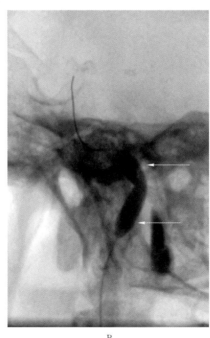
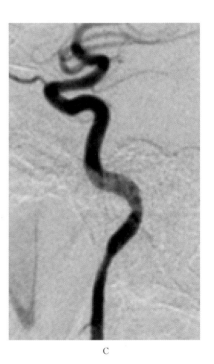

| A | B | C |

A. 左侧颈内动脉 DSA 显示 C1 段上端后缘管壁破损，局部造影剂外渗（◀━━）；

B. 应用覆膜支架治疗，植入 Willis® 覆膜支架（4.5 mm×16 mm），透视下准确定位、膨胀球囊、释放支架（◀━━）；

C. 术后 DSA 显示破损动脉壁修补完好，病变段动脉重建、充盈良好。

- 病变部位：颈内动脉 C1 段上端

- 病变段动脉管径：4.1 mm

- 病变段动脉状况：平直

- 动脉壁破损口大小：欠清

- 覆膜支架规格：4.5 mm×16 mm

【点评】患者系因感情纠纷被刀刺伤左颌下后大出血，DSA 显示左侧颈内动脉 C1 段上端造影剂外溢，形成假腔，形态不规则。术者选用长度 16 mm 的覆膜支架封堵治疗。术后 DSA 显示颈内动脉破口封堵，造影剂未见外渗，病变动脉重建良好。

颈内动脉 C1 段位于颈部，周围由软组织包绕，其管腔易受外力影响，因此，一般来说，球膨式覆膜支架不宜应用于该部位。该患者系刀刺伤伤及颈内动脉 C1 段上端，与颈内动脉岩骨段交界处，位置较高较深，应用覆膜支架时一部分进入颈内动脉岩骨段；另外，患者刀刺伤后出血量大、病情急。因此，术者应用球膨式覆膜支架止血，从救治角度考虑是可以接受的。另外，对于急性止血，应用比病变动脉至少大一个规格的覆膜支架直径是需要的，以期达到好的贴壁效果和完全止血的目的。术后告知病人在病变部位禁用外力，以防压迫压扁球膨式支架管腔。

（李明华）

第六章
假性动脉瘤

颈动脉假性动脉瘤是指各种原因造成动脉壁破损、血液外渗形成血肿并保持与动脉管腔相通，最后血肿周围逐渐机化、纤维化形成假性瘤壁。颈动脉创伤性动脉瘤是假性动脉瘤中最常见的一种类型，此在创伤性动脉瘤一章中详述。颈动脉海绵窦瘘经球囊封堵治疗后并发假性动脉瘤也很常见，Debrun和Lewis等报道术后随访时间超过4年的患者，发生率分别为23%和44%；Marcio等单中心报道术后平均随访时间为66.2个月的患者，发生率高达91%。CCF经球囊海绵窦侧封堵治疗后假性动脉瘤形成的机制为封堵瘘口的球囊萎陷速度快于海绵窦内血栓的形成、产生裂隙并随着血流冲击产生瘤腔。病理结构上其瘤壁主要是血栓形成的纤维组织，周围包被海绵窦硬膜组织，一般不易破裂。其他原因包括非外伤性损伤、感染、药物、某些系统性疾病等，均可损伤动脉壁、促使假性动脉瘤的形成。

假性动脉瘤的临床症状包括血栓事件、占位效应，也可破裂后造成颅内、外出血。CCF术后假性动脉瘤形成其临床症状和预后相对良性，可产生血栓事件，少见的CCF复发。假性动脉瘤的传统介入治疗方法为载瘤动脉闭塞和动脉瘤腔内弹簧圈填塞治疗，前者有造成患侧大脑半球供血不足的后顾之忧，后者有出现瘤腔内血栓逸出发生脑缺血事件的可能，以及弹簧圈填塞造成的占位效应。因此，对于CCF术后假性动脉瘤形成的病例，一些学者基于介入治疗存在并发症的可能，主张只有在出现临床症状时才进行治疗。随着介入用材料的发展，尤其是覆膜支架的应用，其治疗行为不产生在动脉瘤腔，治疗时不会发生上述不良事件，同时还保留载瘤动脉通畅。因而越来越多的学者认为应该积极治疗各种类型的假性动脉瘤，以防止不可预知的临床缺血、出血事件的发生。此类病变多发生在颈内动脉海绵窦段和破裂孔段，该段动脉走行比较平直，是覆膜支架治疗的理想部位。我们中心使用Willis®覆膜支架治疗此类疾病，获得了良好的效果。

（李明华　王武）

假性动脉瘤覆膜支架治疗

病例 1. C4 段假性动脉瘤

【临床资料】男性，42 岁，右侧动眼神经麻痹 1 周，头颅 CTA 发现颅内动脉瘤。

- 病变部位：颈内动脉海绵窦段
- 病变段动脉管径：3.9 mm 伴狭窄
- 病变段动脉状况：平直，略弯曲
- 动脉瘤最大直径：6 mm
- 动脉瘤口：3 mm
- 覆膜支架规格：4.5 mm×13 mm

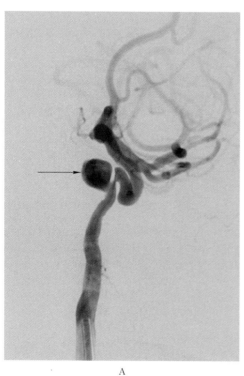

A

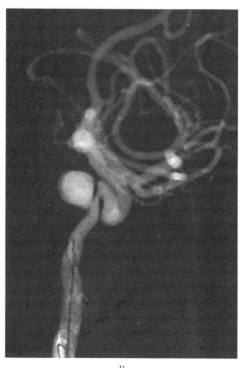

B

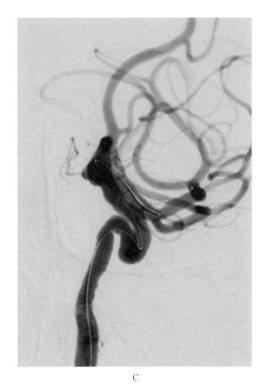

C

A. 右侧颈内动脉 DSA 显示海绵窦后膝段动脉瘤伴载瘤动脉狭窄,瘤体 6 mm×5 mm 大小(←),瘤口 3 mm;

B. 行覆膜支架治疗,路图下在微导丝导引下植入 Willis® 覆膜支架 (4.5 mm×13 mm),准定位后膨胀球囊、释放支架;

C. 支架释放后即刻 DSA 显示动脉瘤口封堵,动脉瘤腔不充盈,支架段载瘤动脉重建,狭窄段明显改善。

(吉林大学附属二院提供病例)

【点评】患者右侧动眼神经麻痹 1 周。DSA 显示右侧颈内动脉海绵窦后膝段动脉瘤,瘤体轮廓尚光整,瘤口小,瘤口远侧载瘤动脉狭窄,瘤口近侧载瘤动脉直径 3.9 mm。术者应用覆膜支架治疗,选用直径 4.5 mm、长度 13 mm 覆膜支架,支架到位、释放后 DSA 显示动脉瘤口完全封堵,动脉瘤腔不充盈,载瘤动脉重建,瘤口远侧载瘤动脉狭窄消失。患者术后动眼神经麻痹改善。

该患者动脉瘤位于颅底段颈内动脉,伴有瘤口处载瘤动脉狭小,考虑为假性动脉瘤。动脉瘤口较窄,位于颈内动脉海绵窦后膝段,同时伴有瘤口远侧颈内动脉局限性狭窄,应该是覆膜支架治疗的较好指征。既能满意封堵动脉瘤口,又能解除邻近载瘤动脉狭窄。该患者在行覆膜支架治疗时需注意:一是选择覆膜支架直径应以载瘤动脉近端为参照,因瘤口处颈内动脉存在狭窄;二是选择覆膜支架长度应兼顾狭窄段动脉;三是在覆膜支架置位时,支架上缘不宜超过海绵窦后膝段弯曲部,因该患者该段动脉弯曲明显,以免造成支架贴壁不良或球囊膨胀时损伤动脉。

(李明华)

病例 2. C4 段假性动脉瘤

【临床资料】男性,41 岁,偶然发现颅内动脉瘤 2 月余。

- 病变部位：颈内动脉 C4 段
- 病变段动脉管径：4.0 mm，伴狭窄
- 病变段动脉状况：平直
- 动脉瘤最大直径：9 mm
- 动脉瘤口：3.5 mm
- 覆膜支架规格：4.5 mm×13 mm

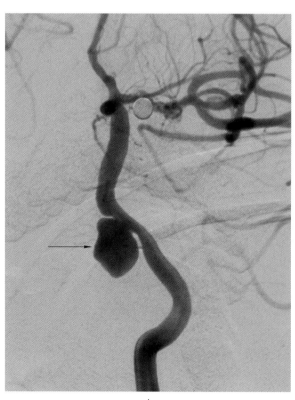

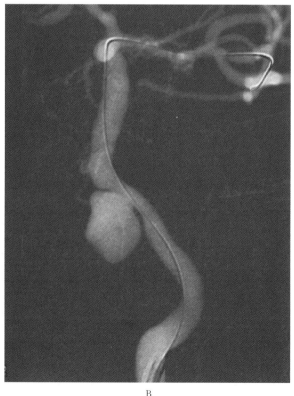

A   B

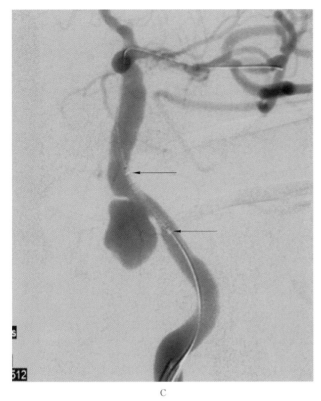
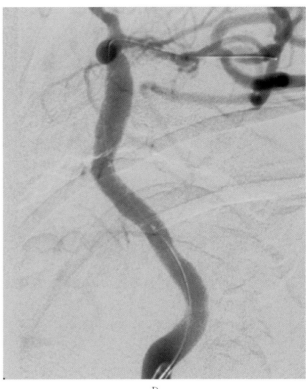

C D

A. 左侧颈内动脉 DSA 显示颈内动脉 C4 段动脉瘤(←—),瘤体 8 mm×9 mm 大小,瘤口 3.5 mm;

B. 行覆膜支架治疗,路图下置微导丝于大脑中动脉分支;

C. 微导丝导引下植入 Willis® 覆膜支架(4.5 mm×13 mm),准确定位后膨胀球囊、释放支架(←—);

D. 支架释放后即刻 DSA 显示动脉瘤口封堵,动脉瘤腔不充盈,支架段载瘤动脉重建、通畅。

【点评】患者发现颅内动脉瘤 2 月余,无明显外伤史。DSA 显示左侧颈内动脉海绵窦后膝段动脉瘤,瘤体 8 mm×9 mm 大小,形态不规则,瘤口 4.5 mm 大小,瘤口段载瘤动脉走行平直、自然,载瘤动脉直径 3.9 mm,局部轻度狭窄。术者应用覆膜支架封堵治疗,选用直径 4.5 mm、长度13 mm 的覆膜支架,支架顺利到位,扩张释放后 DSA 显示动脉瘤口封堵完全,动脉瘤腔不显影,瘤口段载瘤动脉重建,狭窄段消失。术后临床随访患者无任何不适。

该动脉瘤瘤体较大、轮廓不规则,提示假性动脉瘤可能。动脉瘤靠近破裂孔段,如发生破裂,往往以自发性颈动脉海绵窦瘘为临床表现。动脉瘤口位于颈内动脉海绵窦后膝段,瘤口显示清晰,不大,采用覆膜支架封堵治疗是最佳的选择。虽然,海绵窦后膝段动脉存在自然弯曲,但该患者的弯曲度不很明显;颈内动脉海绵窦段位于硬膜间位,其内侧紧贴海绵窦,外侧由硬膜包覆,这些都为选择覆膜支架治疗创造了条件。另外,该患者伴有瘤口段动脉狭窄,覆膜支架在封堵瘤口的同时,也消除了狭窄的存在。

(李明华)

病例 3. C3 段假性动脉瘤

【临床资料】男性,42 岁,头颅 CT 发现颅内动脉瘤 6 月余。

- 病变部位：颈内动脉破裂孔段

- 病变段动脉管径：4.1 mm

- 病变段动脉状况：平直

- 动脉瘤最大直径：32 mm

- 动脉瘤口：8 mm，欠清晰

- 覆膜支架规格：4.5 mm×16 mm

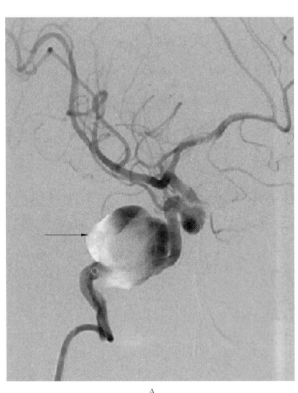

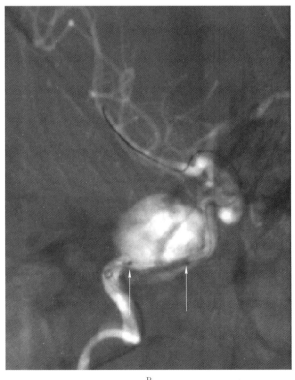

A

B

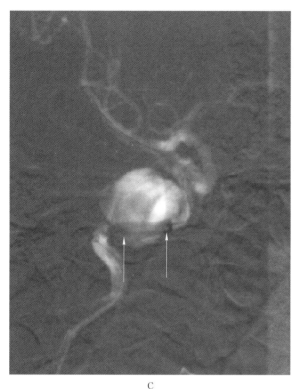
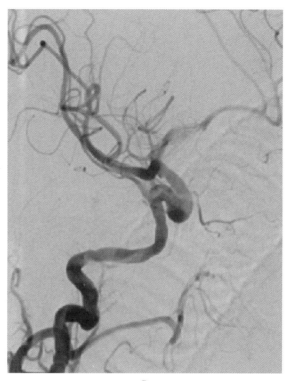

C

D

A. 右侧颈内动脉 DSA 显示颈内动脉破裂孔段巨大动脉瘤（←—），瘤体 32 mm×26 mm 大小，动脉瘤口宽，显示欠清晰；

B. 行覆膜支架治疗，工作位路图下植入 Willis® 覆膜支架（4.5 mm×16 mm）（←—）；

C. 准确定位后膨胀球囊、释放支架（←—）；

D. 支架释放后即刻 DSA 显示动脉瘤口封堵完全，动脉瘤腔不充盈，支架段载瘤动脉重建、通畅。

（西安唐都医院提供病例）

【点评】 患者发现颅内动脉瘤 6 月余。DSA 显示右侧颈内动脉破裂孔段动脉瘤，动脉瘤体巨大，形态欠规则，系假性动脉瘤可能；动脉瘤口宽，直径约 8 mm；瘤口近、远端载瘤动脉管径等大，约 4.1 mm。术者应用覆膜支架治疗，选用直径 4.5 mm、长度 16 mm 的覆膜支架，到位释放后 DSA 显示动脉瘤口完全封堵，动脉瘤腔不充盈，瘤口段载瘤动脉重建。术后患者康复良好，1 周后出院。

该患者动脉瘤体巨大，瘤口宽，属复杂型动脉瘤，治疗颇为困难。以往除外科手术外，多采用患侧颈内动脉闭塞治疗和动脉瘤腔弹簧圈栓塞治疗，前者需要良好的左右交通（前交通动脉开放）和前后交通（后交通动脉开放），以保证闭塞后患侧大脑半球供血不受影响；后者大数量的弹簧圈填塞花费昂贵，

且有其术后占位压迫周围脑神经的可能。颈内动脉破裂孔段走行自然平直，位于硬膜外，是应用覆膜支架治疗的最佳选择部位之一。术者大胆应用大直径、长支架封堵，一枚支架获得满意的封堵效果。该患者应用覆膜支架治疗需注意的一是大规格（主要是长支架）覆膜支架在通过颈内动脉岩骨管时，可能出现一定的阻力，术者应用柔顺的 Neuro 导引导管，导引导管头越过岩骨管，克服了这一困难；二是宽口大动脉瘤，容易造成内漏，选择大直径长支架以及精准定位显得尤为重要，尽可能一枚支架一次完成封堵治疗，避免应用双支架治疗的操作复杂性。

（李明华）

病例 4. C4 段假性动脉瘤

【临床资料】男性,43 岁,头痛数年,头颅 CT 发现颅内动脉瘤 1 月余。

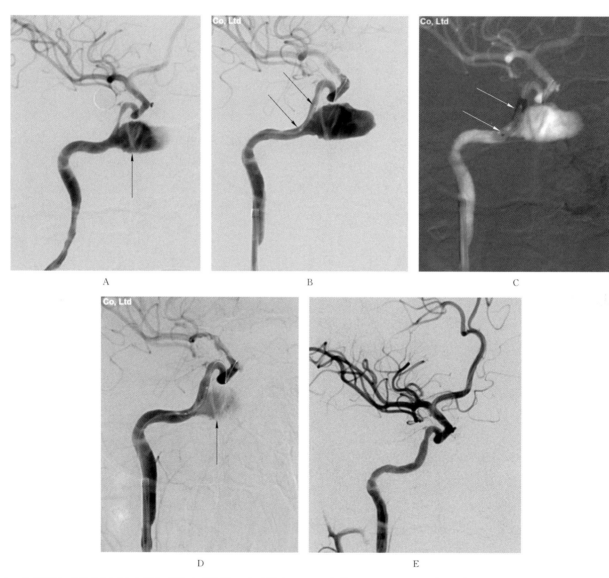

A

B

C

D

E

A. 右侧颈内动脉 DSA 显示颈内动脉破裂孔段巨大动脉瘤(◀━━),瘤体 25 mm×13 mm 大小,瘤口 9 mm;

B. 行覆膜支架治疗,沿微导丝导入 Willis® 覆膜支架(4.5 mm×16 mm)(◀━━);

C. 路图下确认覆膜支架到位后膨胀球囊、释放支架(◀━━);

D. 支架释放后 DSA 显示动脉瘤腔仍充盈(◀━━),提示支架未覆盖、封堵瘤口,引入第二枚 Willis® 覆膜支架(4.5 mm× 16 mm),套袖式桥接于第一枚支架近端;

E. 第二枚支架释放后即刻 DSA 显示动脉瘤口封堵,动脉瘤腔不充盈,支架段载瘤动脉重建、通畅。

（西安唐都医院提供病例）

- **病变部位**： 颈内动脉破裂孔段
- **病变段动脉管径**： 3.9 mm
- **病变段动脉状况**： 平直
- **动脉瘤最大直径**： 25 mm
- **动脉瘤口**： 9 mm
- **覆膜支架规格**： 4.5 mm×16 mm

【点评】患者发现颅内动脉瘤 1 月余，DSA 显示右侧颈内动脉破裂孔段巨大动脉瘤，瘤体大，不整形，系假性动脉瘤可能；瘤口宽，直径约有 9 mm；瘤口处载瘤动脉近端管腔直径 4.0 mm，其远端显示狭窄。术者选用覆膜支架封堵治疗，第一枚支架选择直径 4.5 mm、长度 16 mm，扩张释放后 DSA 显示瘤口未封堵，瘤腔仍显影，透视下显示支架略偏前。引入第二枚同样规格的覆膜支架，套袖式桥接于第一枚支架近端，到位释放后 DSA 显示动脉瘤口完全封堵，动脉瘤腔不显影，瘤口段载瘤动脉重建，狭窄段消失。患者术后无任何神经学症状，1 周后出院。

该患者属巨大假性动脉瘤，瘤口位于颈内动脉破裂孔段，瘤腔大、瘤口宽，应用弹簧圈栓塞治疗容易造成占位效应，压迫周围结构，以及存在术后复发的可能。采用覆膜支架治疗是一好的选择，但宽瘤口、大动脉瘤，其内漏发生率较高，因此覆膜支架规格的选择和精准定位很为重要。术者选用大规格覆膜支架的选择是正确的，因为该段动脉走行自然、平直，位于硬膜外，支架和球囊对血管的影响较小。第一枚支架置放位置偏前或为在释放时前移，近端瘤口未能完全覆盖，内漏量大，且其瘤口在动脉瘤腔流入道，采用第二枚支架封堵是必要的。一般来说，覆膜支架覆盖不全造成内漏的残口不会大，因此，在选用第二枚支架时其直径要足够大，其长度不需长。在套袖式桥接时，支架重叠部分要足够长，甚至植入的第二枚支架大部重叠于第一枚支架，在第一枚支架近端内漏处起到加固支撑作用。另外，在套袖式桥接第二枚支架时，其短支架要比长支架容易得多，造成前一枚支架移位的机会也少。

(李明华)

病例 5. C3 段假性动脉瘤

【临床资料】男性,36 岁,车祸 20 年,头痛伴左侧耳鸣 5 月余。

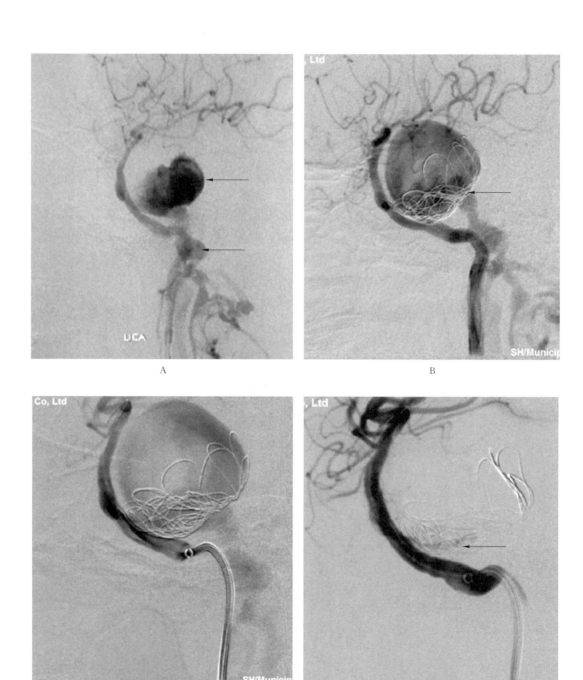

A

B

C

D

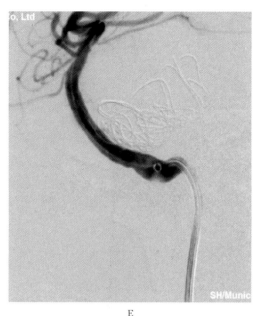
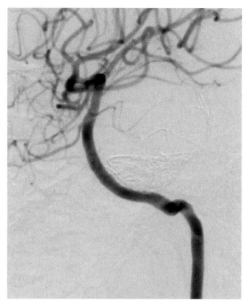

E   F

A. 左侧颈内动脉 DSA 显示破裂孔段巨大动脉瘤伴动静脉瘘,动脉瘤体 28 mm×25 mm 大小(←),瘤口约 4 mm,显示欠清晰。静脉引流入岩下窦(←),流量不大;

B. 外院曾尝试用弹簧圈填塞,术后随访显示瘤腔较术前明显增大、弹簧圈压缩(←);

C. 改用覆膜支架治疗,路图下植入 Willis® 覆膜支架(4.5 mm×13 mm);

D. 准确定位后膨胀球囊、释放支架,术后即刻 DSA 显示瘤口基本封堵,显示少许内漏(←);

E. 原压力再扩球囊后 DSA 显示内瘘完全消失,瘤口封堵,动脉瘤腔和瘘均不显影,支架段载瘤动脉重建;

F. 术后 6 个月复查 DSA 显示支架段颈内动脉充盈良好,无明显狭窄征象。

- **病变部位: 颈内动脉破裂孔段**
- **病变段动脉管径: 4.1 mm**
- **病变段动脉状况: 平直**
- **动脉瘤最大直径: 28 mm,伴动静脉瘘**
- **动脉瘤口: 4 mm,欠清晰**
- **覆膜支架规格: 4.5 mm×13 mm**

【点评】患者车祸病史 20 年,头痛伴左侧耳鸣 5 个月。DSA 显示左侧颈内动脉破裂孔段巨大动脉瘤。动脉瘤口位于颈内动脉岩骨段出口处,伴有动静脉瘘,静脉引流入岩下窦和颅颈交界静脉丛。外院曾用弹簧圈填塞治疗,术后复查动脉瘤明显增大,弹簧圈压缩。术者选用长度 13 mm 的覆膜支架治疗,术后 DSA 显示瘘口基本封堵,残留少许内漏,再扩后内漏消失,瘤腔和引流静脉均不充盈。术后 6 个月复查

DSA 显示动脉瘤和动静脉瘘均消失,病变段动脉充盈良好,管壁光滑。

该患者动脉瘤位于颈动脉岩骨段出口处,瘤体轮廓不整形,伴有动静脉瘘,结合有车祸外伤病史,考虑为假性动脉瘤伴动静脉瘘,属罕见复杂的动脉瘤病例。位于颅底部,瘤体巨大,又有动静脉瘘,外科手术和弹簧圈填塞都不是理想的治疗选择。前者暴露困难,创伤大,风险高,后者弹簧圈应用量大,术后造成局部占位效应,复发概率高。载瘤动脉闭塞可为治疗的选择,但该患者同侧大脑前动脉 A1 段发育不良,同侧后交通动脉退化完全,不适宜应用载瘤动脉闭塞治疗。选用覆膜支架封堵治疗,既能一并封堵假性动脉瘤口和动静脉瘘道,又能保留载瘤动脉,是一最佳的治疗选择。

(李明华)

病例 6. C3 段假性动脉瘤

【临床资料】男性,60 岁,头晕数月,头颅 CTA 发现颅内动脉瘤 1 周。

- 病变部位：颈内动脉破裂孔段
- 病变段动脉管径：4.2 mm
- 病变段动脉状况：平直
- 动脉瘤最大直径：7 mm
- 动脉瘤口：4.1 mm
- 覆膜支架规格：4.5 mm×16 mm

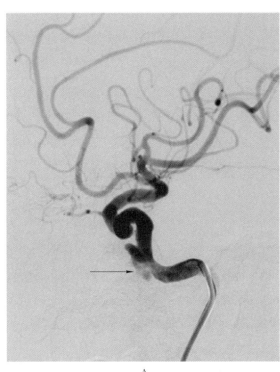

A

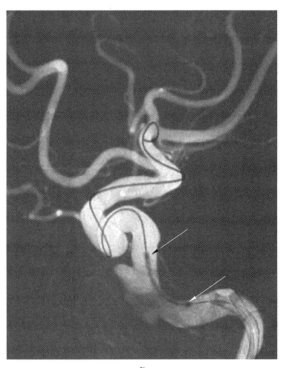

B

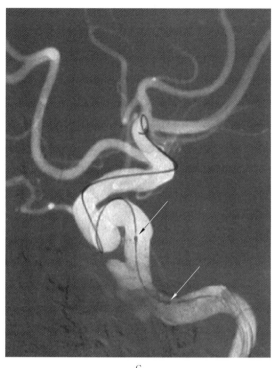
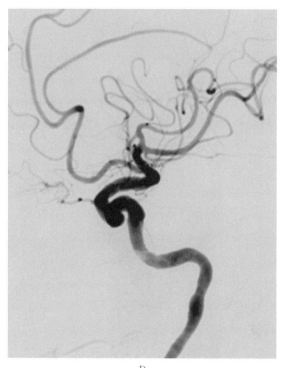

C   D

A. 左侧颈内动脉 DSA 显示颈内动脉破裂孔段动脉瘤（←—），瘤体 7 mm×3 mm 大小，形态不规则，瘤口 4 mm；

B、C. 行覆膜支架治疗，路图下植入 Willis® 覆膜支架（4.5 mm×16 mm），多次调整（←—）、准确定位后膨胀球囊、释放支架；

D. 支架释放后即刻 DSA 显示动脉瘤口封堵，动脉瘤腔不充盈，支架段载瘤动脉重建良好。

（北京天坛医院提供病例）

【点评】患者头晕数月，发现颅内动脉瘤 1 周。DSA 显示左侧颈内动脉破裂孔段动脉瘤，瘤体轮廓不规则，最大直径 7 mm，瘤口较宽。瘤口近、远侧载瘤动脉管腔几近一致，直径约 4.1 mm。术者应用覆膜支架封堵治疗，选用直径 4.5 mm、长度 16 mm 的覆膜支架，支架到位、释放后 DSA 显示动脉瘤完全封堵，动脉瘤腔不充盈，瘤口处载瘤动脉重建良好。

该患者动脉瘤形态不规则，位于颅底段颈内动脉，考虑系假性动脉瘤可能。动脉瘤口位于颈内动脉破裂孔段，出岩骨管处，瘤口近端行经动脉仅需越过岩骨段 2 个弯曲，这些都为覆膜支架顺利到位、良好贴壁创造了条件。为保证好的贴壁效果，该段动脉病变的覆膜支架治疗其支架直径的选择尽可能放宽，因为该段动脉走行自然，位于硬膜外，周围以骨性结构和软骨结构包绕，其动脉受覆膜支架球囊膨胀的影响较小，损伤风险也小。

（李明华）

病例 7. C2 段假性动脉瘤

【临床资料】女性,43 岁,颅脑外伤史数十年,反复头痛不适 10 年余,左侧动眼神经麻痹 1 周。

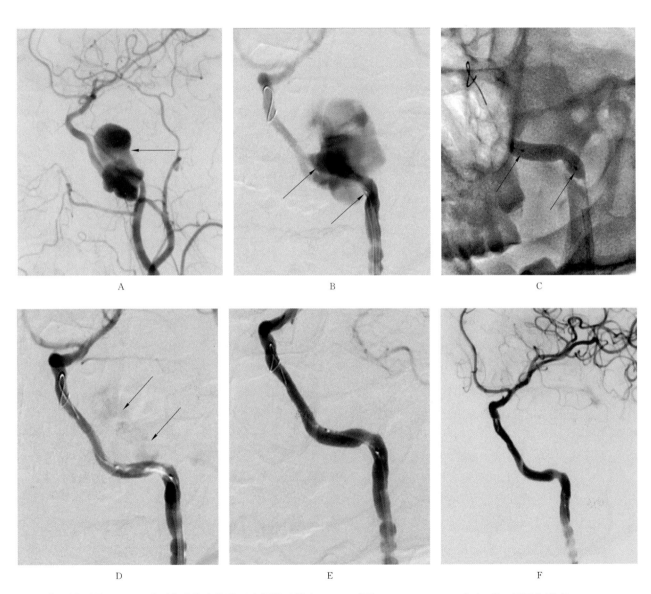

A. 左侧颈内动脉 DSA 显示颈内动脉岩骨段巨大假性动脉瘤(◀—),瘤体 33 mm×19 mm 大小,瘤口显示欠清晰;

B. 行覆膜支架治疗,路图下微导丝导引下植入 Willis®覆膜支架(4.5 mm×16 mm)(◀—);

C. 支架准确定位后膨胀球囊、释放支架(◀—);

D. 支架释放后即刻 DSA 显示少许内漏,动脉瘤腔淡淡显影(◀—);

E. 再扩球囊后 DSA 显示内漏消失,动脉瘤腔不充盈,支架段载瘤动脉重建、通畅;

F. 撤除输送系统后 DSA 显示动脉瘤不显影,载瘤动脉充盈良好。

- **病变部位：颈内动脉岩骨段**
- **病变段动脉管径：** 3.9 mm
- **病变段动脉状况：平直**
- **动脉瘤最大直径：** 33 mm
- **动脉瘤口：7 mm，显示欠清晰**
- 覆膜支架规格：4.5 mm×16 mm

【点评】患者颅脑外伤数十年，近 10 年来头痛不适，左侧动脉神经麻痹 1 周。DSA 显示左侧颈内动脉岩骨段巨大动脉瘤，瘤体轮廓极不规则，考虑为假性动脉瘤。瘤体 33 cm×19 cm 大小。瘤口较大，不能清晰显示，瘤口段动脉走行自然，其管腔直径3.8 mm。术者选用直径 4.5 mm、长度 16 mm 的覆膜支架封堵治疗。支架在越过颈动脉岩骨管入口处时略有阻力但能通过，精准置位释放支架后 DSA 显示瘤口大部封堵，仅存少许内漏，增加 1 个大气压后扩球囊，最后内漏消失，动脉瘤腔不充盈，支架段动脉重建良好。

该患者假性动脉瘤体巨大，位置较低，在颈内动脉入颅处，其原因多为外伤或感染等。传统治疗方法往往采用患侧颈内动脉闭塞治疗，前提是患侧大脑半球侧支血流交通良好，即患侧后交通和前交通开放完全。该患者虽然患侧大脑前动脉 A1 段显示正常，但前交通动脉未显示，后交通动脉也属退化型，因此，不能保证患侧颈内动脉闭塞后同侧大脑半球血流良好。动脉瘤口位于颈内动脉岩骨管入破裂孔处，瘤口显示不清的情况下，术者选用直径大、长度长的覆膜支架封堵是合适的。该段动脉位于硬膜外、周围绕以骨性结构，弯曲度不明显，由球囊扩张造成血管损伤的机会较少。另外，支架的直径与贴壁效果是成正比的，而支架长度与贴壁效果则成反比，该患者覆膜支架近端覆盖了略呈弯曲的颈动脉管入口处，或许是第一枚支架不能完全贴壁造成少许内漏的原因。另外，其近端载瘤动脉腹侧呈现切凹，考虑由于岩骨段近膝弯曲或者骨凸造成支架未能完全撑开所致。

(李明华)

病例 8.　C6 段假性动脉瘤

【**临床资料**】男,17 岁,头部外伤史,突发头痛、鼻出血,意识模糊。

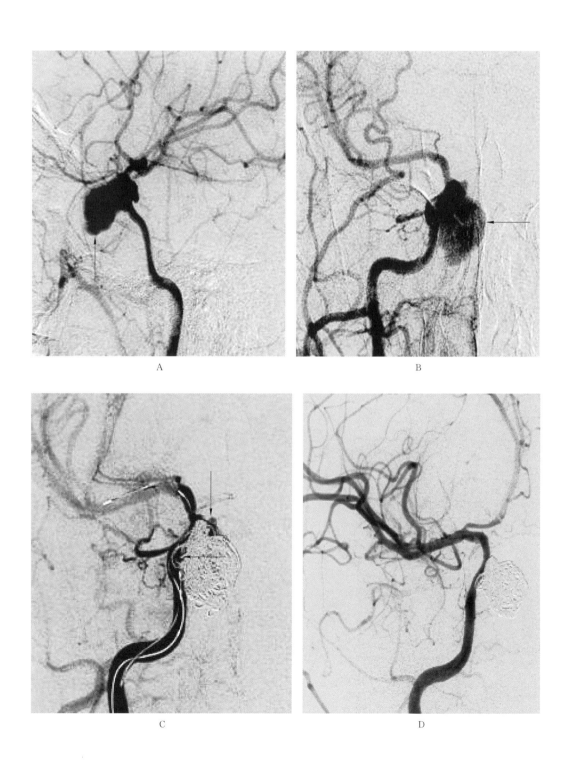

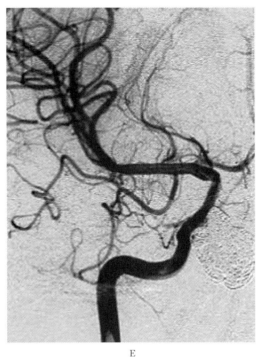
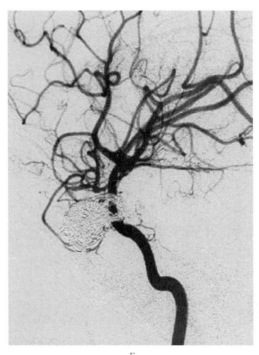

E   F

A. 正位、B. 侧位：术前 DSA 显示颈内动脉床突旁巨大假性动脉瘤（←），30 mm×18 mm 大小，瘤口宽，约 10 mm；

C、D. 常规支架辅助弹簧圈填塞后，瘤口和部分瘤腔仍有造影剂充盈（←），植入 Willis® 覆膜支架（3.5 mm×16 mm），支架到位、扩张释放后 DSA 显示动脉瘤腔完全隔绝，载瘤动脉重建；

E. 正位、F. 侧位：26 个月后复查 DSA 显示载瘤动脉通畅、管壁光整，动脉瘤腔未显影。

- **病变部位：左颈内动脉眼动脉段**
- **病变段动脉管径：3.5 mm**
- **病变段动脉状况：略弯曲**
- **动脉瘤最大直径：30 mm**
- **动脉瘤口：10 mm**
- **覆膜支架规格：3.5 mm×16 mm**

【点评】该患者为典型的外伤导致颈内动脉损伤形成假性动脉瘤，破裂后发生严重的鼻出血。假性动脉瘤位于床突旁，累及床突弯曲段，三维重建显示瘤口处颈内动脉损伤严重，由于患者年轻，采用保血管介入治疗，术者常应用裸支架重建血管＋弹簧圈填塞。由于瘤口部载瘤动脉损伤所致，支架辅助弹簧圈栓塞无法修复和完全封堵瘤口，仍然存在继续出血和复发。故采用覆膜支架瘤口部隔绝，完全修复病变段血管。患者由于有支架和弹簧圈的植入，瘤口显示清晰，覆膜支架定位非常准确，治疗效果稳定。DSA 随访 2 年多，血管完全修复。

颈内动脉假性动脉瘤治疗后复发是一个棘手问题，腔内隔绝治疗是一种十分有效的解决手段。该患者首先采用弹簧圈栓塞，效果不理想，改用覆膜支架隔绝术治疗取得满意效果，值得借鉴。随着技术的日益成熟，材料的不断改进，如此病变可以直接采用覆膜支架隔绝治疗，瘤口范围和部位判断不明确时，可以借助瘤腔的弹簧圈填塞帮助确定。

（方淳 严烁）

颈动脉海绵窦瘘球囊治疗后假性动脉瘤覆膜支架治疗

病例 1. CCF 球囊治疗后假性动脉瘤形成伴夹层

【临床资料】男性，41 岁，车祸、颅脑外伤后左侧颈动脉海绵窦瘘，经可解脱球囊封堵治疗后 2 周原瘘口处假性动脉瘤形成。

- 病变部位：颈内动脉海绵窦段、颈内动脉颈段上端
- 病变段动脉管径：3.9 mm，4.2 mm
- 病变段动脉状况：平直
- 动脉瘤最大直径：13 mm，夹层
- 动脉瘤口：欠清
- 覆膜支架规格：4.0 mm×13 mm，4.5 mm×16 mm，4.0 mm ×16 mm，4.0 mm×10 mm

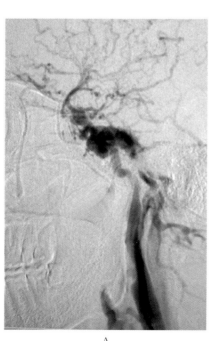 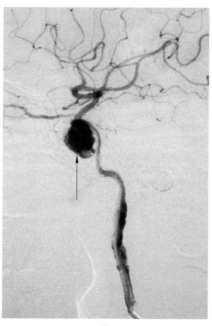 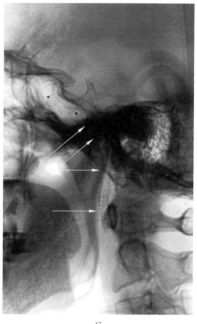

A　　　　　　　　　　　　　B　　　　　　　　　　　　　C

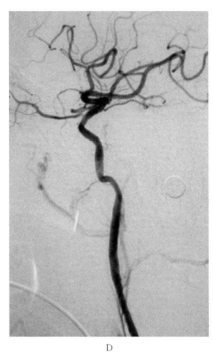
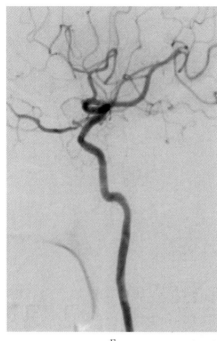
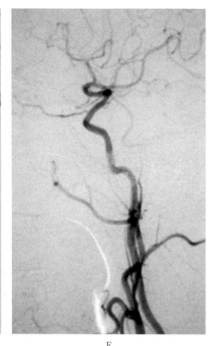

D E F

A. 左侧颈内动脉 DSA 显示高流速颈动脉海绵窦瘘，瘘口位于海绵窦水平段，向岩下窦和侧裂静脉引流，脑内动脉几无充盈；

B. 应用可解脱球囊海绵窦侧封堵瘘口，2 周后复查 DSA 显示瘘口处假性动脉瘤形成（←—），13 mm×9 mm 大小，瘤口小，显示欠清；同时颈内动脉 C1 段上端夹层形成；

C. 行覆膜支架封堵治疗，路图下分别在海绵窦段假性动脉瘤口（←—）和颈内动脉上端夹层处（←—）植入 Willis® 覆膜支架（前者 4.0 mm×13 mm；后者 4.5 mm×16 mm，4.5 mm×16 mm，4.5 mm×10 mm），准确定位、释放；

D. 术后即刻 DSA 显示假性动脉瘤口封堵，动脉瘤不充盈，海绵窦段和颈内动脉 C1 上端动脉重建良好。

E、F. 术后 6 个月和 24 个月复查 DSA 显示支架段动脉充盈良好，管壁光整，未见狭窄征象。

【点评】患者车祸颅、脑外伤后 2 天，出现左眼球突出伴结膜充血。DSA 显示左侧颈内动脉海绵窦瘘，静脉引流以颅内侧裂静脉和岩下静脉为主。应用可解脱球囊海绵窦侧封堵治疗，术后 2 周复查 DSA 显示原瘘口处假性动脉瘤形成，局部动脉管腔变细，颈内动脉 C2 段上端动脉夹层形成。术者选用长度 10 mm 覆膜支架封堵假性动脉瘤口（颈内动脉海绵窦水平段）；然后自颈内动脉岩骨段至颈段套袖式桥接覆膜支架 3 枚，（长度 10 mm 1 枚、长度 16 mm 2 枚），术后 DSA 显示假性动脉瘤口完全封堵，动脉瘤腔不充盈，动脉狭窄消失；动脉夹层裂口封堵，动脉管腔重建。术后 6 个月和 2 年复查 DSA 分别显示支架段动脉重建良好，管壁光整，未见狭窄征象。

该患者颈内动脉海绵窦瘘球囊封堵后假性动脉

瘤形成，是海绵窦侧可解脱球囊封堵术后并不少见的现象，以往较少引起注意。该患者并发同侧颈内动脉 C2 段夹层形成，其原因有二种可能：一是颅脑外伤同时造成颈内动脉夹层；二是在行血管内手术时导丝或导管致内膜损伤造成医源性夹层。后者在操作不当时（尤其是神经介入操作初学者多见）发生，轻度者可不予治疗自愈，较明显者应给予干预治疗，以免造成血栓性缺血事件。该患者应用多枚覆膜支架重建，获得了满意效果，但术后严格规范抗血小板凝集治疗是需要的。

（李明华）

病例 2. CCF 球囊治疗后假性动脉瘤形成

【临床资料】 男性,48 岁,车祸、头颅外伤后右侧颈动脉海绵窦,经可解脱球囊封堵治疗后 3 个月假性动脉瘤形成。

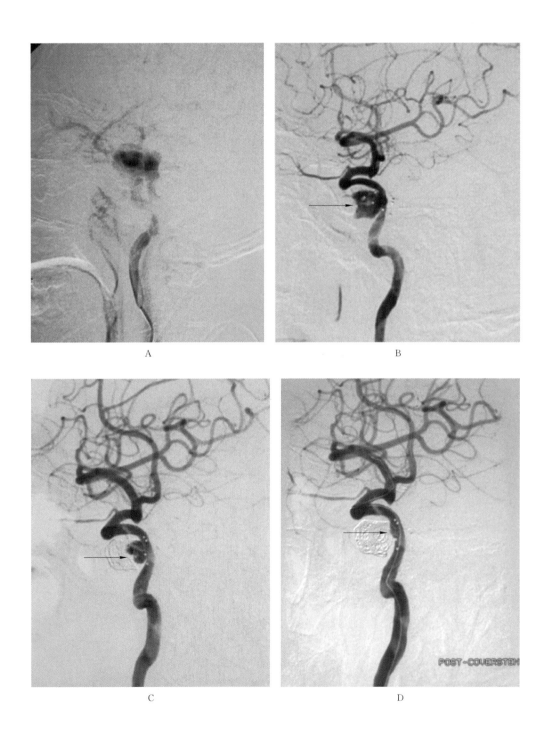

A

B

C

D

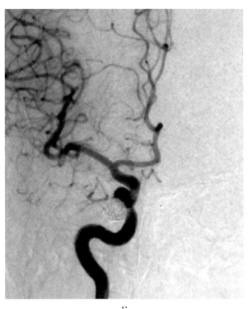
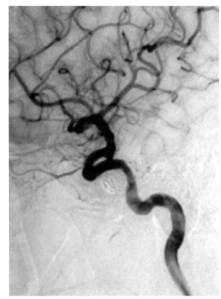

E F

A. 右侧颈内动脉 DSA 显示右侧 CCF,瘘口位于颈内动脉海绵窦后膝段,静脉引流主要入双侧眼静脉、侧裂静脉和岩下静脉,脑内动脉充盈不良;

B. 采用可解脱球囊(共植入 6 枚球囊)海绵窦侧封堵瘘口,术后即刻 DSA 显示瘘口封堵成功。术后 3 个月复查 DSA 显示原瘘口处假性动脉瘤形成(←),行弹簧圈填塞治疗;

C. 弹簧圈栓塞术后 6 个月复查 DSA 显示假性动脉瘤复发(←);

D. 行覆膜支架治疗,路图下植入 Willis® 覆膜支架(4.0 mm×10 mm),准确定位后膨胀球囊、释放支架,术后 DSA 显示动脉瘤口封堵,原瘤口处略呈外凸改变(←),动脉瘤腔不充盈,支架段载瘤动脉重建;

E、F. 术后 72 个月复查 DSA 显示动脉瘤腔消失,支架段载瘤动脉充盈良好,无明显狭窄征象。

- **病变部位: 颈内动脉海绵窦后膝段**
- **病变段动脉管径: 3.7 mm**
- **病变段动脉状况: 平直,略弯曲**
- 动脉瘤最大直径: 8 mm
- 动脉瘤口: 4 mm
- 覆膜支架规格: 4.0 mm×10 mm

【点评】患者车祸致颅脑外伤 2 天后出现两侧眼球突出伴充血水肿 1 天。DSA 显示右侧颈内动脉海绵窦瘘,静脉引流入双侧眼静脉、侧裂静脉和岩下静脉,脑内动脉充盈不良,提示瘘口大,流量大。术者采用可解脱球囊海绵窦侧封堵瘘口,先后植入 6 枚球囊,术后瘘口封堵,海绵窦内占位明显,压迫移位颈内动脉,脑内动脉充盈良好。术后患者眼部症状消失,但右侧眼球外展障碍。术后 3 个月复查 DSA 显示原瘘口处假性动脉瘤形成,遂用可解脱弹簧圈栓塞瘤腔,6 个月后动脉瘤复发。最后采用 10 mm 长度覆膜支架治疗,术后瘤口封堵,载瘤动脉重建,瘤口处载瘤动脉轻度外凸。术后 6 年复查 DSA 显示支架段动脉充盈良好,原外凸影消失,无狭窄征象。

该患者颈内动脉瘘口位于海绵窦段后膝部,脑内动脉充盈不良,提示瘘口大、流量大,属高流量瘘,并且向双侧眼静脉引流,造成双侧眼球突出。术者先后用 6 枚球囊在海绵窦侧封堵瘘口,虽然封堵了瘘口,但造成同侧展神经部分压迫麻痹。术后瘘口处假性动脉瘤形成,提示球囊萎陷快于海绵窦内血栓形成,造成假腔。假性动脉瘤缺乏瘤壁,弹簧圈填塞后 6 个月瘤腔复发,最后由覆膜支架治疗达到完全治愈。瘤口处动脉管壁外凸,是由覆膜支架之覆膜结构所造成,一般不需处理。

(李明华)

病例 3. CCF 球囊治疗后假性动脉瘤形成

【临床资料】女性,45 岁,车祸致头颅外后左侧颈动脉海绵窦瘘,经可解脱球囊封堵治疗 1 个月后假性动脉瘤形成。

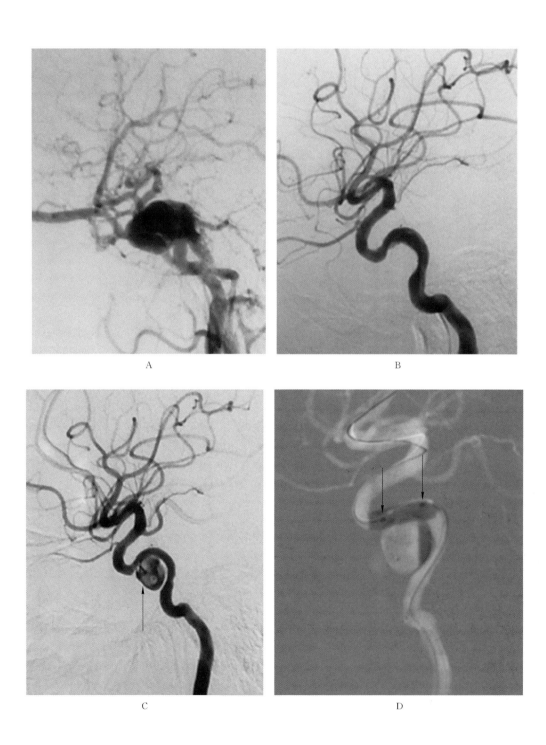

A

B

C

D

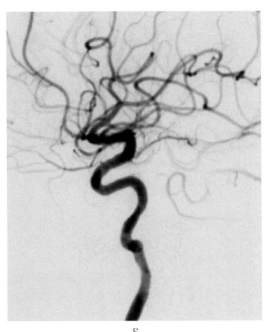 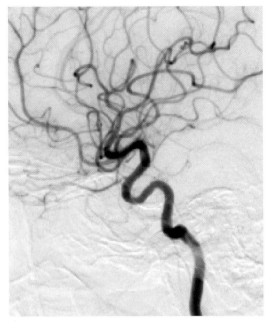

E   F

A. 左侧颈内动脉 DSA 显示左侧 CCF,瘘口位于颈内动脉海绵窦水平段,引流静脉主要入眼静脉、侧裂静脉和岩上、下窦。脑内动脉充盈不良;

B. 采用可脱解球囊海绵窦侧封堵治疗,植入一枚球囊后 DSA 显示瘘口封堵;

C. 术后 1 个月患者出现复视,复查 DSA 显示原瘘口处假性动脉瘤形成(◄——),瘤体 9 mm×7 mm 大小,瘤口 1.5 mm;

D. 行覆膜支架治疗,路图下植入 Willis® 覆膜支架(4.0 mm×10 mm),准确到位后膨胀腔囊、释放支架(◄——);

E. 支架释放后即刻 DSA 显示动脉瘤口封堵,动脉瘤腔不充盈,支架段载瘤动脉重建;

F. 术后 6 个月复查 DSA 显示支架段颈内动脉充盈良好,无明显狭窄征象。

• **病变部位：颈内动脉海绵窦水平段**	
• **病变段动脉管径：3.9 mm**	
• **病变段动脉状况：平直**	
• **动脉瘤最大直径：9 mm**	
• **动脉瘤口：1.5 mm**	
• **覆膜支架规格：4.0 mm×10 mm**	

【点评】患者车祸、颅脑外伤术后 1 个月,左侧复视 1 周。DSA 显示左侧颈内动脉海绵窦瘘,瘘口位于海绵窦水平段,静脉引流入眼静脉、侧裂静脉和岩上下静脉,脑内动脉充盈不良,提示瘘口较大,流量较大。术者采用可脱解球囊海绵窦侧封堵治疗,植入一枚球囊后 DSA 显示瘘口封堵。术后 1 个月出现复视,复查 DSA 显示球囊封堵处假性动脉瘤形成,瘤体 9 mm×7 mm,瘤口小,遂选用长度 10 mm 覆膜支架封堵治疗。术后 DSA 显示瘤口封堵,瘤腔不显影,瘤口处载瘤动脉重建,脑内动脉充盈良好。术后 6 个月复查 DSA 显示支架段动脉充盈良好,管壁光整,未见狭窄征象。

该患者颈内动脉瘘口位于海绵窦水平段,脑内动脉部分充盈,属中等流量瘘。球囊封堵治疗后瘘口封堵,但 1 个月后局部假性动脉瘤形成。颈动脉海绵窦瘘海绵窦侧球囊封堵术后形成假性动脉瘤,有一定的发生率,其机制为球囊萎陷过快,海绵窦腔内尚未完全血栓形成,造成假腔,一般在围术期即已形成,术后 1 个月内血管成像,包括 CTA、MRA、DSA 可明确显示。假性动脉瘤通常无任何临床症状,但可存在潜在的腔内血栓逸出,引起脑栓塞事件,覆膜支架封堵治疗是此类动脉瘤的较好选择。

(李明华)

病例 4. CCF 球囊治疗后假性动脉瘤形成

【临床资料】 男性,34 岁,头颅外伤后左侧颈动脉海绵窦瘘,经可解脱球囊封堵治疗后 3 年原瘘口处假性动脉瘤形成。

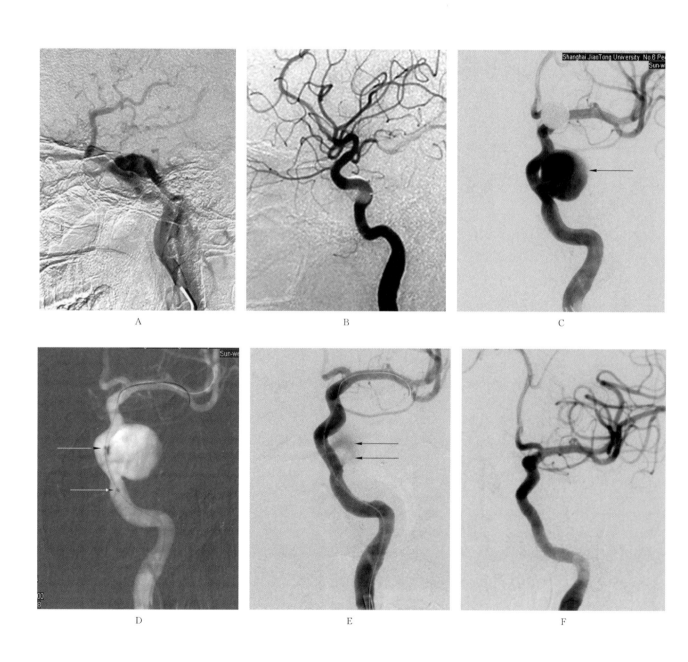

A　　　　　　　　　　　　B　　　　　　　　　　　　C

D　　　　　　　　　　　　E　　　　　　　　　　　　F

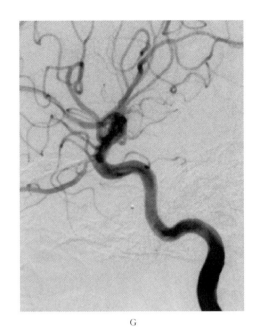

A. 左侧颈内动脉 DSA 显示左侧 CCF,瘘口位于颈内动脉海绵窦后膝段,静脉引流主要入眼静脉、侧裂静脉和岩下窦。脑内动脉几无充盈,提示瘘口大,流量大;

B. 应用可解脱球囊海绵窦侧封堵瘘口,植入 1 枚球囊后 DSA 显示瘘口封堵;

C. 术后 3 年患者感头晕,复查 DSA 显示原瘘口处假性动脉瘤形成(←);

D. 行覆膜支架治疗,路图下植入 Willis® 覆膜支架(4.0 mm×10 mm),准确到位后膨胀球囊、释放支架(←);

E. 支架释放后即刻 DSA 显示动脉瘤口未完全封堵,存在内漏(←);

F. 球囊再扩后内漏仍存在,遂植入第二枚 Willis® 覆膜支架(4.0 mm×10 mm),套袖式桥接于第一枚支架近端,术后即刻 DSA 显示内漏消失,支架段载瘤动脉重建;

G. 术后 18 个月复查 DSA 显示动脉瘤治愈,支架段载瘤动脉充盈、通畅,无明显狭窄征象。

G

- **病变部位:颈内动脉海绵窦后膝段**
- **病变段动脉管径:4.0 mm**
- **病变段动脉状况:平直,略弯曲**
- **动脉瘤最大直径:14 mm**
- **动脉瘤口:5 mm**
- **覆膜支架规格:4.0 mm×10 mm×2 枚**

【点评】患者头颅外伤 2 天后出现左眼突出伴结膜充血。DSA 显示左侧颈内动脉海绵窦瘘,静脉引流入侧裂静脉、岩下静脉和眼静脉。术者应用可解脱球囊海绵窦侧封堵瘘口,植入一枚球囊后瘘口完全封堵。术后 3 年复查 DSA 显示原球囊植入处假性动脉瘤形成,瘤口显示清楚,遂用 10 mm 长度覆膜支架治疗。术后显示内漏,瘘口位于支架下端,遂在第一枚支架下端套袖式桥接第二枚覆膜支架,术后 DSA 显示瘤口完全封堵,瘤腔不显影,病变段动脉重建,脑内动脉充盈良好。术后 18 个月复查 DSA 显示动脉瘤腔不充盈、支架段动脉充盈良好,管壁光整,未见狭窄征象。

该患者颈内动脉瘘口位于海绵窦段后膝部,脑内动脉充盈不良,属高流量瘘。应用单球囊海绵窦侧封堵治疗,瘘口封堵满意,术后 3 年显示原瘘口处假性动脉瘤形成。根据球囊萎陷规律,考虑该假性动脉瘤在围术期已经形成。因此,作者推荐,对于颈动脉海绵窦瘘采用球囊封堵治疗患者,球囊封堵术后 1 个月内复查血管成像是需要的,以期及时发现有否假性动脉瘤形成。考虑到该患者海绵窦后膝段弯曲较明显,术者选用较短的覆膜支架是合理的。如果弯曲段不明显,用一枚较长规格的覆膜支架即可达到完全封堵目的,避免第二枚覆膜支架所带来的操作复杂性。该患者第一枚支架置放后存在内漏,考虑系贴壁不良所致。在其下端套袖式桥接第二枚覆膜支架,增加其贴壁性,获得满意效果。

(李明华)

病例 5. CCF 球囊治疗后假性动脉瘤形成

【临床资料】男性,22 岁,车祸、颅脑外伤后左侧颈动脉海绵窦瘘,经可解脱球囊封堵治疗后 3 个月原瘘口处假性动脉瘤形成。

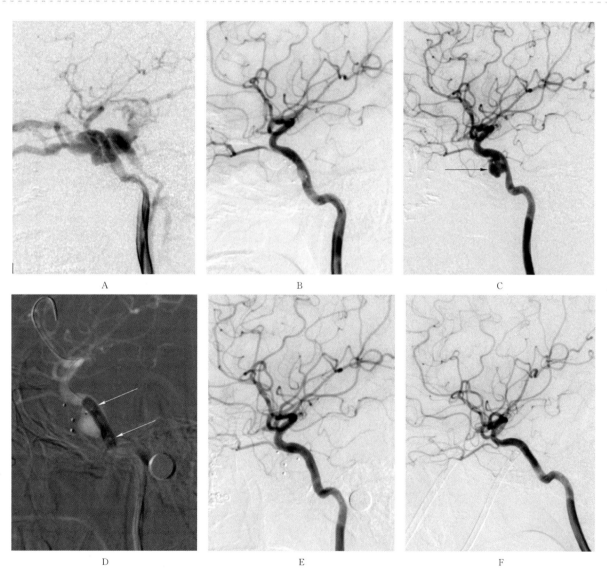

A. 左侧颈内动脉 DSA 显示左侧 CCF,瘘口位于颈内动脉海绵窦后膝段,引流静脉主要入眼静脉和岩下窦。脑内动脉部分充盈,提示瘘口不大,流量不大;

B. 采用可解脱球囊海绵窦侧封堵治疗,植入 1 枚球囊后 DSA 显示瘘口封堵。术后 2 天 CCF 症状复发,DSA 显示瘘口开放,遂再次植入可解脱球囊 2 枚,瘘口封堵、保留颈内动脉;

C. 术后 3 个月复查 DSA 显示原瘘口处假性动脉瘤形成(←——);

D. 行覆膜支架治疗,路图下植入 Willis® 覆膜支架(4.5 mm×16 mm),准确到位后膨胀球囊、释放支架(←——);

E. 支架释放后即刻 DSA 显示动脉瘤口封堵,动脉瘤腔不充盈,支架段载瘤动脉重建;

F. 术后 108 个月复查 DSA 显示支架段颈内动脉重建良好,血流通畅,无明显狭窄征象。

- 病变部位：颈内动脉海绵窦后膝段
- 病变段动脉管径：3.8 mm，伴狭窄
- 病变段动脉状况：平直，略弯曲
- 动脉瘤最大直径：9 mm
- 动脉瘤口：3.5 mm
- 覆膜支架规格：4.5 mm×16 mm

【点评】患者车祸、颅脑外伤，左眼突出伴结膜充血2天。DSA 显示左侧颈内动脉海绵窦瘘，瘘口位于颈内动脉海绵窦水平段，静脉回流主要回流入眼静脉和岩下静脉。术者先采用可解脱球囊海绵窦侧封堵成功，术后第二天颈动脉海绵窦瘘复发，再次植入2枚可解脱球囊，术后 DSA 显示瘘口封堵，患者眼部症状消失。术后3个月复查 DSA 显示原瘘口处假性动脉瘤形成，遂选用长度16 mm 覆膜支架封堵治疗，术后 DSA 显示动脉瘤口封堵完全，动脉瘤腔不充盈。术后9年复查 DSA 显示支架段动脉充盈良好，管壁光滑。管腔无狭窄征象。

该患者颈动脉海绵窦瘘球囊封堵术后复发，这种情况并不少见，一般在术后数小时内发生，多数为术后球囊移动或球囊提前萎陷造成瘘口再开放，术后近期保持头部动作不要过大或可减少球囊移位的发生率。在球囊移位造成瘘口复发病例，往往由于残存海绵窦腔太小，为再次植入球囊带来困难，采用覆膜支架治疗恰是较好的选择。该病例二次球囊封堵虽达到封堵瘘口的效果，但3个月后在原瘘口处出现假性动脉瘤，提示虽经多次多个球囊封堵，但瘘口处球囊恒位不够或球囊提早萎陷，逐渐演变成假性动脉瘤。如此假性动脉瘤对生命危害不大，但瘤腔内形成血栓，逸出后容易引起血栓性脑梗死。因此，如有简单易行、效果又好的治疗方法，则以积极治疗为妥，术者采用覆膜支架封堵治疗是一积极可取的治疗方法，达到病变动脉的解剖治愈。

（李明华）

第七章
囊状动脉瘤

囊状动脉瘤一般为起源于脑动脉分叉处或侧壁分支动脉开口处的囊状凸出,在刚形成时,往往呈一宽基开口与载瘤动脉相连,长大后逐渐形成瘤颈和瘤囊。组织学上动脉瘤壁肌层和中膜不完整或缺乏,仅存内、外膜。囊状动脉瘤的发生与动脉壁结构异常和血流动力学变化有关,绝大多数为后天形成,与动脉壁退行性改变相关,以 40～60 岁年龄段最为常见,女性为多,儿童极为少见。依据破裂动脉瘤统计,脑动脉瘤常见部位依次为颈内动脉后交通动脉开口处、前交通动脉、大脑中动脉 M1～M2 分叉部和基底动脉分叉部。作者采用脑血管磁共振成像(MRA),对社区人群横断面研究显示国人成人未破裂脑动脉瘤(直径≥2 mm)患病率达 7%,大多数位于颈内动脉 C5～C6 段。囊状动脉瘤破裂年发生率在 1% 以下。根据 MRA 随访观察,相当部分小动脉瘤可长期稳定,极少发生破裂,尤其是位于颈内动脉 C4～C5 段的小动脉瘤。位于前交通动脉、颈内动脉远端分叉、后交通动脉开口、大脑中动脉 M1～M2 分叉和后循环的动脉瘤破裂发生率较高。

脑动脉瘤依据其瘤体大小可分为小型(≤5 mm)、中型(6～10 mm)、大型(11～25 mm)和巨大型(>25 mm)动脉瘤;也有将<3 mm 者列为微小动脉瘤。脑动脉瘤的治疗包括外科手术和介入手术,一般来说,如无介入手术禁忌的话,应首先考虑微创的介入手术治疗。术前评估脑动脉瘤的治疗方法和治疗结果,主要依据动脉瘤口宽度和动脉瘤的部位。目前,介入手术还是以弹簧圈栓塞(包括支架和球囊辅助弹簧圈栓塞)为主,在颈内动脉和椎基动脉动脉瘤,尚可选择用密网支架和覆膜支架治疗,但密网支架仅限于未破裂动脉瘤的治疗。

颈内动脉硬膜外/间段动脉瘤是覆膜支架治疗的最佳选择,颈内动脉 C6～C7 段和椎动脉 V3～V4 段动脉瘤,经充分评估后也可考虑采用覆膜支架治疗。对于治疗段动脉比较迂曲者,选择较短的支架比长支架贴壁效果要好,尤其是颈内动脉 C6～C7 段,支架长度一般不宜超过 10 mm;在硬膜外/间段动脉瘤,可允许选择直径较大、长度较长的覆膜支架。在采用双支架治疗时,支架的重叠部分要足够长,原则上采用一枚支架治愈的治疗计划,以避免双支架操作的麻烦;在宽口大或巨大动脉瘤,建议先用弹簧圈部分填塞动脉瘤腔后再用覆膜支架封堵治疗。一般来说,宽瘤口和瘤口段动脉迂曲是影响覆膜支架治疗效果的两个主要因素,因此,在多数巨大动脉瘤,瘤口宽大且载瘤动脉迂曲明显者,原则上不主张用覆膜支架治疗。

(李明华 顾斌贤)

未破裂动脉瘤覆膜支架治疗

病例 1. C4 段未破裂动脉瘤

【临床资料】男性，57 岁，头痛 2 年，头颅 MRI 偶然发现颅内动脉瘤 1 月余。

- 病变部位：颈内动脉海绵窦段
- 病变段动脉管径：4.1 mm
- 病变段动脉状况：平直
- 动脉瘤最大直径：9 mm
- 动脉瘤口：5 mm
- 覆膜支架规格：4.5 mm×16 mm

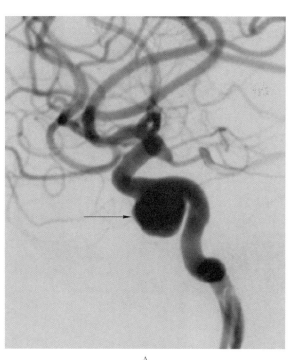
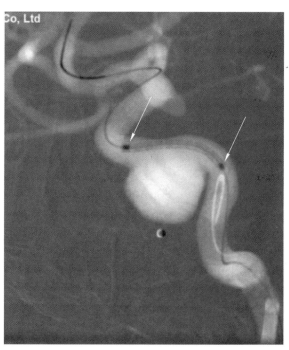

A   B

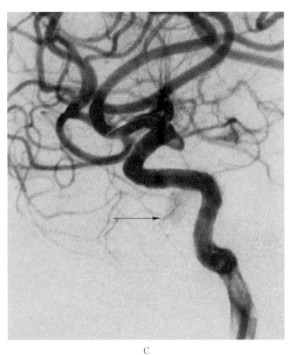
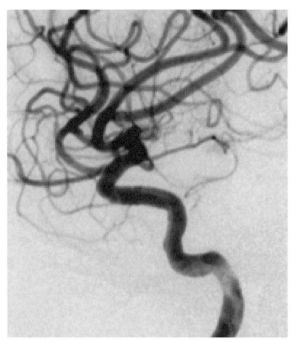

C　　　　　　　　　　　　　　　　　　　　　D

A. 右侧颈内动脉 DSA 显示海绵窦水平段动脉瘤(←—),瘤体 8 mm×9 mm 大小,瘤口 5 mm;

B. 行覆膜支架治疗,路图下植入 Willis® 覆膜支架(4.5 mm×16 mm),准确定位后膨胀球囊、释放支架(←—);

C. 支架释放后即刻 DSA 显示微量内漏,瘤腔淡淡显影(←—);

D. 原压力球囊再扩后 DSA 显示内漏消失,动脉瘤腔不充盈,支架段载瘤动脉重建、充盈良好。

(山东省齐鲁医院提供病例)

【点评】患者偶然发现颅内动脉瘤 1 月余。DSA 显示右侧颈内动脉海绵窦段动脉瘤,瘤体 8 mm×9 mm 大小,轮廓光整;瘤口宽,直径 5 mm;瘤口段载瘤动脉平直,瘤口近、远侧载瘤动脉管径等大,约 4.1 mm 直径。术者应用覆膜支架封堵治疗,选用 4.5 mm 直径、16 mm 长度覆膜支架。支架到位、释放后 DSA 显示瘤口几全封堵,但似见瘤腔淡淡显影,提示贴壁不良造成微量内漏,用相同压力再扩球囊后 DSA 显示动脉瘤口完全封堵,动脉瘤腔不充盈,支架段载瘤动脉重建良好。

颈内动脉海绵窦段位于硬膜外位,周围以硬膜和海绵窦围绕。海绵窦段分为 3 段,中间为海绵窦水平段,两端分别为前膝段和后膝段。前后膝段较短分别与床突段和破裂孔段连接,走行呈不同程度弯曲;中间段较长,走行平直,是最适合应用覆膜支架的血管段之一。该动脉瘤口位于颈内动脉水平段,瘤腔较大、瘤口宽,术者选用较长的覆膜支架封堵。就支架长度而言,在走行如此平直的动脉段,贴壁应该没有问题。但因扩张球囊时其两端要长于覆膜支架长度,所以在球囊扩张时其扩张球囊的一端已累及到海绵窦一端的膝部弯曲段,影响支架的扩张程度和贴壁的不均匀性,从而造成贴壁不良,该病例就属于此种情况,这在治疗段动脉弯曲明显的患者更为多见。

(李明华)

病例 2. C4 段未破裂动脉瘤

【临床资料】男性,64 岁,高血压史近 10 年,发作性头痛 2 年,发现颅内动脉瘤 1 周。

- 病变部位: 颈内动脉海绵窦段
- 病变段动脉管径: 3.8 mm
- 病变段动脉状况: 平直
- 动脉瘤最大直径: 7 mm
- 动脉瘤口: 4 mm
- 覆膜支架规格: 4.0 mm×13 mm

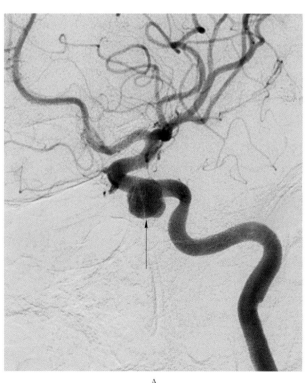
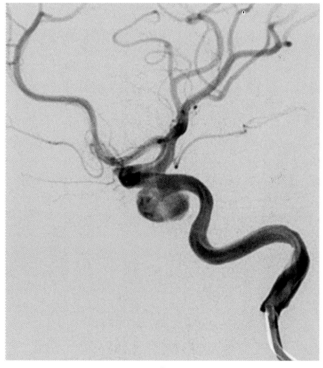

A　　　　　　　　　　　　　　　　　　　B

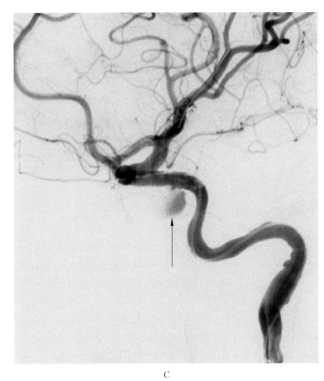
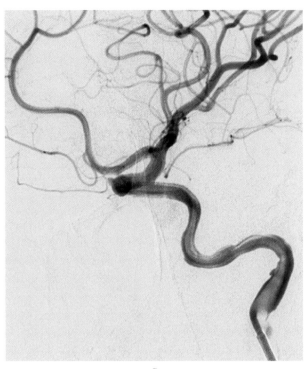

C　　　　　　　　　　　　　　　　　　　D

A. 左侧颈内动脉 DSA 显示 C4 段动脉瘤（←——），瘤体 7 mm×5 mm 大小，瘤口 4 mm，欠清晰；

B. 行覆膜支架治疗，先引入微导丝，远端置位于大脑中动脉分支；

C. 路图下沿微导丝植入 Willis® 覆膜支架（4.0 mm×13 mm），准确到位后球囊膨胀、释放支架，DSA 显示少许内漏（←——）；

D. 原压力再扩球囊后即刻 DSA 显示内漏消失，动脉瘤口封堵，动脉瘤腔不充盈，载瘤动脉重建、通畅。

（山西大医院提供病例）

【点评】患者偶然发现颅内动脉瘤 1 周。DSA 显示左侧颈内动脉海绵窦水平段囊状动脉瘤，大小 7 mm×5 mm，瘤壁光整，瘤口直径 4 mm，载瘤动脉近端走行弯曲。术者选用直径 4.0 mm、长度 13 mm 覆膜支架封堵治疗，支架上行虽有一定阻力，但尚能顺利到达病变部位。支架到位释放后 DSA 显示支架贴壁不良，存在少量内漏，再扩球囊后 DSA 显示内漏消失，动脉瘤腔不显影，瘤口段载瘤动脉重建良好。患者术后 1 周出院。

患者属中等大小动脉瘤，动脉瘤口位于颈内动脉海绵窦水平段，瘤口不大，瘤口段动脉走行平直，是覆膜支架治疗的最佳选择。虽然行径载瘤动脉较为迂曲，但都呈大角度弯曲，可能为覆膜支架上行造成一定的困难，但到达颈内动脉海绵窦段问题不大。根据作者经验，覆膜支架通过两个弯曲段后，其输送系统受力则大为降低。因此，如要到达第三个弯曲，或要越过第三个弯曲，单靠支架系统的支撑力是不够的，可能要依赖导引导管的高位置位。如置位于动脉瘤开口近端的载瘤动脉，更有利于动脉瘤口的精准显示和覆膜支架的精准到位，提高手术成功率和动脉瘤口的完全封堵率。

（李明华）

病例 3.　C6 段未破裂动脉瘤

【临床资料】女性,52 岁,头晕、头痛 1 周,近 2 天来加重。

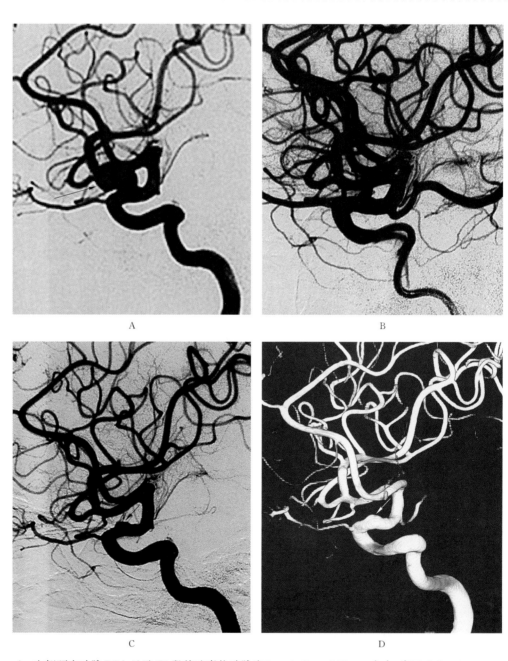

A.　右侧颈内动脉 DSA 显示 C6 段前壁囊状动脉瘤(←—),6 mm×8 mm 大小,瘤口 4.5 mm;

B.　施行覆膜支架治疗,路图下植入 Willis® 覆膜支架(3.5 mm×10 mm)后即刻 DSA 显示内漏,再扩后内漏减少;

C、D(三维图像).术后 5 个月复查 DSA 显示动脉瘤内漏消失,动脉瘤腔不充盈,载瘤动脉重建、通畅,瘤口段载瘤动脉略微隆起
(←—)。

- **病变部位：颈内动脉眼动脉段**
- **病变段动脉管径：** 3.2 mm
- **病变段动脉状况：平直**
- **动脉瘤最大直径：** 8 mm
- **动脉瘤口：** 4.5 mm
- **覆膜支架规格：** 3.5 mm×7 mm

【点评】患者右侧颈内动脉 C6 段前壁动脉瘤，形态较大，轮廓不规则，瘤口较宽，瘤口处载瘤动脉走行自然，两端载瘤动脉管径基本一致。术者选用 10 mm 长度的覆膜支架治疗，术后即刻 DSA 显示瘤口少量内漏，经再扩后仍存在。术后 5 个月复查 DSA 显示内漏消失，动脉瘤腔不显影，载瘤动脉重建、通畅。

该患者动脉瘤位于走行较为自然的颈内动脉 C6 段前壁，瘤体较大且不规则，近期破裂的风险高。动脉瘤瘤口较宽，支架辅助弹簧圈栓塞术操作较为复杂，也有一定的术中破裂的风险。术者选用长度 10 mm 的覆膜支架封堵，操作简便，耗时短，是较为理想的治疗选择。术后内漏是覆膜支架经常碰到的问题，如为少量内漏，可行适当加大压力或原压力再扩球囊，也可待后随访观察，其结果多数为自愈，或演变为小动脉瘤，极少的也有破裂。如随访仍有动脉瘤腔充盈，则应再行覆膜支架封堵治疗。该患者术后复查 DSA 显示内漏消失，瘤口处载瘤动脉轻度膨出，是为覆膜支架之覆膜与支架骨架呈游离状态的结构特点所造成，这在较宽瘤口的动脉瘤病例中较常遇到，随着时间的推移，动脉瘤腔内血栓形成逐渐机化，其膨出部分可逐渐变浅、消失，一般不需处理，不影响治疗结果。

（李明华）

病例 4. C6 段未破裂动脉瘤

【临床资料】男性,62 岁,脑梗死住院,行颅脑 MRA 检查偶然发现左侧颈内动脉动脉瘤 1 个月。

- 病变部位：颈内动脉眼动脉段前壁
- 病变段动脉管径：2.9 mm
- 病变段动脉状况：平直，略弯曲
- 动脉瘤最大直径：3.5 mm
- 动脉瘤口：3 mm
- 覆膜支架规格：3.5 mm×10 mm

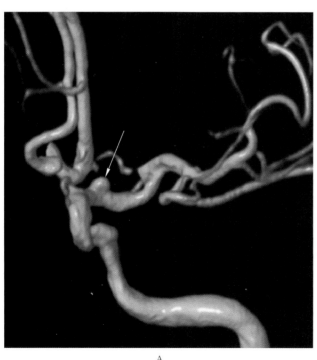

A

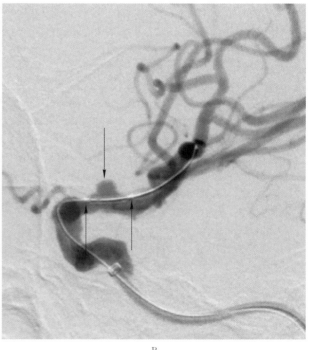

B

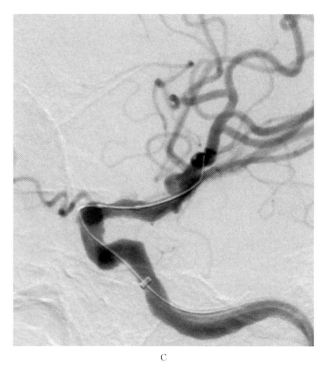
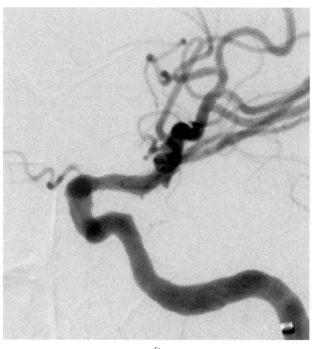

C   D

A. 3D TOF - MRA 显示左侧颈内动脉 C6 段前壁动脉瘤（←——），瘤体 3.5 mm×3 mm 大小，瘤口 3 mm；

B. 左侧颈内动脉 DSA 显示 C6 段前壁宽口小动脉瘤（←——），施行覆膜支架治疗。路图下植入 Willis® 覆膜支架（3.5 mm× 10 mm）（←——），准确定位后膨胀球囊、释放支架；

C. 支架释放后即刻 DSA 显示少许内漏；

D. 在原压力下再扩球囊后 DSA 显示动脉瘤口完全封堵，动脉瘤腔不充盈，支架段载瘤动脉重建、充盈良好。

【点评】患者偶然发现颅内动脉瘤 1 月余。MRA 和 DSA 显示左侧颈内动脉 C6 段囊状动脉瘤，瘤体直径 3 mm，瘤口宽 3 mm；瘤口处载瘤动脉略显迂曲，管腔直径 3 mm，瘤口两侧侧载瘤动脉管径基本一致。术者应用覆膜支架封堵治疗，选用直径 3.5 mm、长度 10 mm 覆膜支架，支架到位、释放后 DSA 显示瘤口基本封堵，尚存微量内漏，提示覆膜支架贴壁不良。以同样压力再扩球囊后 DSA 显示内漏消失，瘘口完全封堵，动脉瘤腔不充盈，支架段载瘤动脉重建，眼动脉充盈良好。

该患者动脉瘤口位于颈内动脉 C6 段前壁，虽未破裂但极易发生破裂，且破裂后治疗会增加难度，故术者以积极态度予以破裂前根治。患者颅颈部动脉粥样硬化明显，行径动脉迂曲，管壁毛糙。术者应用 Neuro 导引导管，导引导管头尽可能靠近动脉瘤口的载瘤动脉，但覆膜支架仍需越过 2 个弯曲，上行仍有较大阻力，调整后抵达病变动脉段。颈内动脉 C6 段在二维像上显示相对较为平直，走行自然，但是，脑内动脉走行多少存在一定程度的弯曲，该患者在三维 MRA 图像上显示 C6 段存在一定的弯曲。治疗段动脉迂曲是覆膜支架贴壁不良的一个主要因素，该患者就属于此种情况。因此，术前精确评价动脉瘤口大小、部位以及瘤口段动脉的状况，对于覆膜支架治疗指征的把握、覆膜支架规格的选择，以及覆膜支架治疗效果的评估有着重要的作用。

（李明华）

病例 5. C6 段未破裂动脉瘤

【临床资料】男性,24 岁,发作性头痛史 2 年余,近 10 天来加重。

- 病变部位: 颈内动脉眼动脉段

- 病变段动脉管径: 3.3 mm

- 病变段动脉状况: 平直

- 动脉瘤最大直径: 6 mm

- 动脉瘤口: 3.5 mm

- 覆膜支架规格: 4.0 mm×10 mm

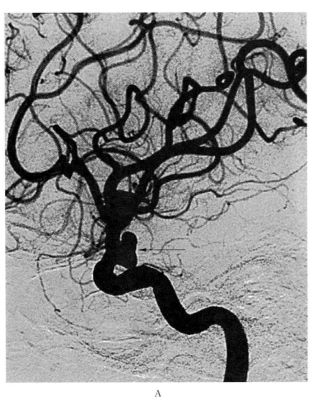

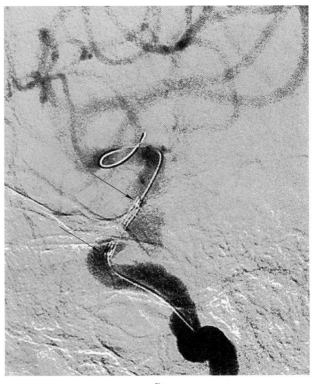

A　　　　　　　　　　　　　　　　　　B

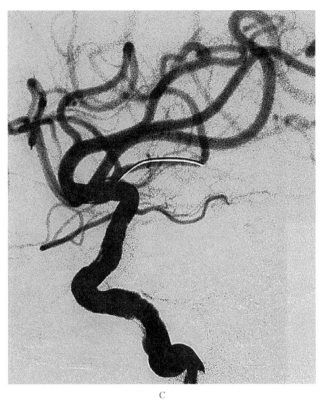

C

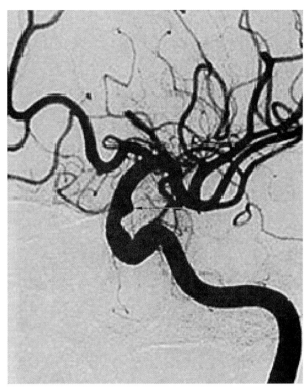

D

A. 右侧颈内动脉 DSA 显示 C6 段动脉瘤(←),6 mm×3 mm 大小,分叶状,有破裂倾向;

B. 行覆膜支架治疗,路图下植入 Willis® 覆膜支架(4.0 mm×10 mm)(←);

C. 支架到位、释放后 DSA 显示动脉瘤口完全封堵,动脉瘤腔不充盈,支架段载瘤动脉重建;

D. 术后 3 个月复查 DSA 显示动脉瘤不充盈,载瘤动脉通畅,瘤口部呈小龛影状改变(←)。

【点评】患者右侧颈内动脉 C6 段未破裂动脉瘤,瘤体分叶状,瘤口较宽。瘤口段动脉走行自然,较为平直,术者选用长度 10 mm 的覆膜支架治疗,术后 DSA 显示瘤口封堵完全,邻近分支动脉保留。术后 3 个月复查 DSA 显示动脉瘤治愈,瘤口处载瘤动脉局部膨出,呈小龛形改变。

该患者动脉瘤体呈分叶状,位于颈内动脉 C6 段近端,靠近床突段,瘤口位于管腔后壁,正对 C5 段迂曲血管的血流射流方向,动脉瘤壁切应力大,容易长大甚至破裂。该患者动脉瘤口绝对值不大,术者选用长度 10 mm 的覆膜支架是合适的,术后获得了完全治愈。术中近端载瘤动脉呈现痉挛状,提示为覆膜支架上行时刺激动脉内膜或为导引导管顶住迂曲走行的颈内动脉 C1 段远端所致。如为应用头端柔软的导引导管,可避免如此情况的发生。随访 DSA 显示瘤口处局部呈龛影鼓出,与覆膜支架结构有关。因为覆膜支架除两端外,覆膜与支架骨架是分离的。设计初衷是使覆膜支架在迂曲段血管置放时,增加其顺应性。这种现象在大瘤口动脉瘤更易碰到,不影响治疗效果。

(李明华)

病例 6. C6 段未破裂微小动脉瘤

【**临床资料**】男性,41 岁,头痛数月余,CTA 偶然发现颅内动脉瘤。

- 病变部位：颈内动脉眼动脉段
- 病变段动脉管径：3.4 mm
- 病变段动脉状况：平直
- 动脉瘤最大直径：2.5 mm
- 动脉瘤口：1.5 mm
- 覆膜支架规格：3.5 mm×7 mm

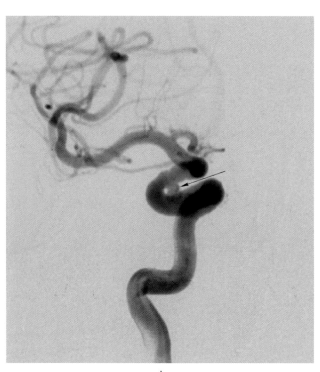

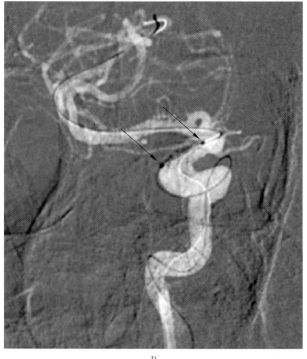

A   B

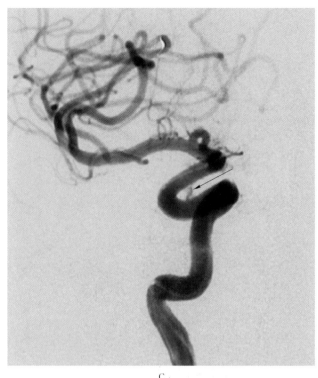
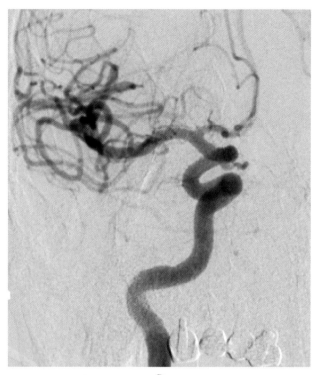

C

D

A. 右侧颈内动脉 DSA 显示 C6 段小动脉瘤（←—），2.5 mm×2.5 mm 大小，瘤口 1.5 mm；

B. 行覆膜支架治疗，路图下植入 Willis® 覆膜支架（3.5 mm×7 mm），准确定位后膨胀球囊、释放支架（←—）；

C. 支架释放后即刻 DSA 显示内漏，动脉瘤部分未显（←—）；

D. 原压力再扩球囊后 DSA 显示内漏消失，动脉瘤口封堵，动脉瘤腔不充盈，支架段载瘤动脉重建良好。

（福建省漳州市人民医院提供病例）

【点评】 患者头痛数月，偶然发现颅内动脉瘤。DSA 显示右侧颈内动脉 C6 段小动脉瘤，直径约 2.5 mm，边缘光滑；瘤口小，直径约 1.5 mm；瘤口段近、远侧载瘤动脉管径几近等大，直径约 3.4 mm。术者应用覆膜支架封堵治疗，选择直径 3.5 mm、长度 7 mm 覆膜支架，支架到位、释放后 DSA 显示少许内漏，瘤腔内造影剂淡淡的充盈。行相同压力再扩球囊后 DSA 显示动脉瘤口封堵，内漏消失，动脉瘤腔不充盈，支架段载瘤动脉重建良好。

对于未破裂动脉瘤的治疗指征，有多方面考量，包括动脉瘤的部位、大小，患者的年龄，动脉瘤破裂家族史以及动脉瘤的动态变化等。一般来说，位于前交通、后交通、颈内动脉顶端和后循环的动脉瘤，须持积极态度，如达到 3～4 mm 大小，就应视为有治疗指征。该患者系颈内动脉 C6 段微小未破裂动脉瘤，虽已形成囊样改变，但并非一定需要根治，定期无创的影像学随访，动态观察其变化再作是否需要治疗的决定似更合理。

该动脉瘤口位于 C6 段后壁，其近端又有床突段-海绵窦前膝段的生理弯曲，因此，支架贴壁往往不满意。在瘤口近端存在弯曲的患者，覆膜支架封堵效果良好与否，与瘤口三维位置很有关系。一般来说，瘤口位于弯曲动脉大弯侧的动脉瘤其封堵效果优于瘤口位于小弯侧和侧壁的动脉瘤。因为应用的支架长度可能未涉及瘤口近端弯曲段动脉，但其球囊膨胀时的长度会涉及弯曲段动脉从而影响支架的贴壁均匀性。如果球囊具有一定的柔顺性，则在一定程度上可克服这个缺陷，这有待支架系统的进一步改进。

（李明华）

病例 7. C7 段未破裂小动脉瘤

【临床资料】 男性,56 岁,既往颅内海绵状血管瘤史,头颅 MRA 检查偶尔发现左侧颈内动脉小动脉瘤。

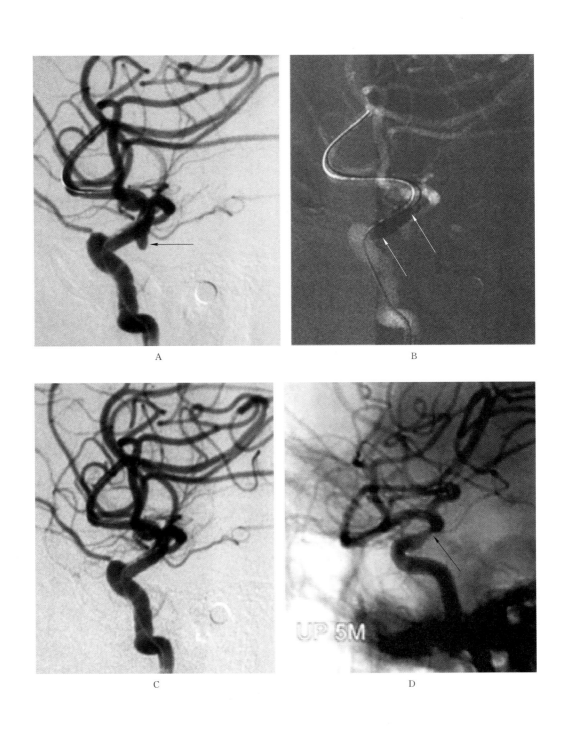

A

B

C

D

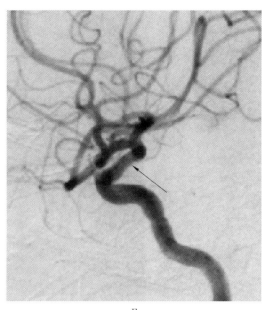 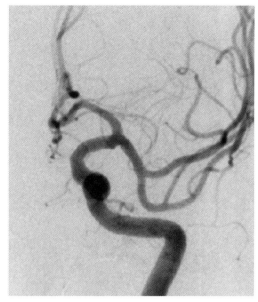

E   F

A. 左侧颈内动脉 DSA 显示颈内动脉 C7 段小动脉瘤(←—),后交通动脉退化,脉络膜前动脉显影;

B. 行覆膜支架治疗,工作位路图下植入 Willis® 覆膜支架(3.5 mm×10 mm),到位后球囊膨胀、释放支架(←—);

C. 支架释放后即刻 DSA 显示动脉瘤口封堵、动脉瘤腔不充盈、瘤口段载瘤动脉重建,脉络膜前动脉充盈;

D. 术后 5 个月复查 DSA 显示支架段动脉狭窄(←—);

E,F. 术后 88 个月复查 DSA 显示动脉瘤不显影,支架段动脉狭窄减轻(←—)。

- **病变部位: 颈内动脉交通段**
- **病变段动脉管径:** 3.2 mm
- **病变段动脉状况:** 平直
- **动脉瘤最大直径:** 3 mm
- **动脉瘤口:** 2.5 mm
- **覆膜支架规格:** 3.5 mm×7 mm

【点评】患者系左侧颈内动脉 C7 段宽颈小动脉瘤,后交通动脉未显示属退化型,脉络膜前动脉显影。病变段载瘤动脉平直,瘤口远、近侧管径无差异,行径载瘤动脉走行较为自然。考虑到动脉瘤位于后交通动脉开口,为破裂高风险部位,术者持积极态度,行覆膜支架治疗,植入长度 10 mm 覆膜支架,术后动脉瘤口封堵,动脉瘤消失;脉络膜前动脉保持充盈。术后 5 个月复查 DSA 显示支架段动脉轻度狭窄,用正规抗血小板凝集治疗维持 2 年,长期应用肠溶阿司匹林。

7 年后复查 DSA 显示局部动脉狭窄无进展。

该患者小动脉瘤瘤口绝对值不大,应用长度 10 mm 覆膜支架拟略显长了些,应用长度 7 mm 或许更合适;脉络膜前动脉靠近动脉瘤口,在应用覆膜支架封堵时,尤其是较长的支架,存在覆盖其开口的可能;如此小的动脉瘤,是否需要治疗,尚存在争论。因该患者为覆膜支架应用的早期病例,有关动脉瘤大小的治疗指征还认识不足。根据作者现在的经验,像如此小动脉瘤,不宜进行创伤性治疗,以定期随访观察较为适宜。另外,该患者覆膜支架治疗后 5 个月显示支架段动脉轻度狭窄,正规抗血小板凝集治疗后 7 年复查显示支架段动脉通畅,狭窄减轻,提示应用覆膜支架病例,正规抗血小板凝集治疗是需要的。

该患者应用覆膜支架治疗需注意:一是未破裂小动脉瘤的治疗指征,没有破裂风险,一般不需积极治疗;二是如行治疗,覆膜支架长度的选择尽应可能短。

(李明华)

未破裂大、巨大动脉瘤覆膜支架治疗

病例 1. C6 段未破裂巨大动脉瘤

【临床资料】男性,49 岁,反复头昏、头痛 1 个月,头颅 CT 偶然发现颅内动脉瘤。

- 病变部位：颈内动脉眼动脉段

- 病变段动脉管径：3.5 mm

- 病变段动脉状况：平直，略弯曲

- 动脉瘤最大径：25 mm

- 动脉瘤口：7 mm,欠清晰

- 覆膜支架规格：4.0 mm×10 mm；4.0 mm×10 mm

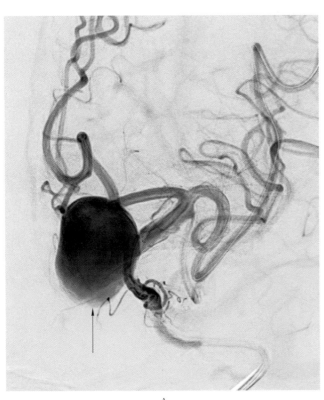
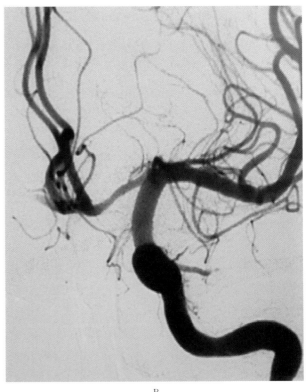

A　　　　　　　　　　　　　　　　　　　　　　　　B

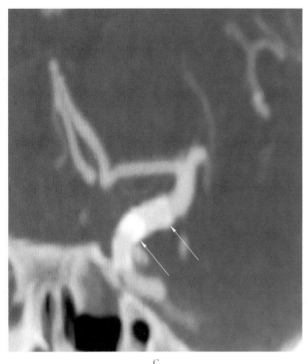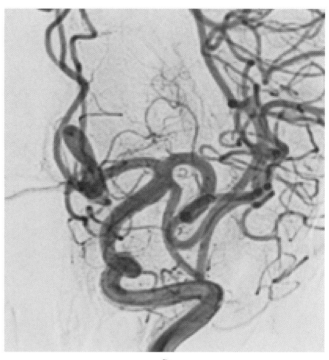

A. 左侧颈内动脉 DSA 显示 C6 段巨大动脉瘤(←—),25 mm×19 mm 大小;

B. 行覆膜支架治疗,路图下植入 Willis® 覆膜支架(4.0 mm×10 mm),到位、释放后即刻 DSA 显示支架远端少许内瘘,植入第
二枚 Willis® 覆膜支架(4.0 mm×10 mm),套袖式桥接于第一枚支架近端,术后 DSA 显示动脉瘤口封堵、内漏消失,动脉瘤
腔不充盈,支架段载瘤动脉重建;

C. 术后 3 个月复查 CTA 显示覆膜支架骨架影(←—),载瘤动脉通畅;

D. 术后 7 个月复查 DSA 显示载瘤动脉通畅,动脉瘤腔不充盈。

【点评】患者左侧颈内动脉 C6 段未破裂巨大动脉瘤,瘤口较大,瘤口段近端载瘤动脉靠近床突段,存在自然弯曲。术者选用长度 10 mm 覆膜支架,置放后存在少量内漏,在第一枚支架近端套袖式桥接第二枚长度 10 mm 覆膜支架。术后 DSA 显示支架段血管重塑良好,动脉瘤口完全封堵,动脉瘤腔不显影。术后 3 个月 CTA 显示病变段动脉由支架重建,可见 2 枚支架的重叠部分。术后 7 个月复查 DSA 显示载瘤动脉通畅,动脉瘤不充盈,达到完全治愈。

该患者动脉瘤开口位于靠近存在一定迂曲的床突段,术者首先采用较短的覆膜支架,以求在达到封堵动脉瘤口的同时尽量减少长支架球囊膨胀时对迂曲血管的损伤。在第一枚支架置放后尚存少量内漏,对于如此少量内漏,是否需要继续置放第二枚支架还存在争议,术者以积极态度放置了第二枚支架,而且桥接准确到位,达到完全封堵。当然,在迂曲段血管套袖式桥接第二枚支架时,特别要注意:一是一定要避免第二枚支架在套入前一枚支架近端时顶住前一枚支架,使前一枚支架移位,造成操作复杂化,甚或手术失败;二是选用第二枚支架尽可能短,但重叠部分要足够长,因为绝大多数内漏是由于贴壁不良造成,第二枚支架主要起加固加强支架的贴壁作用,动脉瘤口过宽覆膜支架确为未完全覆盖的病例则为少数。

(李明华 谢晓东)

病例 2. C6 段未破裂大动脉瘤

【临床资料】女性,60 岁,头痛数年余,CTA 发现颅内动脉瘤。

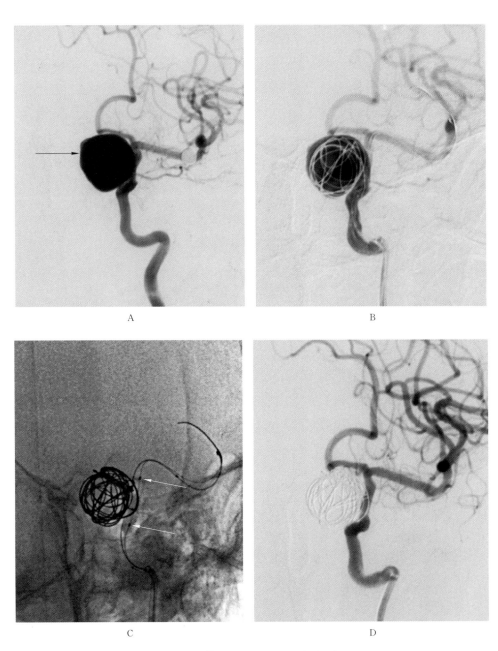

A. 左侧颈内动脉 DSA 显示 C6 段大动脉瘤(←—),瘤体 16 mm×15 mm 大小,瘤口 5 mm;

B. 先行动脉瘤腔内弹簧圈部分填塞(2 枚长规格弹簧圈),然后采用覆膜支架治疗,路图下植入 Willis® 覆膜支架(3.5 mm×10 mm);

C. 支架到位后膨胀球囊、释放支架(←—),瘤腔内可见弹簧圈影;

D. 支架释放后即刻 DSA 显示动脉瘤口封堵,动脉瘤腔不充盈,支架段载瘤动脉重建、充盈满意。

- **病变部位：** 颈内动脉眼动脉段

- **病变段动脉管径：** 3.3 mm

- **病变段动脉状况：平直**

- **动脉瘤最大直径：** 16 mm

- **动脉瘤口：** 5 mm

- **覆膜支架规格：** 3.5 mm×10 mm

【点评】患者头痛数年，发现颅内动脉瘤 2 周余。DSA 显示左侧颈内动脉 C6 段大动脉瘤，16 mm×15 mm 大小，轮廓规则；瘤口宽，直径约 5 mm；瘤口处载瘤动脉管径直径 3.3 mm，近、远侧载瘤动脉管径基本一致。术者先用 2 枚大规格弹簧圈填塞动脉瘤腔成篮状，然后选用直径 3.5 mm、长度 10 mm 覆膜支架封堵瘤口，支架到位、释放后 DSA 显示动脉瘤口完全封堵，动脉瘤腔不充盈，瘤口段载瘤动脉重建良好。

该患者动脉瘤位于颈内动脉 C6 段靠近床突段，动脉瘤口较大，是较难治的动脉瘤。考虑到治疗段动脉走行尚自然，术者选用较小规格的覆膜支架治疗，并在动脉瘤腔内预先植入 2 枚大规格的弹簧圈，获得了满意的封堵效果。该患者床突段动脉生理弯曲不明显，瘤口段动脉未变形，为覆膜支架的顺利到位和良好贴壁创造了条件。动脉瘤口近、远侧载瘤动脉变形或增粗，在大或巨大动脉瘤患者经常遇到，

虽然，覆膜支架可重建病变段动脉，但上述情况往往给覆膜支架的规格选择和贴壁效果制造困难。在大或巨大宽口动脉瘤，动脉瘤腔预先植入数枚大规格弹簧圈，使其在瘤腔内成篮状、在瘤口处成网状架构，为覆膜支架在瘤口处恒位起到支撑作用，避免覆膜支架陷入动脉瘤腔内，这是作者推崇的技术。

(李明华)

病例 3. C6 段未破裂大动脉瘤

【临床资料】女性,55 岁,间断性头晕,偶然发现颅内动脉动脉瘤 2 月余。

- 病变部位：颈内动脉眼动脉段

- 病变段动脉管径：3.5 mm

- 病变段动脉状况：平直，略弯曲

- 动脉瘤最大直径：19 mm

- 动脉瘤口：5 mm

- 覆膜支架规格：3.5 mm×7 mm，4.0 mm×7 mm

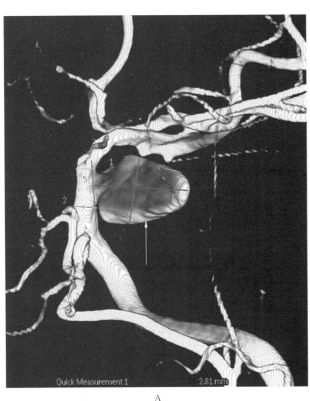

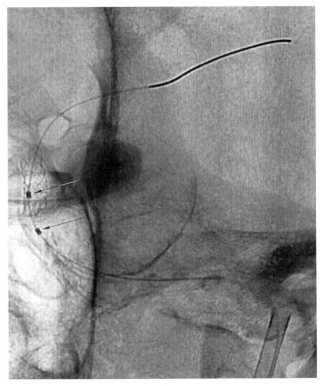

A　　　　　　　　　　　　　　　　B

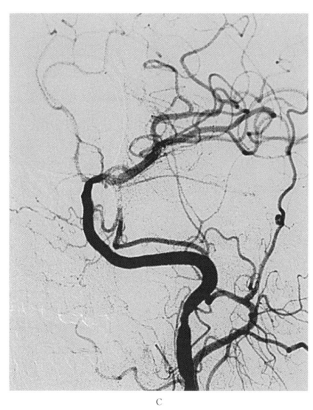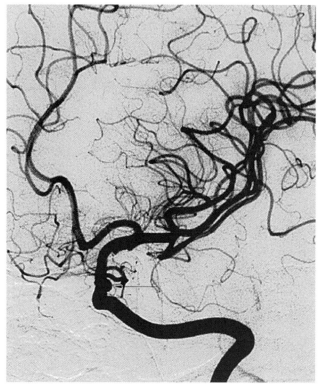

C   D

A. 左侧颈内动脉 DSA 三维像显示 C6 段大动脉瘤(←—),11 mm×19 mm 大小,瘤口宽;

B. 行覆膜支架治疗,路图下植入 Willis® 覆膜支架(3.5 mm×7 mm),后显示瘤口未完全封堵,遂植入第二枚 Willis® 覆膜支架
(4.0 mm×7 mm),套袖式桥接于第一枚覆膜支架近端(←—);

C. 支架到位,释放后 DSA 显示动脉瘤口封堵完全,动脉瘤腔不充盈,支架段载瘤动脉重建;

D. 术后 6 个月复查 DSA 显示动脉瘤不显影,支架段载瘤动脉通畅,原动脉瘤瘤口呈小龛影改变(←—)。

【点评】 患者左侧颈内动脉 C6 段巨大未破裂动脉瘤,瘤体轮廓光整,瘤口较宽,瘤口处载瘤动脉略显迂曲,术者先后选用 2 枚短支架治疗,术后 DSA 显示动脉瘤口封堵良好,动脉瘤不充盈,术后 6 个月复查 DSA 显示载瘤动脉重塑满意,眼动脉充盈,瘤口处载瘤动脉显示小龛影改变。

该动脉瘤位于颈内动脉 C6 段近端,靠近床突段,该段颈内动脉存在自然迂曲,术者选用较短的覆膜支架是比较安全的,因存在内漏而又桥接置放了第二枚短支架,达到完全封堵。或许应用一枚略长一点的覆膜支架,一枚支架即可能达到理想的封堵效果。单覆膜支架一次完全封堵是术者施行覆膜支架治疗所追求的目标,但是,术前精准判断和评估,有时候是有一定难度的,需要经验积累和充分的影像信息,况且患者的个体差异也大,其期望和结果有时存在差距。当然在达到完全封堵的前提下,尽可能选用较短的覆膜支架,仍然是我们的准则。

(李明华)

病例 4. C6 段未破裂巨大动脉瘤

【临床资料】女性,37 岁,发作性头痛 2 年,左眼视物模糊,CT 发现颅内动脉瘤 1 周。

- 病变部位：颈内动脉眼动脉段
- 病变段动脉管径：3.1 mm
- 病变段动脉状况：平直，略弯曲
- 动脉瘤最大直径：26 mm
- 动脉瘤口：6 mm
- 覆膜支架规格：3 mm×16 mm

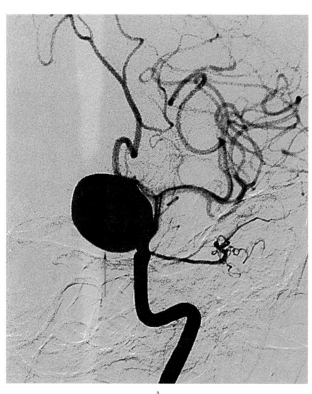

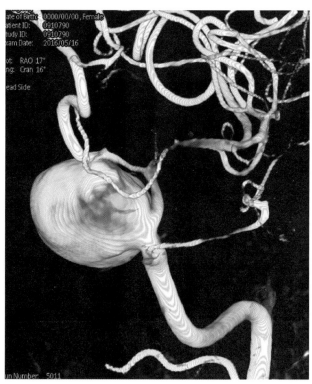

A   B

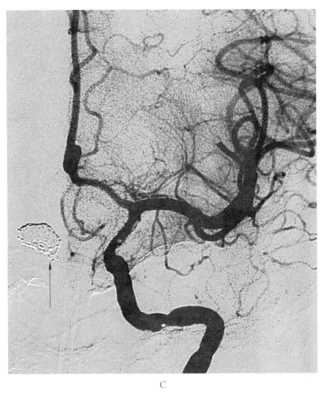
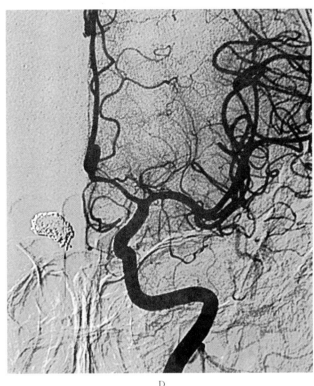

C

D

A. 左侧颈内动脉 DSA 显示 C6 段巨大动脉瘤（←——）,26 mm×24 mm 大小,瘤口 6 mm;

B. 三维重建显示动脉瘤口和载瘤动脉关系;

C. 路图下植入 Willis® 覆膜支架(3.5 mm×16 mm)后即刻 DA 显示动脉瘤口封堵,动脉瘤腔不充盈,支架段载瘤动脉重建、略显痉挛状;

D. 术后 1 个月复查 DSA 显示支架段载瘤动脉重建良好,动脉瘤完全不显影;C 和 D 图可见对侧颈内动脉 C6 段动脉瘤弹簧圈填塞影(←——)。

【点评】患者左侧颈内动脉 C6 段巨大动脉瘤,瘤体光整,瘤口较宽,瘤口段载瘤动脉呈自然走行,迂曲不明显,载瘤动脉近端眼动脉显影,载瘤动脉远端后交通动脉和脉络膜前动脉显示不清。术者选用长度 16 mm 覆膜支架治疗,术后 DSA 显示动脉瘤口封堵满意,动脉瘤腔不充盈,载瘤动脉近、远端显示痉挛状改变。

　　该动脉瘤瘤体巨大,采用支架辅助下弹簧圈栓塞治疗也可获得完全闭塞,但需用的弹簧圈数量大,价格昂贵,手术操作耗时长,且不能避免弹簧圈质量造成占位效应所产生的神经学症状。该动脉瘤瘤口显示清晰,载瘤动脉迂曲不明显,选择恰当长度的覆膜支架可获得一次封堵治愈,考虑到载瘤动脉近、远端存在重要分支动脉,在选择覆膜支架长度时要兼顾保证封堵动脉瘤口和避免覆盖分支动脉开口,这是我们在应用覆膜支架治疗时需注意的,当然有时候是困难的。术者选用长度 16 mm 的覆膜支架也不是不可取,因为在该病例载瘤动脉远端的后交通动脉和脉络膜前动脉术前充盈不良,覆盖后不良事件的发生率应该较低。眼动脉行程中可存在诸多来自颈外动脉分支的吻合支,其开口覆盖后出现不良事件的概率也不高。另外,如此大瘤腔大瘤口的动脉瘤,选用长支架治疗的另一好处是使术后头部运动造成支架移位,导致动脉瘤再通的概率降低。

(李明华)

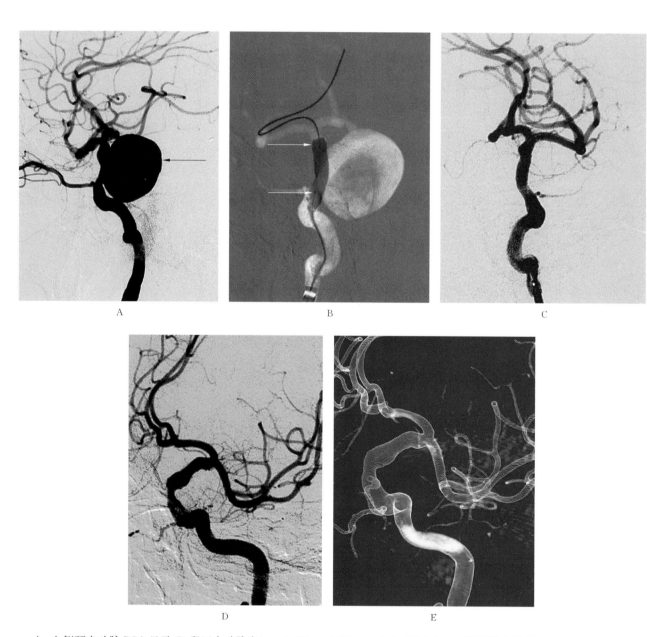

病例 5. C6 段未破裂巨大动脉瘤

【临床资料】男性，43 岁，头晕伴双眼视物模糊 1 周，CT 发现颅内动脉瘤。

A

B

C

D

E

A. 左侧颈内动脉 DSA 显示 C6 段巨大动脉瘤（←—），27 mm×24 mm 大小，瘤口 6 mm，靠近眼动脉开口；

B. 行覆膜支架封堵治疗，植入 Willis® 覆膜支架（4.0 mm×13 mm），确认支架到位，路图下膨胀球囊、释放支架（←—）；

C. 支架释放后即刻 DSA 显示动脉瘤口封堵，动脉瘤腔不充盈，瘤口段载瘤动脉重建，眼动脉充盈良好；

D、E. 术后 9 个月复查 DSA 显示动脉瘤消失，支架段载瘤动脉通畅，近端轻度狭窄。

- **病变部位**：颈内动脉眼动脉段

- **病变段动脉管径**：6 mm

- **病变段动脉状况**：平直

- **动脉瘤最大直径**：27 mm

- **动脉瘤口**：6 mm

- **覆膜支架规格**：4.0 mm×13 mm

【点评】患者左侧颈内动脉 C6 段巨大未破裂动脉瘤，瘤体轮廓光整，瘤口宽，瘤口近端靠近眼动脉开口。术者选用长度 13 mm 覆膜支架治疗，术后瘤口完全封堵，动脉瘤腔不充盈，支架段载瘤动脉管壁欠光整。术后 9 个月复查 DSA 显示支架段颈内动脉重建良好，管壁欠光整，支架近段轻度狭窄。

该动脉瘤瘤体巨大，如果用支架辅助弹簧圈栓塞治疗，弹簧圈应用量大，价格高，术后复发的概率也高；采用密网支架治疗，术后瘤腔内进行性血栓性闭塞需要一段时间，该时间段内不排除动脉瘤破裂的可能。该段血管存在一定弯曲，但走行自然，术者选用较长的覆膜支架，一次获得完全封堵治愈。术后眼动脉显影，充盈较细，但不影响眼部供血。术者选择支架规格合理，术中支架定位精准，既达到完全封堵宽口大动脉瘤的目的，又保留了眼动脉通畅。术后需注意：一是为避免术后头部过大运动，尤其在麻醉苏醒术时避免头部动作过大，以免支架移位，术后第二天可行 CT 和 CTA 检查，观察瘤腔内血栓形成情况以及有无支架移位及其动脉瘤腔再开放与否；二是术后闭塞动脉瘤周水肿造成占位效应，可适当给予脱水治疗。支架近端载瘤动脉轻度狭窄，可能系由该段动脉存在迂曲导致支架近端的一侧贴壁不良造成，如在随访时狭窄加重，可考虑支架成形术治疗。

（李明华）

病例 6. C6 段未破裂巨大动脉瘤

【临床资料】男性,61 岁,腹主动脉瘤覆膜支架手术,术前头颅 CTA 检查偶然发现颅内动脉瘤。

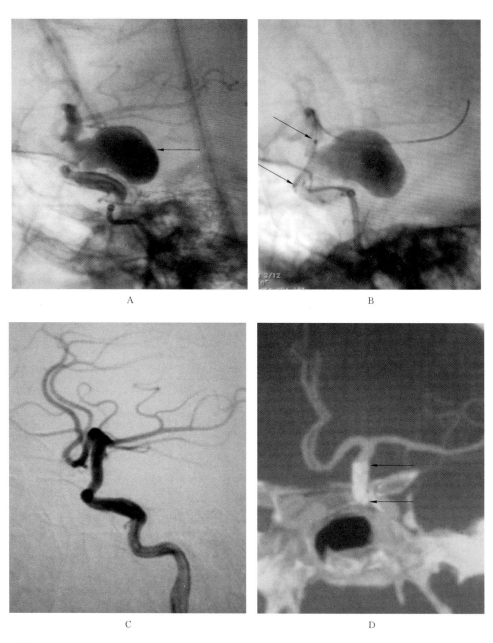

A. 左侧颈内动脉 DSA 显示 C6 段巨大动脉瘤(◀━━),25 mm×12 mm 大小,形态不规则;

B. 行覆膜支架治疗,透视下取工作位植入 Willis® 覆膜支架(4.0 mm×16 mm)(◀━━);

C. 支架到位、释放后即刻 DSA 显示动脉瘤口封堵、动脉瘤腔不充盈,瘤口段载瘤动脉重建;

D. 术后 3 个月复查 CTA 显示覆膜支架骨架影(◀━━),病变侧脑内动脉充盈良好,动脉瘤未见充盈。

- **病变部位：颈内动脉眼动脉段**

- **病变段动脉管径：** 3.5 mm

- **病变段动脉状况：平直**

- **动脉瘤最大径：** 25 mm

- **动脉瘤口：** 7 mm

- **覆膜支架规格：** 4.0 mm×16 mm

【点评】 患者系左侧颈内动脉 C6 段未破裂巨大动脉瘤，瘤体不整形有破裂倾向。术者应用 Neuro 导引导管选择性插管至海绵窦后膝段，DSA 显示瘤口较大，位于颈内动脉硬膜内段，该段动脉走行自然，瘤口近、远端管腔直径差异不大。术者选用长度 16 mm 覆膜支架治疗，术后 DSA 显示动脉瘤口完全封堵。术后 3 个月复查 CTA 显示支架段载瘤动脉重建良好，动脉瘤腔不充盈，达到完全治愈。

该患者载瘤动脉行程迂曲明显，呈 4 个直角弯曲，一般来说，覆膜支架系统可越过 2 个直角弯曲。术者借用头端柔顺性极好的 Neuro 导引导管，越过 2 个弯曲后置导管头于第三个直角弯曲处，为较长的覆膜支架到位创造了条件。该动脉瘤口较大，又位于硬膜内段，分支动脉显示不清，术者大胆地选用长覆膜支架治疗，达到 1 枚支架一次治愈，避免了应用 2 枚覆膜支架桥接时碰到的各种问题，特别是在迂曲段血管或靠近迂曲段血管进行桥接时。术后 DSA 显示细小的脉络膜前动脉充盈，眼动脉不充盈，患者无甚神经学体征和视力影响，提示该眼动脉和脉络膜前动脉为非优势供血，或有侧支血管参与供血。

该患者应用覆膜支架治疗需注意：①行径动脉迂曲明显，为覆膜支架到位造成困难，Neuro 导引导管的应用，在一定程度上克服了这个困难；②动脉瘤口大又位于颈内动脉硬膜内段，存在重要分支动脉开口，为覆膜支架长度的选择增加了挑战性。长支架对血管的影响大，短支架封堵瘤口不完全或桥接第二枚支架时存在变数。这些对于术者经验的要求和病例个性化的判断，显得尤为重要；③术后避免患者头部运动过大，以免极少发生支架移位，尤其位于硬膜内段的宽口动脉瘤，推荐术后第二天行 CT 或 CTA 检查。另外，大动脉瘤完全封堵后近期瘤周水肿引起的占位效应也要引起注意。

（李明华　谢晓东）

病例 7. C6 段巨大未破裂动脉瘤

【临床资料】女性,46 岁,反复头痛、左眼视物不清 2 年余。

- 病变部位：左侧颈内动脉眼动脉段
- 病变段动脉管径：3.4 mm
- 病变段动脉状况：弯曲
- 动脉瘤最大直径：26 mm
- 动脉瘤口：8.4 mm
- 覆膜支架规格：4 mm×16 mm

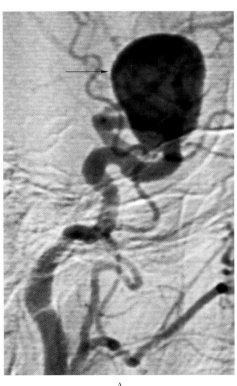

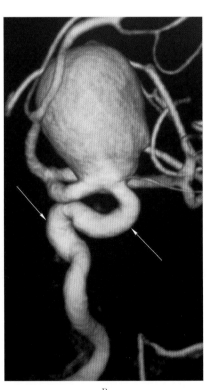

A　　　　　　　　　　　　　B

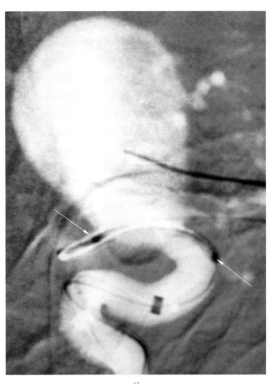
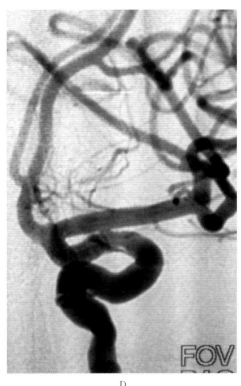

A. 左侧颈内动脉 DSA 显示颈内动脉床突上段巨大动脉瘤（←），19 mm×26 mm 大小，瘤口宽约 8.4 mm，瘤体突向前上方；

B. 三维 DSA 重建显示左颈内动脉路径段血管迂曲明显（←）；

C. 通过同轴技术（6F 长鞘＋Navein 导引导管）将中间导管置于海绵窦段，微导管越过动脉瘤口到达大脑中动脉，沿微导丝植入 Willis® 支架（4 mm×16 mm），支架远近端 mark 均距瘤口 4 mm 左右（←）；

D. 支架释放后即刻 DSA 显示动脉瘤腔未显影，被完全隔绝，重建载瘤动脉通畅。

【点评】该患者系颈内动脉 C6 段巨大动脉瘤，位于前侧壁，向上突出，正对血流冲击，临床症状明显，密网支架治疗此类病变日益引起关注。覆膜支架的运用可以有效地隔绝血流与动脉瘤腔，保持载瘤动脉通畅，治疗效果即刻体现。此例患者治疗中的关键点在于：①途径动脉迂曲，床突段弯曲角度大，支架顺利到位需要稳定的输送管道，长鞘和 Navein 导引导管的组合可以在颈动脉段提供强支撑力，Navein 导管柔顺性可以到达病变近端，为覆膜支架的顺畅到位提供了有利条件；②支架的定位，必须达到支架完全覆盖动脉瘤口部，同时尽可能加强贴壁性，支架的位置选择十分重要；③覆盖眼动脉的可行性，眼动脉行径与颈外动脉分支存在吻合，因此，在必要时眼动脉可以考虑覆盖，以避免支架贴壁不全造成内漏。正确把握上述关键点，此段血管病变可以采用单纯覆膜支架有效隔绝。

（方淳 谭华桥）

病例 8. C6 段巨大未破裂动脉瘤

【临床资料】 女性,55 岁,反复头痛头晕、左眼视物不清 1 年余。

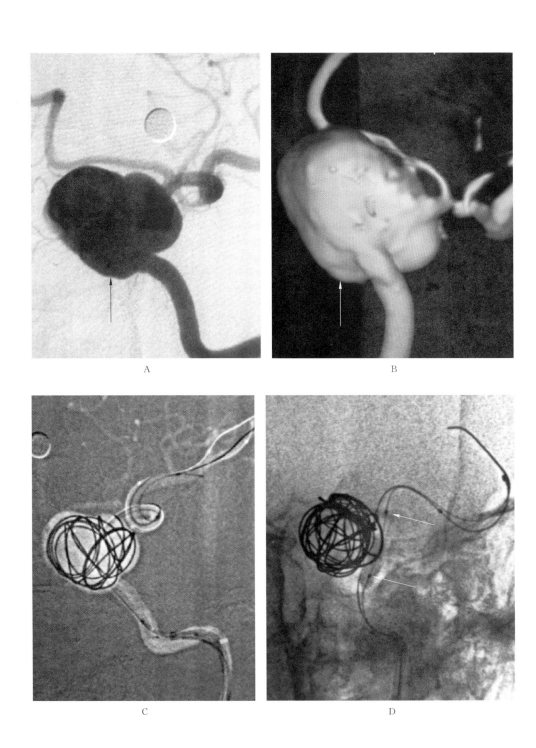

A   B

C   D

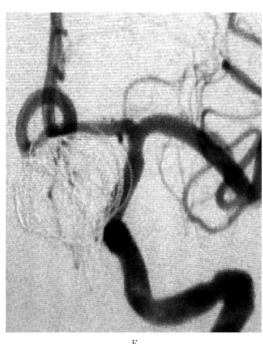

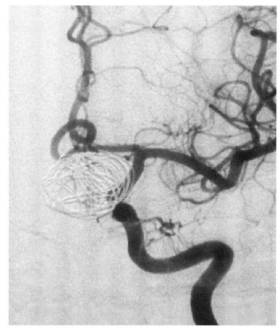

E   F

A、B. 左侧颈内动脉 DSA 显示左侧 C6 段巨大动脉瘤（←—），瘤体不规则，大小约 20 mm×26 mm，瘤口跨床突段，宽约 10.5 mm；

C、D. 分别植入微导丝、微导管经载瘤动脉到同侧大脑中动脉远端及动脉瘤腔内，瘤腔内填入 20 mm×50 cm 弹簧圈 1 枚；沿微导丝植入 Willis® 覆膜支架（3.5 mm×16 mm），支架到位后扩张球囊、释放支架（←—）；

E. 支架释放后即刻 DSA 显示动脉瘤不显影，瘤腔完全隔绝，重建载瘤动脉通畅；

F. 术后 6 个月复查 DSA 显示支架段颈内动脉通畅，瘤口封堵良好，动脉瘤不显影。

• **病变部位：**	**左侧颈内动脉眼动脉段**
• **病变段动脉管径：**	3.2 mm
• **病变段动脉状况：**	**弯曲**
• **动脉瘤最大直径：**	26 mm
• **动脉瘤口：**	10.5 mm
• **覆膜支架规格：**	3.5 mm×16 mm

【点评】 血管重建和密网支架日益成为颅段颈内动脉巨大动脉瘤血管内介入治疗的方向，覆膜支架的运用为此类病变的治疗增添了新的手段。此病例动脉瘤累及床突弯曲段，瘤口宽，瘤体位于血流冲击方向，在运用覆膜支架时需要考虑：①微导丝建立的通道能否有效地支撑维持覆膜支架越过动脉瘤口，避免在输送覆膜支架时支架向瘤腔内突入；②病变累及床突段弯曲，支架覆盖后如何防止内漏发生；③覆膜支架系统柔顺性差，输送过程中存在向瘤腔内突入的可能性，辅助技术将有效地帮助覆膜支架腔内隔绝治疗。即瘤腔内放置数枚 18 系弹簧圈，加强对瘤口处覆膜支架的恒位、固定，如支架释放后发生内漏，瘤腔内的弹簧圈将有效地促进血栓形成。弹簧圈填塞技术与覆膜支架腔内隔绝技术的组合治疗，将增加覆膜支架腔内隔绝治疗的成功率和有效性。

（方淳 徐霖充）

病例 9. C4 段巨大未破裂动脉瘤

【临床资料】女,61 岁,头痛、头晕半月,头颅 MRI 显示鞍区占位。

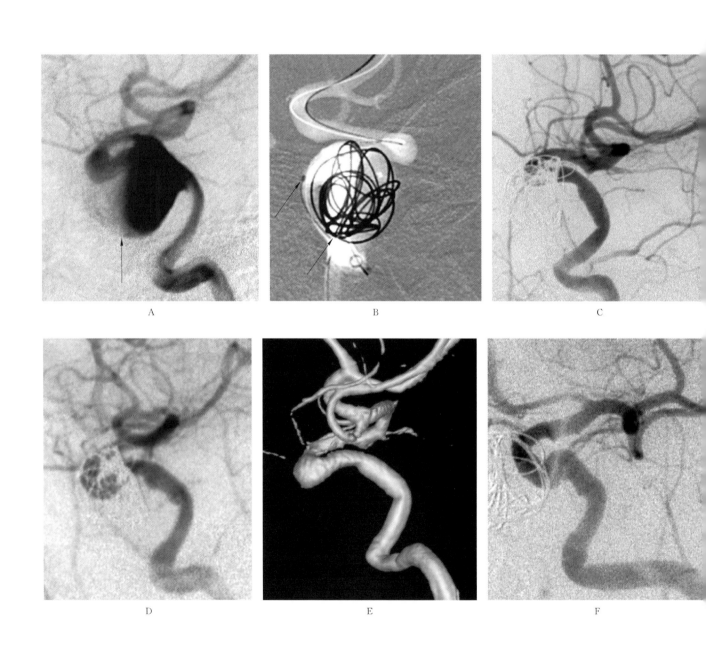

A   B   C

D   E   F

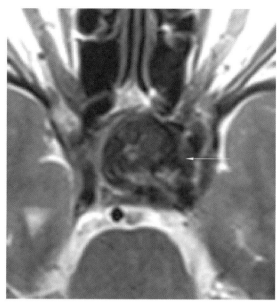
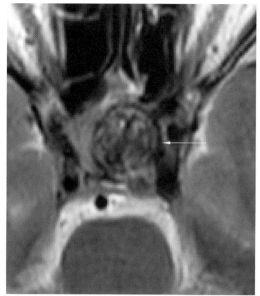

G　　　　　　　　　　　　　　　　　　H

A. 术前 DSA 显示左侧颈内动脉海绵窦段巨大动脉瘤（◀——），大小约 20 mm×26 mm；

B. 瘤腔内填入弹簧圈 2 枚（28 mm×50 cm，7 mm×20 cm）后，沿微导丝送入覆膜支架（4.5 mm×16 mm）（◀——）；

C. 支架到位、释放后 DSA 显示载瘤动脉通畅，动脉瘤腔被隔绝；

D. 术后半年复查 DSA 显示载瘤动脉通畅，动脉瘤腔不显影，瘤口管壁稍有膨出；

E. 术后半年复查 DSA 三维重建像；

F. 术后 1 年复查 DSA 显示载瘤动脉通畅，动脉瘤腔不显影，瘤口管壁稍有膨出，形态稳定，

G（术后 1 周）和 H（术后 1 年）. 头颅 MRI 显示术后 1 年鞍区占位病变体积明显减小（◀——）。

- **病变部位：左颈内动脉海绵窦段**

- **病变段动脉管径**：4.0 mm

- **病变段动脉状况：略弯曲**

- **动脉瘤最大直径**：26 mm

- **动脉瘤口**：8.3 mm

- **覆膜支架规格**：4.5 mm×16 mm

【点评】该患者为海绵窦段巨大动脉瘤，其占位效应引起临床症状明显，治疗的关键在于动脉瘤闭塞的同时尽可能改善临床症状。目前，密网支架日益成为治疗的热点，覆膜支架隔绝治疗同样达到满意的治疗效果，而且能即刻治愈。此例采用了覆膜支架隔绝同时瘤腔内放置少量弹簧圈，有效地防止内漏，并促进瘤腔内血栓形成，随访 MRI 显示瘤体明显缩小，临床症状明显改善，达到治疗的目的。随访中发现瘤口局部血管壁有膨出，1 年后复查显示稳定，考虑与支架结构有关，因为 Willis® 覆膜支架的膜部游离于金属支架的外侧，受血流冲击，瘤口局部膜性结构可向瘤腔膨出，经过随访观察形态稳定，一般不需处理。

腔内隔绝治疗巨大动脉瘤可以有效地即刻隔绝载瘤动脉与瘤腔的血流，避免弹簧圈瘤腔内填塞造成的局部占位效应，达到瘤口封堵、影像和临床治愈的效果。

（方淳　徐霁充）

病例 10. C4 段巨大未破裂动脉瘤

【临床资料】女,56 岁,视力下降半年,头痛、左手麻木 1 周

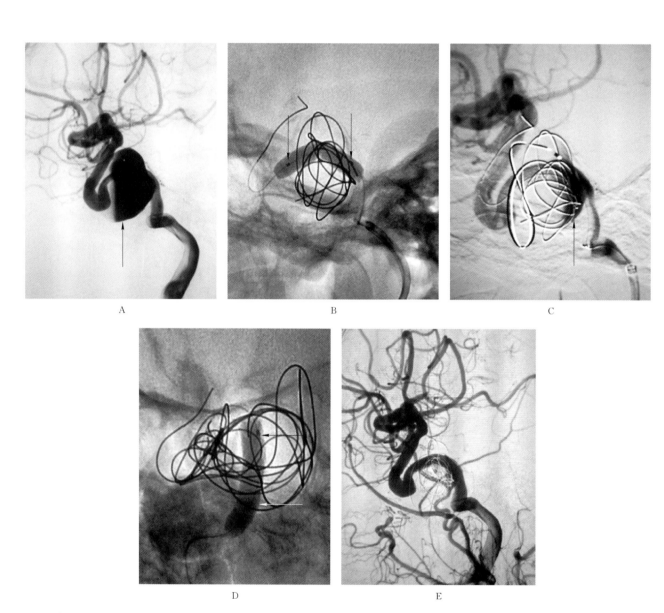

A. 右侧颈内动脉 DSA 显示右侧颈内动脉海绵窦段巨大动脉瘤(←),瘤口靠近后膝弯曲段,瘤口约 6.5 mm;

B. 先植入导引微导丝越过瘤口段载瘤动脉到达同侧大脑中动脉远端,然后置放微导管入动脉瘤瘤腔,植入 20 cm×50 cm 弹簧圈,最后沿导引微导丝植入 Willis®覆膜支架(4.5 mm×16 mm)(←);

C. 支架到位、释放后 DSA 显示支架近端存在内漏(←);

D. 植入第二枚 Willis®覆膜支架(4.5 mm×16 mm),套袖式桥接于第一枚支架近端(←),重叠 4 mm 左右;

E. 扩张球囊、释放支架后即刻 DSA 显示动脉瘤腔不显影,支架段载瘤动脉重建、通畅。

- **病变部位：右颈内动脉海绵窦段**

- **病变段动脉管径：** 4.2 mm

- **病变段动脉状况：弯曲**

- **动脉瘤最大直径：** 27 mm

- **动脉瘤口：** 6.5 mm

- **覆膜支架规格：** 4.5 mm×16 mm

【点评】该患者系颈内动脉海绵窦段巨大动脉瘤，瘤口宽，靠近海绵窦后膝部弯曲段，部分瘤体受血流冲击向上膨隆，单一支架较难完全覆盖动脉瘤口。术者应用 2 枚覆膜支架治疗，第一枚支架远端尽可能放置在瘤口远侧平直段血管，确保瘤口远端贴壁良好；第二枚支架在套袖式植入时，应沿导引微导丝缓慢前行，绝不可顶住第一枚支架近端，以防止第一枚支架前移，造成后续操作难度，甚至手术失败。另外，2 枚覆膜支架重叠部分要足够长，以确保 2 枚覆膜支架膜部的足够重叠、衔接。当然，在如此巨大动脉瘤，如在置放覆膜支架同时，在瘤腔内置放大规格的弹簧圈，可增加瘤口处覆膜支架的稳定作用。

该患者应用覆膜支架治疗需注意：在置放第二枚覆膜支架时，由于第一枚覆膜支架近端靠近海绵窦后膝段弯曲部，容易顶住第一枚支架近端造成移位或难以顺利套袖入第一枚支架内，这在迂曲明显的病例更易碰到。该病例获得满意的双支架封堵效果，但不管怎样，单一覆膜支架一次治愈永远是覆膜支架治疗的追求目标。

（方淳　严烁）

病例 11. C4 段未破裂巨大动脉瘤

【临床资料】女性,51 岁,头痛数月伴左侧动眼神经麻痹 10 天,发现颅内动脉瘤 1 周。

- 病变部位：颈内动脉海绵窦段
- 病变段动脉管径：3.8 mm
- 病变段动脉状况：平直
- 动脉瘤最大直径：25 mm
- 动脉瘤口：7 mm
- 覆膜支架规格：4.0 mm×16 mm

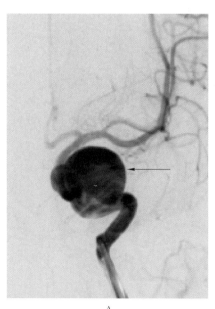
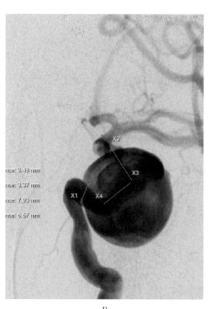
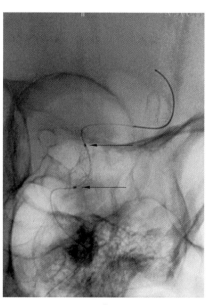

A　　　　　　　　　　　B　　　　　　　　　　　C

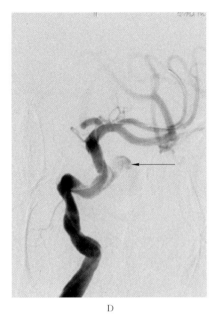
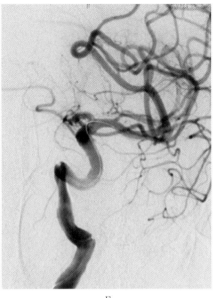
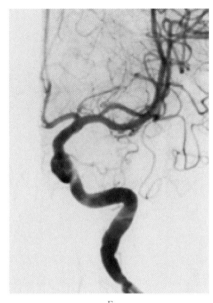

D   E   F

A. 左侧颈内动脉 DSA 显示海绵窦水平段巨大动脉瘤(←—),24 mm×25 mm 大小,瘤口 7 mm;

B. 工作位 DSA 像测量载瘤动脉管径;

C. 行覆膜支架治疗,平片显示植入 Willis® 覆膜支架(4.0 mm×16 mm)(←—)后;

D. 准确定位、支架释放后即刻 DSA 显示少量内漏(←—);

E. 原压力球囊再扩后 DSA 显示内漏消失,动脉瘤口封堵满意,动脉瘤腔不充盈,支架段载瘤动脉重建;

F. 撤除输送系统后正位 DSA 显示动脉瘤不显影,颈内动脉重建、通畅。

(西安市西京医院提供病例)

【点评】 患者头痛数月,左侧动眼神经麻痹 10 天,偶然发现颅内动脉瘤 1 周。DSA 显示左侧颈内动脉海绵窦段动脉瘤,瘤体巨大,25 mm×25 mm 大小,瘤壁光整;瘤口宽,直径约 7 mm;瘤口段近、远侧载瘤动脉管径基本一致,约 3.5 mm。术者应用覆膜支架治疗,选择直径 4.0 mm、长度 16 mm 覆膜支架,支架到位、释放后 DSA 显示瘤口大部封堵,残存少量内漏,行原压力球囊再扩。术后 DSA 显示动脉瘤口完全封堵,动脉瘤腔不充盈,瘤口处载瘤动脉重建,脑内动脉充盈较术前改善。术后患者动眼神经麻痹略显好转。

该患者动脉瘤腔巨大,瘤口宽,属复杂型动脉瘤。动脉瘤口位于颈内动脉海绵窦水平段,瘤口段动脉较为平直,但行径动脉迂曲,尤以海绵窦后膝段迂曲较为明显。该弯曲靠近动脉瘤口近侧,且其弯曲角度较小,如采用双支架治疗,第二枚支架套袖式进入第一枚支架时可能存在困难,甚或顶住第一枚支架近端,造成第一枚支架移位,使治疗复杂化。术者大胆选用较长的覆膜支架,1 枚支架一次封堵的治疗计划是合理的。当然,如应用 Neuro 导引导管,导引导管头越过海绵窦后膝段弯曲,接近动脉瘤口近侧,则为准确判断动脉瘤口大小、选择合适的覆膜支架规格以及覆膜支架的精准释放、提高封堵成功率创造更好的条件。另外,如此巨大动脉瘤,在覆膜支架释放前,预先在瘤腔内置放几枚大规格弹簧圈,可增加覆膜支架在瘤口的恒位作用,避免覆膜支架陷入动脉瘤腔。

(李明华)

病例 12. C4 段未破裂巨大动脉瘤

【临床资料】女性,55 岁,头痛数年余,CT 偶然发现颅内动脉瘤。

- 病变部位：颈内动脉海绵窦段
- 病变段动脉管径：3.8 mm
- 病变段动脉状况：平直
- 动脉瘤最大直径：25 mm
- 动脉瘤口：8 mm
- 覆膜支架规格：4.0 mm×16 mm

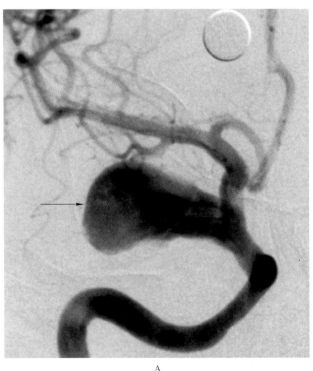
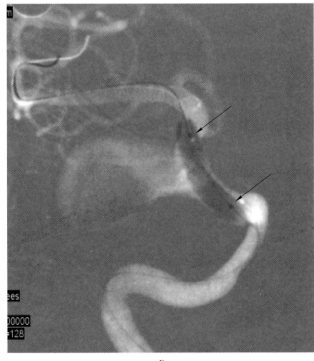

A   B

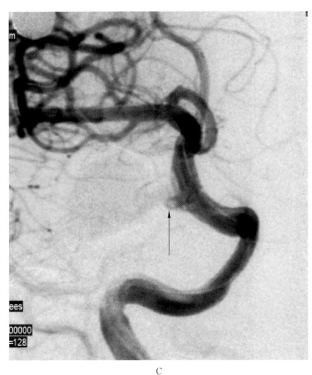
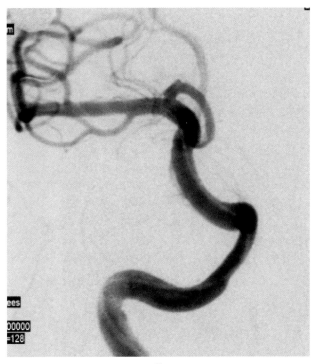

C   D

A. 右侧颈内动脉 DSA 显示海绵窦水平段巨大动脉瘤(←—),瘤体 25 mm×10 mm,瘤口 8 mm;

B. 行覆膜支架治疗,路图下植入 Willis® 覆膜支架(4.0 mm×16 mm),准确定位后膨胀球囊、释放支架(←—);

C. 支架释放后即刻 DSA 显示少许内漏(←—);

D. 原压力球囊再扩后 DSA 显示动脉瘤口封堵,动脉瘤腔不充盈,支架段载瘤动脉重建、充盈良好。

(广州医科大学附属第二医院提供病例)

【点评】患者头痛数年,DSA 显示右侧颈内动脉海绵窦近前膝段动脉瘤,瘤体巨大,25 mm×10 mm 大小,不整形;瘤口宽,直径约 8 mm;瘤口处载瘤动脉直径 3.5 mm,瘤口近、远侧载瘤动脉管径基本一致。术者应用覆膜支架治疗,选用直径 4.0 mm、长度 16 mm 覆膜支架,支架到位、释放后 DSA 显示动脉瘤口几全封堵,存有少许内漏。行相同压力球囊再扩后 DSA 显示内漏消失,动脉瘤口完全封堵,动脉瘤腔不充盈,瘤口段载瘤动脉重建,眼动脉不显影。患者术后康复良好。

- - - - - - - - - - - - - - - - - -

该患者动脉瘤腔巨大,瘤口宽,位于颈内动脉海绵窦近前膝段,属复杂型动脉瘤。外科手术风险高;弹簧圈栓塞其弹簧圈用量大、价格昂贵,并存在术后占位和术后复发的可能;密网支架不能即刻封堵动脉瘤口。术者大胆应用长规格覆膜支架封堵,获得了一次封堵成功治愈的目的。颈内动脉海绵窦前膝段存在生理弯曲,虽然位于硬膜间位,但由于其弯曲性质,增加了覆膜支架应用的风险,限制了覆膜支架的应用。该患者颈内动脉海绵窦前膝段,其弯曲度不很明显,为覆膜支架的到位和贴壁提供了有利条件。动脉瘤口段载瘤动脉管径未失去正常形态,也为覆膜支架贴壁创造了条件。但是,不管怎样,治疗段动脉迂曲,始终是覆膜支架应用时须注意的问题,尤其是应用长规格覆膜支架时,以免发生与手术相关的不良事件。患者术前后眼动脉均未充盈,视力不受影响,提示右侧眼动脉非优势供血,或眼动脉行程存在侧支供血。

(李明华)

病例 13. C4 段未破裂巨大动脉瘤

【**临床资料**】女性,50 岁,反复头昏、头痛半年,左侧眼球外展受限 3 月余。

- 病变部位：颈内动脉海绵窦段
- 病变段动脉管径：3.8 mm
- 病变段动脉状况：平直
- 动脉瘤最大径：27 mm
- 动脉瘤口：9 mm
- 覆膜支架规格：4.0 mm×16 mm；4.0 mm×10 mm

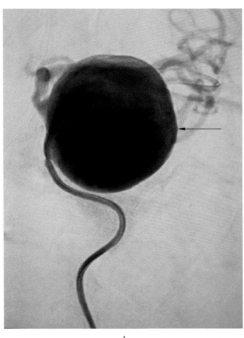
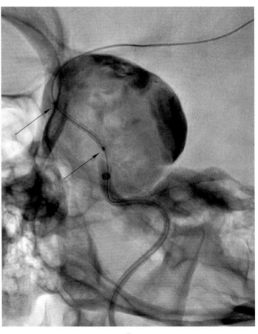

A

B

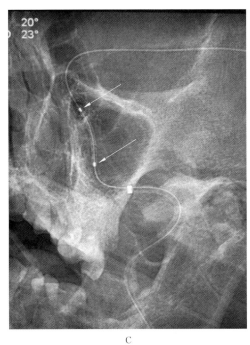
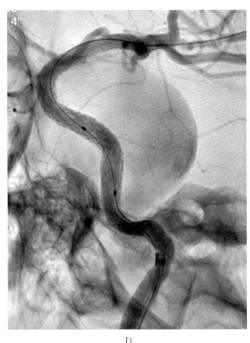

A. 左侧颈内动脉 DSA 显示海绵段巨大动脉瘤（←——），26 mm×27 mm 大小，瘤口宽；

B、C. 透视下工作位植入第一枚 Willis® 覆膜支架（4.0 mm×6 mm）（←——），未能完全封堵瘤口后即植入第二枚 Willis® 覆膜支架（4.0 mm×10 mm），套袖式桥接于第一枚支架上端（←——）；

D. 支架到位、释放后即刻 DSA 显示动脉瘤口封堵，瘤口段载瘤动脉重建良好。动脉瘤腔内造影剂淡淡充盈为原造影剂潴留。

【点评】患者系颈内动脉海绵窦段巨大未破裂动脉瘤，瘤口宽，载瘤动脉结构变形，失去正常走行和形态。采用 Neuro 导引导管超选择性插管于近动脉瘤口处造影，明确、清晰显示动脉瘤口的宽度及其近、远侧载瘤动脉。术者采用 2 枚覆膜支架套袖式桥接技术治疗，术后 DSA 显示瘤口完全封堵，载瘤动脉重塑良好。

清晰显示动脉瘤口、明确动脉瘤口的近、远侧载瘤动脉，是合理选择覆膜支架长度、正确置位覆膜支架、成功封堵动脉瘤口的重要保证。该动脉瘤口位于颈内动脉海绵窦段，动脉瘤体巨大，常规 DSA 很难精确显示动脉瘤口，是属于各种方法都较难治的复杂型动脉瘤。术者应用柔顺性极佳的 Neuro 导引导管，直接置导管头于动脉瘤口近端施行造影，清晰显示动脉瘤口及其近、远侧载瘤动脉，从而提高了术者置放覆膜支架的自信心。另外该病例动脉瘤口段载瘤动脉及其近端较为平直，为套袖式置放第二枚覆膜支架创造了条件。在植入第二枚覆膜支架时，顶住第一枚覆膜支架近端导致第一枚支架移位，造成治疗复杂化，甚或不成功，这在载瘤动脉迂曲病例，尤其在动脉瘤口近端载瘤动脉迂曲成角者容易发生。在如此病例，原则上采用 1 枚支架一次完成治疗，不主张采用双支架或多支架治疗。另外，在大动脉瘤，尤其巨大动脉瘤，在完全封堵后，术后可出现占位效应加重，产生颅内高压或脑神经压迫症状，可予降颅压处理或适当给予激素治疗。

该患者应用覆膜支架治疗需注意：①巨大动脉瘤瘤口的精确显示，超选择性插管于动脉瘤近端造影，值得推崇；②动脉瘤位于硬膜间位，覆膜支架直径规格的选择可适当宽松；③动脉瘤腔内可先放置若干大规格弹簧圈，对覆膜支架在瘤口起到一定支撑作用，以免覆膜支架塌陷入动脉瘤腔；④术后瘤腔内急性血栓形成后存在不同程度的瘤周水肿，出现占位症状加重，应给予适当临床处理。

（李明华 谢晓东）

病例 14. C4 段未破裂大动脉瘤

【临床资料】女性,69 岁,头痛多年伴左侧动眼神经麻痹 1 周。

- 病变部位：颈内动脉海绵窦段

- 病变段动脉管径：3.8 mm

- 病变段动脉状况：平直

- 动脉瘤最大直径：17 mm

- 动脉瘤口：6 mm，欠清

- 支架规格：4.0 mm×13 mm；4.0 mm×10 mm

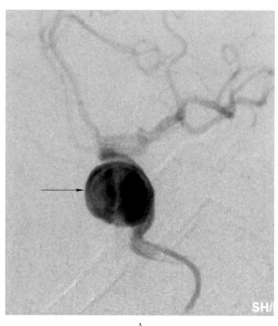

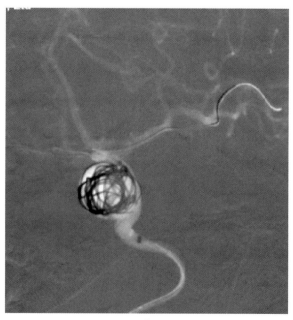

A   B

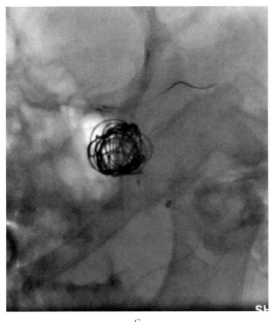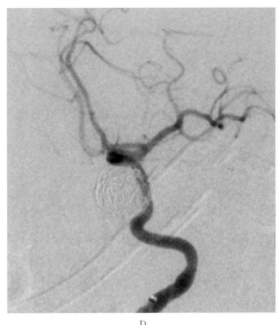

C　　　　　　　　　　　　　　　　　　　　D

A. 左侧颈内动脉 DSA 显示 C4 段大动脉瘤(◆——)，动脉瘤腔 16 mm×17 mm 大小；

B. 先行动脉瘤腔内大规格弹簧圈填塞，以期部分填塞动脉瘤腔，并在动脉瘤口起一架构作用以及探寻动脉瘤口位置和大小，然后植入第一枚 Willis® 覆膜支架，术后 DSA 显示贴壁不良，存在内漏；

C. 植入第二枚覆膜支架，并套袖式桥接于第一枚支架近端；

D. 术后 DSA 显示动脉瘤口封堵、动脉瘤腔不充盈，瘤口段载瘤动脉重建。

【点评】 患者系颈内动脉海绵窦水平段大动脉瘤，瘤体形态规则，二维像上瘤口显示欠满意，三维像上显示为宽瘤口。近动脉瘤处的载瘤动脉由于瘤体受压变形，载瘤动脉近端走行迂曲。术者先行动脉瘤腔填塞 2 枚较长规格的弹簧圈，然后植入 2 枚覆膜支架套袖式桥接，术后动脉瘤口完全封堵，载瘤动脉重建良好。

考虑到载瘤动脉 C2 段远端有一直角迂曲，术者采用 Neuro 导引导管，越过迂曲段动脉置导引导管头于靠近动脉瘤口近端的载瘤动脉，避免覆膜支架在行进过程中，接触碰擦迂曲的载瘤动脉，造成载瘤动脉内膜损伤或覆膜支架难以通过甚或虽能通过但造成覆膜支架远端膜的反卷等不良后果。该动脉瘤腔较大、瘤口较宽，先在动脉瘤腔内植入 2 枚较长较硬的弹簧圈，目的一是探察动脉口的近、远端部位，作为置放覆膜支架时的参考位置；二是覆膜支架在宽的瘤口部位起支撑作用，防止覆膜支架脱入瘤腔的可能，尽管其支撑力不大，但可避免覆膜支架悬在

瘤口。该宽口动脉瘤位于比较平直的颈内动脉海绵窦水平段，术者选用较长的覆膜支架封堵，以期 1 枚支架一次治愈。但由于瘤口段载瘤动脉失去正常形态，造成第一枚覆膜支架贴壁不良，存在近端内漏，引入第二枚覆膜支架，套袖式桥接于第一枚支架的近端，达到满意的封堵效果。

该患者应用覆膜支架治疗需注意：①载瘤动脉近端存在直角迂曲，应用 Neuro 导引导管越过该迂曲段，为覆膜支架到位创造条件；②动脉瘤口的判断和识别有待完善，以期精确判断瘤口的大小和部位，为覆膜支架长度的选择和精准置放创造条件；③在置放第二枚支架时，注意避免顶住第一枚支架近端，以免使第一枚支架移动，甚或套袖式桥接不成功；④动脉瘤腔内弹簧圈的置放对覆膜支架在瘤口有一定的支撑作用，且有助于瘤腔内血栓形成。

(李明华)

病例 15. C4 段未破裂大动脉瘤

【临床资料】女性,50 岁,反复头痛数月余,近 1 周明显加重。

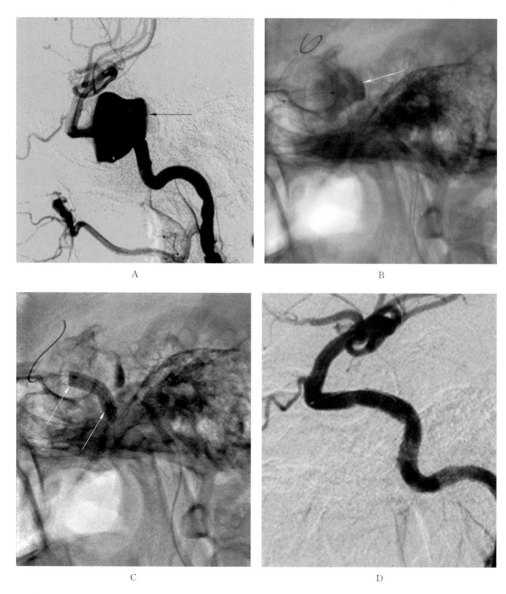

A. 左侧颈内动脉 DSA 显示海绵窦段巨大动脉瘤(◀━━),瘤腔 18 mm×19 mm 大小,瘤口大,显示欠清晰;

B. 行覆膜支架治疗,路图下植入植入 Willis® 覆膜支架(4.0 mm×16 mm),支架到位后膨胀球囊、释放支架,支架释放后 DSA 显示内漏(◀━━);

C. 透视下植入第二枚 Willis® 覆膜支架(4.0 mm×13 mm),套袖式桥接于第一枚覆膜支架近端(◀━━);

D. 支架释放后 DSA 显示动脉瘤口完全封堵,动脉瘤腔不充盈,支架段载瘤动脉重建、充盈良好。

（福建医科大学附属第一医院提供病例）

- **病变部位：** 颈内动脉海绵窦段
- **病变段动脉管径：** 3.8 mm
- **病变段动脉状况：** 平直
- **动脉瘤最大直径：** 19 mm
- **动脉瘤口：** 6 mm，显示欠清晰
- **覆膜支架规格：** 4.0 mm×16 mm，4.0 mm×13 mm

【点评】患者头痛数月，DSA 显示左侧颈内动脉海绵窦段动脉瘤，瘤体巨大，18 mm×19 mm，轮廓不规则；瘤口大，显示欠清晰；瘤口段载瘤动脉管径基本一致，直径 3.8 mm。术者应用覆膜支架治疗，选用直径 4.0 mm、长度 16 mm 覆膜支架，支架到位、释放后 DSA 显示内漏；再植入第二枚覆膜支架（直径 4.0 mm、长度 13 mm），以套袖式桥接于第一枚覆膜支架近端，术后 DSA 显示动脉瘤口完全封堵，动脉瘤腔不显影，瘤口段载瘤动脉重建良好。患者术后恢复良好，一周后出院。

该患者动脉瘤体大、瘤口宽，属复杂型动脉瘤。弹簧圈栓塞是传统选择的治疗方法，但弹簧圈应用量大、价格高，术后存在占位以及术后复发的可能，医患双方都有所顾忌。该动脉瘤口靠近海绵窦后膝段生理弯曲。如弯曲不明显，一枚覆膜支架即可达到完全封堵；但如存在一定程度的弯曲，一枚覆膜支架可能存在贴壁不良而难以封堵。该患者第一枚覆膜支架植入后存在内漏，并不是由于覆膜支架的长度不够未能完全覆盖动脉瘤口，而是因为治疗段动脉的弯曲造成支架的贴壁不良。因此，作者认为治疗段动脉存在一定弯曲度时，推荐实施双覆膜支架治疗的治疗计划，但也有采用一枚覆膜支架达到完全封堵的案例。因此，如何界定治疗段动脉弯曲程度以及是否采用双支架治疗，在实际操作中，有时候是困难的。1 枚支架一次达到完全封堵治疗，是覆膜支架治疗的理想目标，而应用 2 枚或多枚覆膜支架往往是迫于补救措施所不得不选择的手段。

（李明华）

病例 16. C4 段未破裂大动脉瘤

【临床资料】 女性,57 岁,偶然发现颅内多发动脉瘤 1 月余。

- 病变部位：颈内动脉海绵窦段
- 病变段动脉管径：4.1 mm
- 病变段动脉状况：平直
- 动脉瘤最大直径：16 mm
- 动脉瘤口：5 mm,显示欠清晰
- 覆膜支架规格：4.5 mm×16 mm

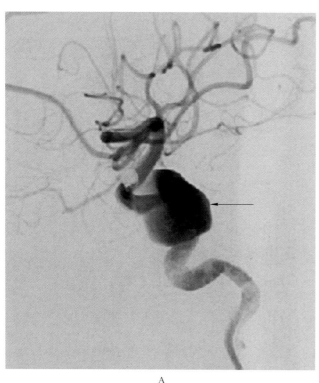

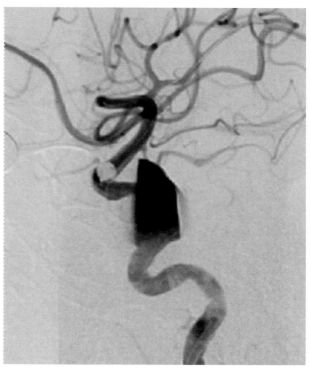

A

B

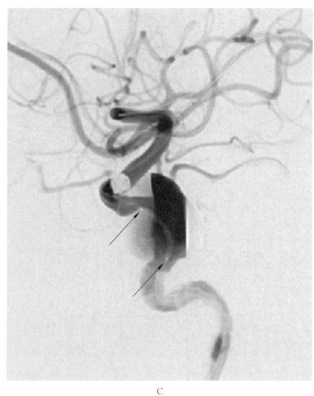
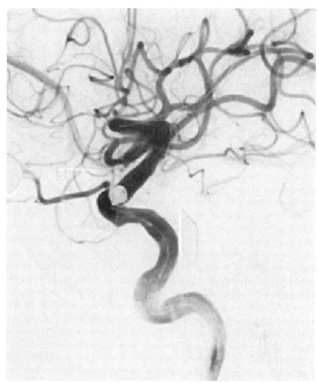

C   D

A. 左侧颈内动脉 DSA 显示 C4 段大动脉瘤(←—),瘤体 16 mm×15 mm 大小,瘤口显示欠清;

B. 行覆膜支架治疗,使用微导管交换技术置微导丝于大脑中动脉分支;

C. 路图下沿微导丝植入 Willis® 覆膜支架(4.5 mm×16 mm),准确到位后膨胀球囊、释放支架(←—);

D. 支架释放后即刻 DSA 显示动脉瘤口封堵,动脉瘤腔不显影,载瘤动脉重建、充盈良好。诸图示 C6 段可见右侧颈内动脉小动脉瘤弹簧圈填塞影。

(西安唐都医院提供病例)

【点评】患者偶然发现多发未破裂动脉瘤。DSA 显示右侧颈内动脉 C6 段小动脉瘤,采用弹簧圈栓塞治疗;左侧颈内动脉海绵窦水平段动脉瘤,瘤腔大,瘤壁光整,载瘤动脉近端行径较为迂曲,术者应用直径 4.5 mm、长度 16 mm 覆膜支架封堵治疗,支架上行有阻力,但经调试后顺利到位。支架释放后 DSA 显示动脉瘤口封堵完全,动脉瘤腔不显影,瘤口段动脉重建良好。

该患者双侧颈内动脉多发动脉瘤,分别采用 2 种血管内治疗技术。右侧颈内动脉 C6 段小动脉瘤采用弹簧圈栓塞治疗,左侧颈内动脉 C4 段大动脉瘤采用覆膜支架治疗,均获得满意的治疗效果。术者选择方法得当,尤其是左侧颈内动脉 C4 段大动脉瘤应用覆膜支架治疗,既节约了传统用弹簧圈治疗的材料费用和操作时间,又避免了巨大动脉瘤弹簧圈栓塞造成术后占位和术后复发的可能。

左侧颈内动脉 C4 段大动脉瘤,瘤口位于海绵窦水平段,其弯曲不很明显,走行尚自然,为覆膜支架的良好贴壁创造了条件。术前 DSA 显示动脉瘤腔内存在液液平,提示造影剂在瘤腔内流动较慢,有滞留现象,判断其瘤口不大,同样为覆膜支架封堵瘤口提供了依据。载瘤动脉近端走行迂曲可能为覆膜支架通过造成困难,但其弯曲角度较大,以及在三维像上呈多维性弯曲,相对降低了覆膜支架通过的难度。如果选用柔顺性好的 Neuro 导引导管,更能为覆膜支架的通过和到位提供了便利。

(李明华)

病例 17. C4 段未破裂大动脉瘤

【临床资料】女性,41 岁,经常性剧烈头痛,CTA 显示左侧颈内动脉动脉瘤。

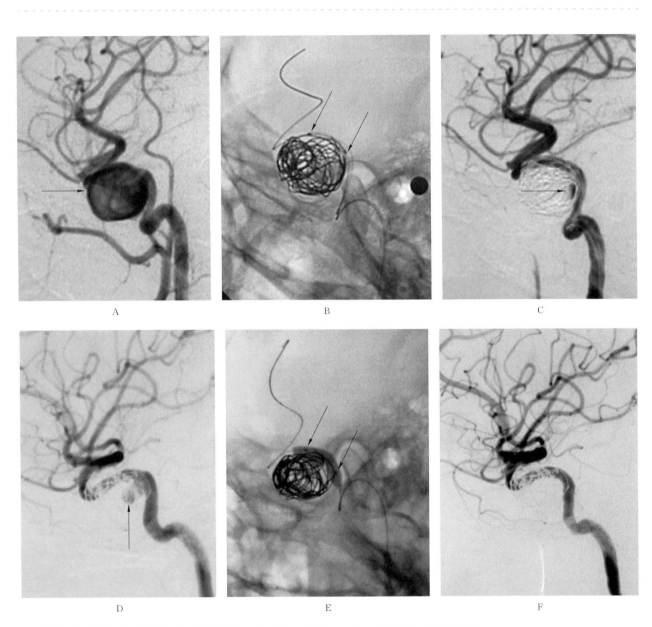

A. 左侧颈内动脉 DSA 显示 C4 段大动脉瘤(◀━),17 mm×16 mm 大小,瘤口宽,显示欠清晰;

B. 先在动脉瘤腔内填塞大规格弹簧圈 2 枚,然后行覆膜支架治疗,路图下植入 Willis® 覆膜支架(4.0 mm×10 mm)(◀━);

C. 支架到位、释放后即刻 DSA 显示内漏(◀━)、瘤腔部分显影,加大压力球囊再扩后仍有内漏,中止手术;

D. 3 个月后复查 DSA 显示支架近端小动脉瘤形成(◀━);

E. 在第一枚支架近端套袖式桥接第二枚 Willis® 覆膜支架(4.0 mm×10 mm)(◀━);

F. 术后即刻 DSA 显示动脉瘤口封堵、小动脉瘤完全消失,支架段载瘤动脉重建、充盈良好。

- 病变部位：颈内动脉海绵窦段
- 病变段动脉管径：4.0 mm
- 病变段动脉状况：平直
- 动脉瘤最大直径：17 mm
- 动脉瘤口，较大，欠清晰
- 覆膜支架规格：4.0 mm×10 mm×2 枚

【点评】患者经常头痛，偶然发现颅内动脉瘤。右侧颈内动脉 DSA 显示颈内动脉海绵窦段动脉瘤，瘤体 17 mm×16 mm 大小，形态规则，瘤口较大，显示欠清晰。术者先在动脉瘤腔内填放 2 枚大规格弹簧圈，然后应用覆膜支架封堵治疗。选用直径 3.5 mm、长度 10 mm 覆膜支架，支架到位、释放后 DSA 显示动脉瘤口未完全封堵，尚存在少量造影剂充盈瘤腔，经加大压力球囊再扩后仍显示内漏，遂终止手术。术后 3 个月复查 DSA 显示支架近端处小动脉瘤形成，行再次覆膜支架治疗，在其第一枚覆膜支架近端套袖式桥接第二枚覆膜支架（4.0 mm×10 mm），支架到位、释放后 DSA 显示小动脉瘤腔不充盈，提示瘤口封堵完全，瘤口段载瘤动脉重建、充盈、通畅。

该患者系颈内动脉海绵窦段未破裂囊状大动脉瘤，瘤口位于海绵窦水平段，该段动脉走行平直，是覆膜支架治疗的较好部位指征之一。考虑到动脉瘤腔较大、瘤口较宽，术者先应用大规格的弹簧圈填塞动脉瘤腔，再应用覆膜支架封堵治疗，其治疗方案是正确的。第一枚覆膜支架未能完全封堵，考虑术前动脉瘤口显示欠清，识别有误，使术者选择覆膜支架规格和精准定位带来困难，或许选择长度较长的覆膜支架或定位精准，有可能获得一次性封堵治愈。患者 3 个月后复查 DSA 显示在支架近端呈小动脉瘤样改变，显然为支架贴壁不良或覆盖不全所致的内漏造成。内漏未治的随访复查有 3 种结果：一是内漏消失，见于少量内漏患者；二是动脉瘤仍存在，但缩小，或为呈小动脉瘤样改变，此种情况最为多见；三是动脉瘤腔短期内增大趋势，甚至引起破裂，此情况见于流入道未完全封堵的病例。因此，原则上覆膜支架治疗应力求一次完全封堵，尤其要避免覆膜支架未完全覆盖动脉瘤口的情况发生。另外，如有内漏未治者，应在短期内随访复查，以决定是否需要采取补救措施。

（李明华）

破裂动脉瘤覆膜支架治疗

病例 1. C7 段破裂动脉瘤

【临床资料】女性,50 岁,突发剧烈头痛伴恶心呕吐 1 天,头颅 CT 显示蛛网膜下腔出血。

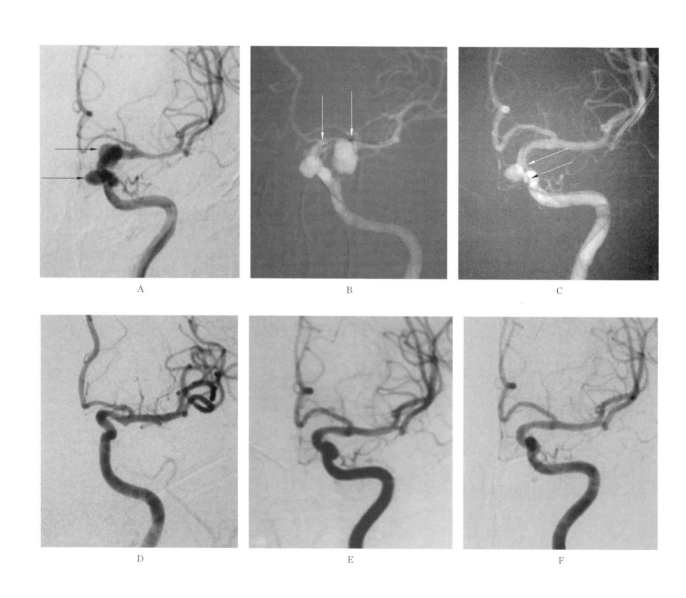

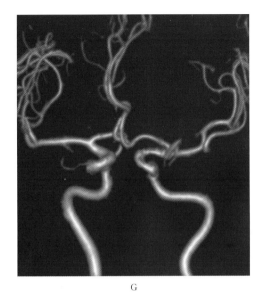

G

A. 左侧颈内动脉 DSA 显示颈内动脉 C5 段、C7 段两枚动脉瘤(←—),分别为 4 mm×4 mm 和 6 mm×8 mm 大小,C7 段为破裂动脉瘤;

B、C. 工作角度路图下先后植入 Willis® 覆膜支架(3.5 mm×7 mm,2 枚)置位于 C7 段(←—)和 C5 段(←—);

D. 支架到位、释放后即刻 DSA 显示动脉瘤口封堵、动脉瘤腔不充盈、瘤口段载瘤动脉重建,脉络膜前动脉充盈;

E、F. 术后 8 个月和 48 个月复查 DSA 显示载瘤动脉通畅,动脉瘤消失,支架段载瘤动脉轻度狭窄,脉络膜前动脉充盈良好;

G. 术后 110 个月复查 CTA 显示支架段载瘤动脉充盈良好。

- **病变部位:颈内动脉床突段、交通段**
- 病变部动脉管径:3.1 mm
- **病变部动脉状况:平直、略弯曲**
- 动脉瘤最大直径:4 mm;8 mm
- 动脉瘤口:3 mm;3 mm
- **覆膜支架规格:3.5 mm×7 mm;3.5 mm× 7 mm**

【点评】患者系蛛网膜下腔出血,DSA 显示左侧颈内动脉后交通和 C5 段两枚动脉瘤,后交通动脉瘤形态欠规则,为破裂的责任动脉瘤。两枚动脉瘤的瘤口均不大,动脉瘤口部位的载瘤动脉近、远端管径基本一致。术者选择 2 枚覆膜支架(长度 7 mm),先后分别封堵 C7 段瘤口和 C5 段动脉瘤口,术后 DSA 显示动脉瘤口封堵满意,脉络膜前动脉保持充盈。术后 8 个月和 48 个月分别复查 DSA 示载瘤动脉重建良好,动脉瘤腔不充盈。术后 110 个月 CTA 显示治疗侧颈内动脉充盈良好。

该患者 C7 段动脉瘤瘤口不大,瘤口段载瘤动脉走行较为平直,其两端管径几无差异,为覆膜支架置放创造了很好的条件,为避免覆盖脉络膜前动脉开口,选择应用较短的长度 7 mm 覆膜支架,达到既完全封堵动脉瘤口,又保护脉络膜前动脉通畅的目的。C5 段位于床突下硬膜间位,周围有部分骨性结构,而且该动脉瘤属小瘤体、小瘤口,因此采用较短的覆膜支架治疗也不是不可取,但要考虑到覆盖眼动脉开口及其造成不良后果的可能性。同时,该段动脉存在生理弯曲,不推荐应用长的覆膜支架,以免造成贴壁不良或载瘤动脉损伤造成严重的不良事件。

该患者应用覆膜支架治疗需注意:①后交通动脉瘤不宜采用长支架,以免覆盖脉络膜前动脉开口;②C5 段动脉瘤,因该段是颈内动脉生理弯曲段,并靠近眼动脉开口,原则上不采用覆膜支架治疗,当然,在个别病例采用短支架治疗也不视为绝对禁忌。

(李明华)

病例 2. C7 段破裂微小动脉瘤

【临床资料】男性,58 岁,突发头痛伴恶心,外院 CT 显示蛛网膜下腔出血 3 天。

- 病变部位：颈内动脉交通段
- 病变段动脉管径：3.1 mm
- 病变段动脉状况：平直
- 动脉瘤最大径：1 mm
- 动脉瘤口：1 mm
- 覆膜支架规格：3.5 mm×7.0 mm

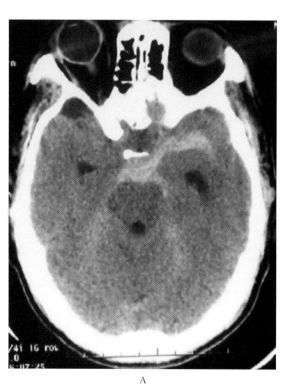

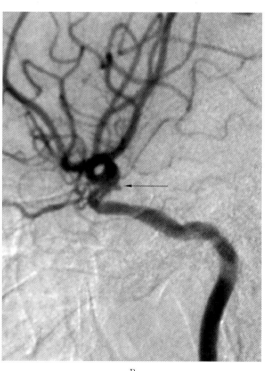

A   B

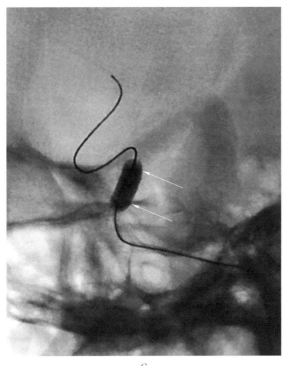
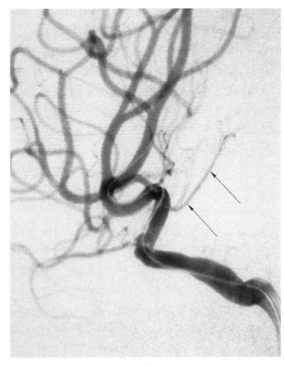

C D

A. 头颅 CT 平扫示蛛网膜下腔出血；

B. 左侧颈内动脉 DSA 显示颈内动脉 C7 段微小动脉瘤(◀▬)，脉络膜前动脉显影；

C. 工作位植入 Willis® 覆膜支架(3.5 mm×7 mm)，到位后球囊膨胀、释放支架(◀▬)；

D. 支架释放后即刻 DSA 显示动脉瘤消失、瘤口载瘤动脉重建良好，脉络膜前动脉充盈(◀▬)。

【点评】患者系蛛网膜下腔出血，以左侧脚间池为显，DSA 仅显示左侧颈内动脉 C7 段微小动脉瘤样改变，在其他部位未见到血管性病变，故考虑其为责任动脉瘤。该动脉瘤仅 1 mm 大小，不排除血泡样动脉瘤的可能；该段动脉平直，后交通动脉未显示，脉络膜前动脉显示清晰。术者选用短的覆膜支架(长度 7 mm)封堵治疗，术后 DSA 显示动脉瘤口完全封堵，脉络膜前动脉保持充盈。

该患者应用覆膜支架治疗的优势是动脉瘤口、瘤体均小，容易由覆膜支架封堵。其直径仅为 1 mm，现有的弹簧圈规格没有这样小，且动脉瘤越小弹簧圈栓塞手术的操作难度越大，容易发生与手术操作相关的动脉瘤破裂；同样，如此小的动脉瘤，外科手术也不易发现。另外，该段动脉较为平直，应用覆膜支架膨胀球囊时对病变段动脉影响较小。

该患者应用覆膜支架需要注意：一是明确此微小动脉瘤即为出血责任病灶，需完整行 4 支血管造影以排除其他部位的病变；二是该动脉瘤口、体均小，但靠近脉络膜前动脉，选择最短的覆膜支架，置放时精准定位，以避免覆盖脉络膜前动脉开口。

(李明华)

病例 3.　C7 段破裂动脉瘤

【临床资料】女性,36 岁,突发头痛伴恶心、呕吐 2 天,头颅 CT 显示蛛网膜下腔出血。

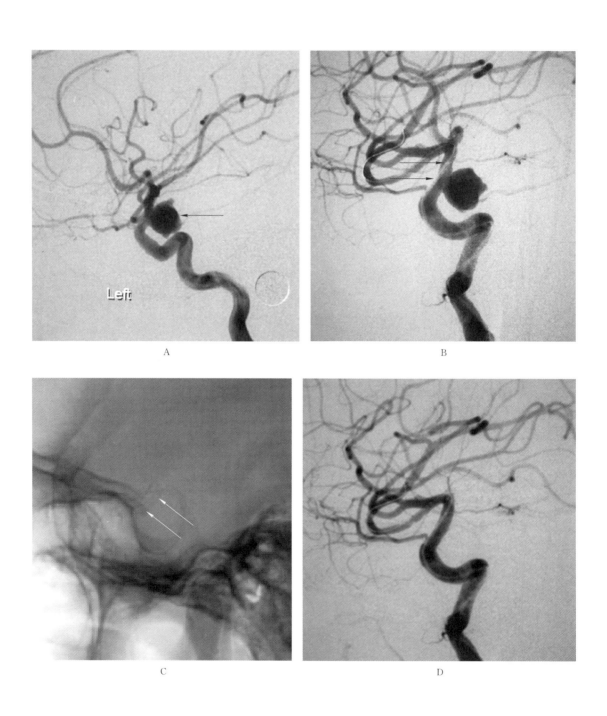

A

B

C

D

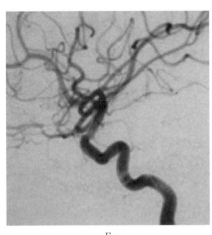
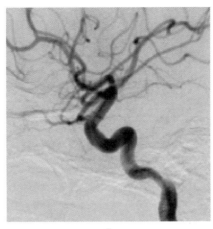

E　　　　　　　　　　　F

A. 左侧颈内动脉 DSA 显示后交通段动脉瘤伴子囊形成（◀━），瘤腔 8 mm×9 mm 大小；后交通动脉退化细小，脉络膜前动脉显影细小；

B. 行覆膜支架治疗，工作角度引入 Willis 覆膜支架（3.5 mm×10 mm）（◀━）；

C. 支架到位释放后 X 线平片显示支架骨架影（◀━）；

D. 术后即刻 DSA 显示动脉瘤口封堵，动脉瘤腔不充盈，瘤口段载瘤动脉重建，脉络膜前动脉充盈；

E、F. 术后 3 个月和 24 个月复查 DSA 显示瘤口段动脉重建良好，动脉瘤消失，支架段动脉未见狭窄。

- 病变部位：颈内动脉后交通段
- 病变壁动脉管径：3.1 mm
- 病变部动脉状况：平直
- 动脉瘤最大直径：9 mm
- 动脉瘤口：4 mm
- 覆膜支架规格：3.5 mm×10 mm

【点评】患者系颈内动脉后交通破裂动脉瘤，动脉瘤体较大，可见破裂的子囊，瘤口相对不宽。载瘤动脉近、远端管腔直径差别不大。脉络膜前动脉显示细小，其开口靠近动脉瘤口上方，眼动脉开口靠近动脉瘤口下方。载瘤动脉近端迂曲较为明显，尤为海绵窦后膝段。术者选用 10 mm 长度覆膜支架治疗，术后即刻 DSA 显示动脉瘤口完全封堵，脉络膜前动脉和眼动脉充盈良好。术后 3 个月和 24 个月 DSA 分别显示病变段载瘤动脉重建良好，动脉瘤腔不充盈。

就瘤体、瘤口关系而言，该患者呈大瘤体、小瘤口动脉瘤，且其瘤口段载瘤动脉较为平直，瘤口近、远侧载瘤动脉管径差异不大，如此情况是覆膜支架治疗的最佳选择。虽然，弹簧圈填塞治疗也是神经介入治疗医生乐意选择的方法，但弹簧圈填塞后造成的占位效应和术后再开放是大家需要面对的问题。考虑到该动脉瘤口上下分别靠近脉络膜前动脉和眼动脉，术者选用长度 10 mm 的覆膜支架并精准定位释放，达到既完全封堵动脉瘤口，又避免了覆盖脉络膜前动脉和眼动脉开口的理想效果。术后 2 年复查 DSA 显示支架段血管重建良好，未见狭窄。

该患者应用覆膜支架治疗需注意：①恰当选择支架长度并在术中精准定位，避免覆盖主要分支动脉（脉络膜前动脉和眼动脉）；②载瘤动脉途径迂曲较为明显，尤为海绵窦后膝段，在覆膜支架行进过程中，要摸索上行，如遇到太大的阻力，应予放弃上行，以免损伤血管内膜和使支架变形或破损。应用支撑力轻硬的微导丝，以及在操作过程中，微导丝和支架系统协调进退，有助于覆膜支架的上行和到位。当然 Neuro 导引导管可进入和越过较迂曲的行径动脉，为覆膜支架成功到位创造了条件。该患者手术系覆膜支架应用早期，尚无 Neuro 导引导管应用。

（李明华）

病例 4. C6 段破裂巨大动脉瘤

【临床资料】男性,56 岁,突发剧烈头痛伴恶心、呕吐,急诊 CT 显示蛛网膜下腔出血。

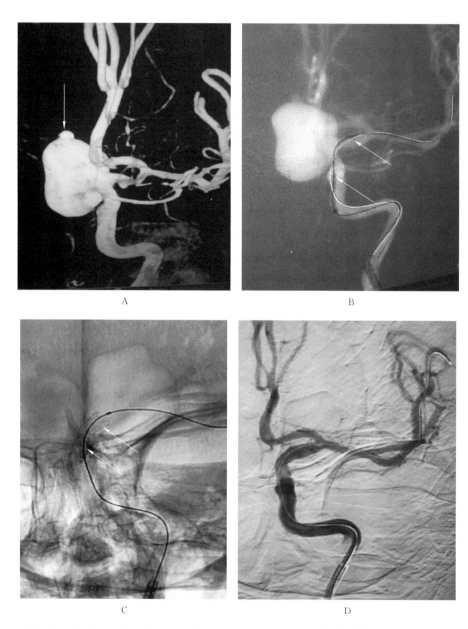

A. 左侧颈内动脉 DSA 显示 C6 段巨大动脉瘤(◀—),26 mm×17 mm 大小,可见子囊,提示破裂部位;

B. 工作位路图下植入 Willis® 覆膜支架(4.0 mm×13 mm)(◀—);

C. 支架到位、释放后平片显示支架骨架影(◀—);

D. 术后即刻 DSA 显示动脉瘤口封堵,动脉瘤腔不充盈,支架段载瘤动脉重建良好。

- **病变部位**：颈内动脉眼动脉段
- **病变段动脉管径**：3.5 mm
- **病变段动脉状况**：平直，略弯曲
- **动脉瘤最大径**：26 mm
- **动脉瘤口**：6 mm
- **覆膜支架规格**：4.0 mm×13 mm

【点评】患者系左侧颈内动脉 C6 段巨大动脉瘤破裂，子囊形成，动脉瘤口显示清晰，瘤口近、远侧载瘤动脉管径基本一致。术者选择长度 13 mm 覆膜支架治疗。术后动脉瘤口完全封堵，动脉瘤腔不充盈，载瘤动脉重塑良好。

该动脉瘤开口位于 C6 段近端、靠近床突段，在应用较长的覆膜支架时，要考虑床突段自然迂曲以及位于硬膜间位比较固定的特点。因此，该段动脉应用覆膜支架治疗，有迂曲段动脉覆膜支架贴壁不良或球囊膨胀时损伤血管的不利一面，也有该血管段部分位于硬膜间位不像位于硬膜内段容易被膨胀球囊损伤的有利一面。该患者动脉瘤腔巨大、瘤口相对不大，是覆膜支架治疗指征较好的动脉瘤类型。因为，如此大动脉瘤采用弹簧圈栓塞治疗虽也可获得满意的闭塞效果，但存在复发的机会，且应用的弹簧圈多、价格贵，还可造成局部永久占位效应；外科手术暴露瘤颈较为困难，手术风险大。当然，该段血管采用覆膜支架治疗，可能存在眼动脉开口覆盖，但绝大多数眼动脉开口覆盖后，不出现视力影响和眼部症状，这与眼动脉来源于颈外动脉的侧支吻合开放有关。尽管如此，尽量避免覆盖眼动脉开口，仍然是术者所追求的。

（李明华　谢晓东）

病例 5. C6 段微小破裂动脉瘤

【临床资料】女性,24 岁,突发剧烈头痛 1 天,急诊 CT 显示蛛网膜下腔出血。

- 病变部位：颈内动脉眼动脉段
- 病变段动脉管径：3.3 mm
- 病变段动脉状况：平直
- 动脉瘤最大直径：1.5 mm
- 动脉瘤口：1.5 mm
- 覆膜支架规格：3.5 mm×7 mm

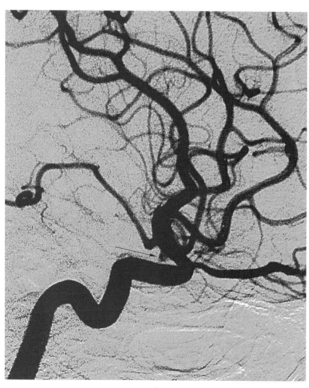

A

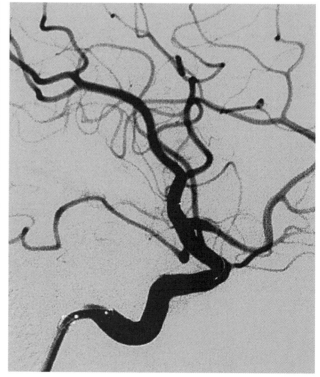

B

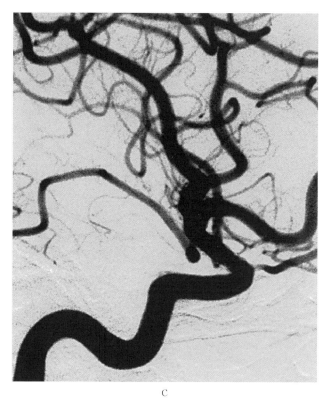

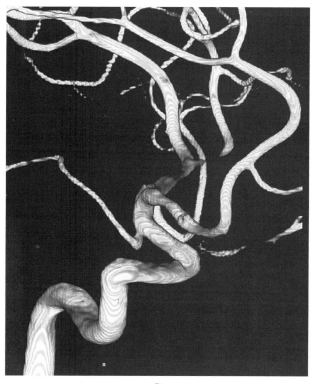

C

D

> A. 左侧颈内动脉 DSA 显示 C6 段微小动脉瘤(←),后交通动脉开口其上方,呈胚胎型;
> B. 行覆膜支架治疗,路图下植入 Willis® 覆膜支架(3.5 mm×7 mm)后即刻 DSA 显示动脉瘤完全封堵,支架段载瘤动脉重建,后交通动脉充盈良好;
>
> C、D(三维重建). 术后 6 个月复查造 DSA 显示动脉瘤不充盈,支架段载瘤动脉充盈良好,无狭窄征象。

【点评】患者蛛网膜下腔出血,DSA 显示左侧颈内动脉 C6 段微小动脉瘤破裂。动脉瘤开口位于后交通动脉下方,瘤口段血管较为平直,术者选用短的覆膜支架(长度 7 mm)封堵治疗,术后 DSA 显示动脉瘤口完全封堵,后交通动脉保留。术后 6 个月复查 DSA 显示载瘤动脉重塑良好,动脉瘤腔不充盈,后交通动脉显影。

该患者破裂动脉瘤系小瘤体小瘤口,如此微小动脉瘤是覆膜支架治疗的较好指征。用弹簧圈栓塞治疗,弹簧圈很难在瘤腔内恒位;用支架辅助弹簧圈栓塞,存在弹簧圈顶破动脉瘤的风险。覆膜支架治疗其治疗行为不发生在动脉瘤腔,不存在因瘤腔内操作导致动脉瘤破裂的可能,这是覆膜支架治疗小动脉瘤的优势。该病例后交通动脉呈胚胎型,其开

口靠近动脉瘤开口上缘,术者选择短支架治疗,避免了覆盖后交通动脉所产生不良事件的可能性,当然,术中精确定位是既封堵动脉瘤口又避免覆盖后交通动脉开口的根本保障。

(李明华)

病例 6. C6 段破裂动脉瘤

【临床资料】女性,40 岁,突发头痛,CT 显示蛛网膜下腔出血 6 天。

- 病变部位：颈内动脉眼动脉段
- 病变部动脉管径：痉挛狭窄，邻近动脉 3.1 mm
- 病变部动脉状况：平直
- 动脉瘤最大径：10 mm
- 动脉瘤口：4 mm，欠清
- 覆膜支架规格：4.0 mm×13 mm

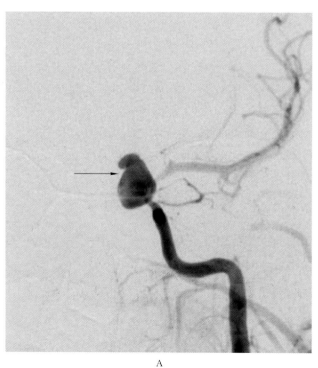

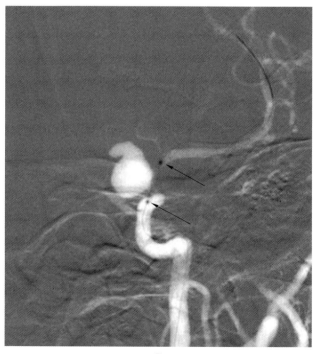

A   B

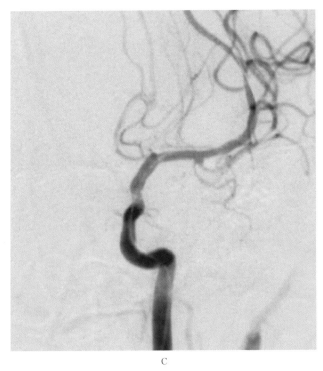
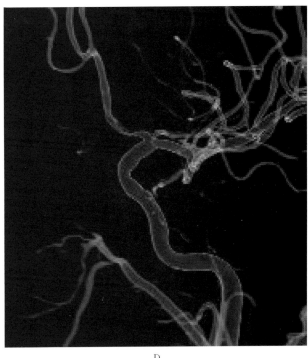

A. 左侧颈内动脉 DSA 显示颈内动脉 C6 段囊状动脉瘤伴子囊形成（←），瘤腔 6 mm×10 mm 大小；动脉瘤口处载瘤动脉痉挛狭窄；

B. 行覆膜支架治疗，路图下植入 Willis® 覆膜支架（4.0 mm×13 mm）（←）；

C. 支架到位、释放后即刻 DSA 显示动脉瘤口完全封堵，动脉瘤腔不充盈，载瘤动脉狭窄消失；

D. 3D 成像显示瘤口段载瘤动脉重建良好。

【点评】患者系颈内动脉 C6 段破裂动脉瘤，瘤体较大，可显示大囊上破裂处的小囊，瘤口相对不大，瘤口处载瘤动脉痉挛狭窄，后交通动脉未显示，考虑退化型后交通动脉，脉络膜前动脉显示较淡。术者选用长度 13 mm 的覆膜支架治疗，术后动脉瘤口封堵完全，载瘤动脉狭窄解除，脉络膜前动脉充盈良好。

对于如此瘤体较大、瘤口相对不大、位于硬膜内段的破裂动脉瘤，在充分评估治疗效果和不良事件可承受与否的情况下，可选用覆膜支架治疗。覆膜支架长度的选择应在达到完全封堵瘤口的前提下，尽可能选择相对较短的支架，以尽量减少覆盖分支动脉开口的风险，此例主要为脉络膜前动脉。该病例还要兼顾解除载瘤动脉近端痉挛性狭窄，术者选用较长的覆膜支架获得了满意的封堵瘤口和狭窄段

载瘤动脉成形的目的，脉络膜前动脉保持充盈。但是在一般情况下，应用长度 10 mm 的覆膜支架在如此动脉瘤的更为妥当。

该患者应用覆膜支架治疗时需注意：①术前充分评估重要分支动脉（脉络膜前动脉）覆盖与否以及覆盖后所产生后果的严重性和接受度；②覆膜支架长度的选择；③球囊扩张时对治疗段动脉的影响程度。

（李明华）

第八章
血泡样动脉瘤

血泡样动脉瘤(blister-like aneurysm)是一种特殊类型的动脉瘤,首先由 Sundt 和 Murphey 等描述,后由 Shigeta 命名。其生长部位多在颈内动脉末端分叉之前,相当于 Bouthieller 分段的 C6～C7 段,发生率占所有脑动脉瘤的 0.4%～1.4%。动脉瘤体小、瘤口宽,呈现小瘤体大瘤口的特点。有时仅显示局部轮廓毛糙或不规则或小隆起,但在较短时间内增大明显。组织学上瘤壁菲薄,仅为纤维层或外膜,缺乏肌层和中内膜,极易破裂。载瘤动脉粥样硬化改变多见。临床上多以蛛网膜下腔出血就诊。

血泡样动脉瘤外科手术难度高,弹簧圈栓塞或支架辅助弹簧圈栓塞容易产生术中破裂出血且难以致密填塞,密网支架即刻治愈率低且存在术后破裂的可能。因此如果位置合适,覆膜支架是较为理想的治疗方法。由于瘤体不大,瘤口绝对值不宽,又位于颈内动脉 C6～C7 段,推荐应用短支架治疗,一般长度不超过 10 mm。当然,如瘤口较宽、靶动脉略有迂曲,双支架治疗或单枚长支架治疗也不是一定不可取的。此观点也适用于该部位的其他类型动脉瘤。另外,该部位任何病变的覆膜支架治疗,分支动脉开口包括眼动脉、后交通动脉和脉络膜前动脉的覆盖与否,以及覆盖以后的临床后果,始终是介入治疗医生需要慎重面对和考虑的问题。

(李明华　周耕)

病例 1. 血泡样动脉瘤

【临床资料】 女性,50 岁,头痛 1 天伴恶心、呕吐,急诊头颅 CT 显示蛛网膜下腔出血住院治疗。

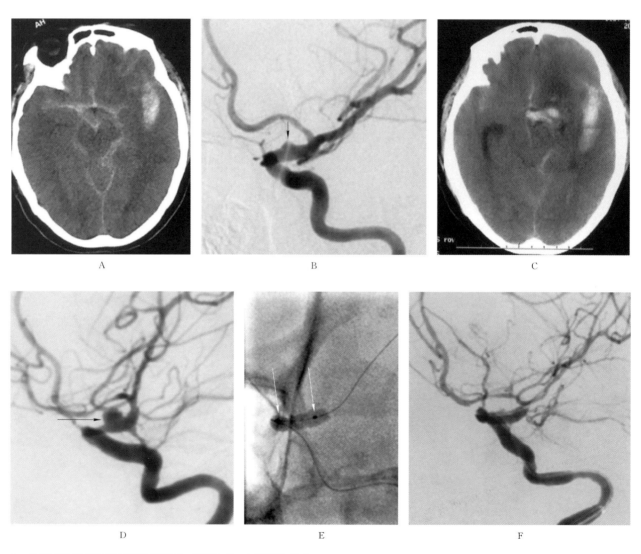

A. 头颅 CT 平扫示蛛网膜下腔出血,以鞍上池、左侧裂池为主;

B. 左侧颈内动脉 DSA 显示 C6 段前壁扁平状隆起(←);

C. 5 天后再次出血如 CT 所见,出血量增多,脑组织肿胀;

D. 当天 DSA 显示原颈内动脉 C6 段前壁血泡动脉瘤较前增大(←),脑内动脉痉挛;

E. 行覆膜支架治疗,植入 Willis® 覆膜支架(3.5 mm×10 mm)(←);

F. 支架到位,释放后 DSA 显示动脉瘤口封堵,动脉瘤腔不充盈,瘤口段载瘤动脉重建。脑内动脉显示痉挛。

- **病变部位**：颈内动脉眼动脉段前壁
- **病变段动脉管径**：3.1 mm
- **病变段动脉状况**：平直
- **动脉瘤最大径**：4 mm
- **动脉瘤口**：3.5 mm
- **覆膜支架规格**：3.5 mm×10 mm

【点评】患者蛛网膜下腔出血，DSA 显示左侧颈内动脉 C6 段前壁少许隆起，5 天后再次出血，复查 DSA 显示原隆起部囊状动脉瘤形成，瘤口宽，局部载瘤动脉痉挛性狭窄。术者选用长度 10 mm 覆膜支架治疗，术后 DSA 显示动脉瘤口封堵满意，动脉瘤腔不显影，载瘤动脉重建良好，脉络膜前动脉保持充盈，脑内动脉分支呈现血管痉挛表现。

该患者系颈内动脉 C6 段前壁血泡样动脉瘤，第一次破裂局部管壁略呈隆起状，5 天后再次出血，动脉瘤囊逐渐形成变大。短时间内动脉瘤增大明显，提示高风险破裂动脉瘤，尽快根治是解除再次破裂出血的根本措施。采用弹簧圈栓塞治疗操作风险大，较难完全致密填塞，存在术后复发的可能。考虑到瘤口段血管较为平直，存在一定程度的血管痉挛，术者选用覆膜支架治疗，达到完全封堵动脉瘤口和重塑病变段血管痉挛的目的。该患者应用覆膜支架

治疗需注意：一是选择合适规格的覆膜支架，不宜过长，支架直径参考狭窄近端载瘤动脉；二是覆膜支架定位置放精准，尽可能避开重要分支动脉，尤其是脉络膜前动脉开口。

（李明华）

病例 2. 血泡样动脉瘤

【临床资料】女性，60 岁，突发剧烈头疼伴恶心、呕吐 1 天，神志清，急诊头颅 CT 显示蛛网膜下腔出血。

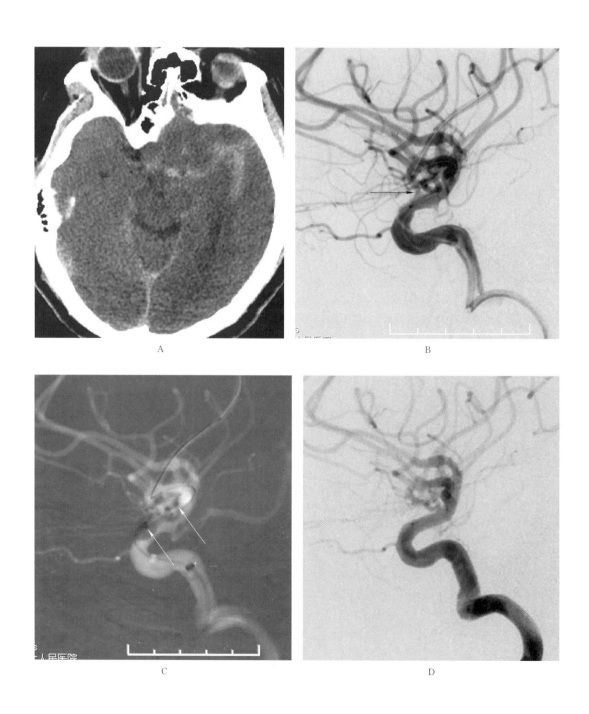

A

B

C

D

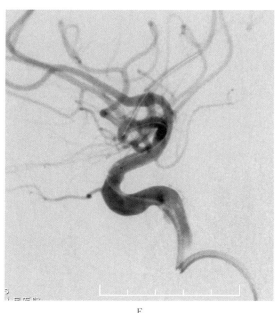

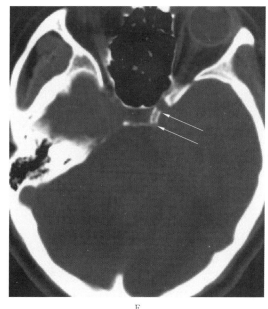

E　　　　　　　　　　　　　　F

A. CT 显示蛛网膜下腔出血，集聚于左侧鞍上池和侧裂池；

B. DSA 显示左侧颈内动脉 C6 段前壁微小动脉瘤（←—），直径 1.5 mm；后交通动脉开口呈小圆锥状；

C. 路图下植入覆膜支架，到位后球囊膨胀、支架释放（←—）；

D. 术后即刻 DSA 显示动脉瘤口封堵、动脉瘤腔不充盈；

E. 撤除输送系统后 DSA 显示动脉瘤、后交通不充盈，支架段颈内动脉、脉络膜前动脉充盈良好；

F. 术后第二天 CT 显示覆膜支架骨架影（←—），位于鞍旁。

- **病变部位：　颈内动脉眼动脉段前壁**

- **病变段动脉管径：　3.3 mm**

- **病变段动脉状况：　平直**

- **动脉瘤大小：　1.5 mm**

- **动脉瘤口：　1.5 mm**

- **覆膜支架规格：　4.0 mm×7.0 mm**

【点评】患者蛛网膜下腔出血，DSA 显示左侧颈内动脉 C6 段前壁微小动脉瘤破裂，直径约 1.5 mm，瘤口段载瘤动脉走行自然，管腔粗细均匀，管径约 3.3 mm。后交通动脉呈退化型，脉络膜前动脉显影，与动脉瘤开口有一定距离。术者应用覆膜支架封堵治疗，选用直径 4 mm、长度 7 mm 覆膜支架，覆膜支架上端置位于脉络膜前动脉开口下缘，支架到位释放后 DSA 显示瘤口封堵，动脉瘤腔不充盈，支架段载瘤动脉重建，后交通动脉不显影，脉络膜前动脉充盈良好。术后 CT 显示支架骨架恒位，患者术后康复良好。

该患者系颈内动脉 C6 段前壁血泡样动脉瘤，瘤体瘤口均小，外科手术和弹簧圈栓塞术均难实施，密网支架治疗存在术后再出血的风险，因此，覆膜支架治疗是一理想的选择。小瘤体、小瘤口，选用小规格的覆膜支架即可达到封堵、治愈目的。患者瘤口段载瘤动脉管径 3.3 mm，粗细均匀，选择直径 3.5 mm 覆膜支架或许更合适。当然，选择较大规格的覆膜支架对贴壁效果可能更好，但在选择支架直径超过载瘤动脉直径的病例，膨胀球囊时要注意把控，一般不要超过额定压，甚至在额定压以下即可，以免球囊膨胀时损伤载瘤动脉。患者术后脉络膜前动脉充盈良好，归功于术者选用短支架和术中覆膜支架的精准定位。

（李明华）

病例 3. 血泡样动脉瘤

【临床资料】女性,79 岁,突发剧烈头痛、呕吐 1 小时,神志烦躁,头颅 CT 显示蛛网膜下腔出血。

- 病变部位： 颈内动脉眼动脉段前壁
- 病变段动脉管径：2.9 mm
- 病变段动脉状况： 平直
- 动脉瘤最大直径：3.5 mm
- 动脉瘤口：3.5 mm
- 覆膜支架规格：3.5 mm×10 mm

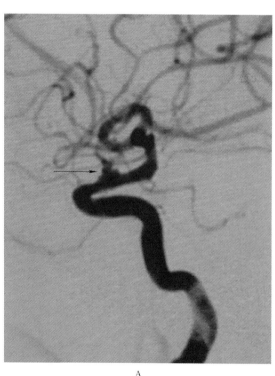

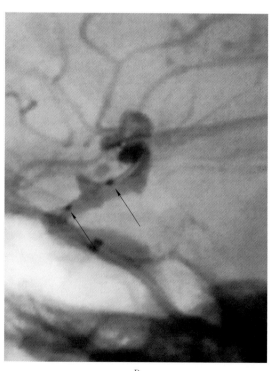

A   B

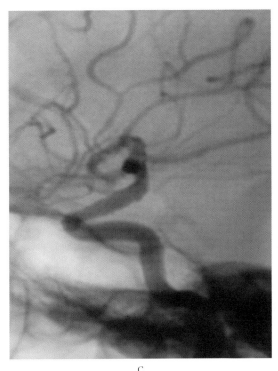
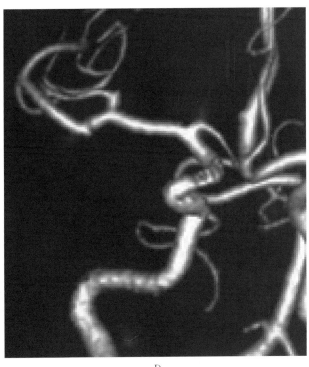

C D

A. 右侧颈内动脉 DSA 显示 C6 段血泡样动脉瘤(←—),瘤体形态不规则,宽基底;

B. 行覆膜支架治疗,路图下植入 Willis® 覆膜支架(3.5 mm×10 mm)(←—);

C. 支架到位、释放后即刻 DSA 显示动脉瘤口封堵,动脉瘤消失,支架段载瘤动脉重建;

D. 术后 3 个月复查 CTA 显示载瘤动脉通畅,动脉瘤不充盈。

【点评】患者蛛网膜下腔出血,DSA 显示右侧颈内动脉 C6 段血泡样动脉瘤。动脉瘤体小、瘤口宽,病变段动脉走行自然、平直。术者选用长度 10 mm 的覆膜支架治疗,覆膜支架精准定位、释放,术后 DSA 显示动脉瘤口完全封堵,动脉瘤腔不充盈,支架段血管重塑良好。术后 3 个月 CTA 显示支架段血管充盈良好,动脉瘤消失。

该患者系以小瘤体宽瘤口为特征的血泡样动脉瘤破裂,破裂后出血量大,治疗方法的选择不多。弹簧圈栓塞治疗指征不强,外科手术夹闭瘤颈操作难度大,风险高,覆膜支架治疗是较好的选择。病变段动脉走行自然、平直,无重要分支动脉开口,为覆膜支架治疗创造了条件。术者选用直径 3.5 mm、长度 10 mm 覆膜支架是恰当的,因为宽瘤口动脉瘤易造成术后内漏。操作定位精准,达到瘤口完全封堵一次治愈的目的。该病例覆膜支架治疗指征较强,需注意的是要避免术后头部过渡运动造成支架移位,尤其是在麻醉苏醒术时。推荐在麻醉苏醒术后第二天行 CT 和 CTA 评价支架位置,以保证手术成功率。

(李明华 谢晓东)

病例 4. 血泡样动脉瘤

【临床资料】男性,28 岁,突发剧烈头痛伴意识不清 10 小时,GOS 13',急诊头颅 CT 显示蛛网膜下腔出血。

- 病变部位：颈内动脉交通段前壁
- 病变段动脉管径：2.9 mm
- 病变段动脉状况：平直
- 动脉瘤最大直径：3.5 mm
- 动脉瘤口：2.5 mm
- 覆膜支架规格：3.5 mm×7 mm

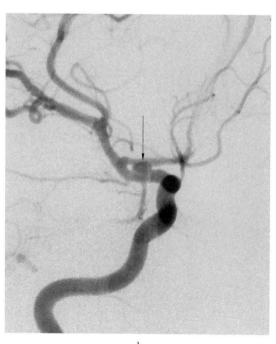

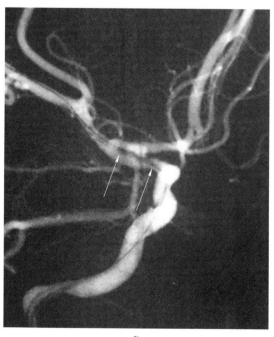

A　　　　　　　　　　　　　　　　　B

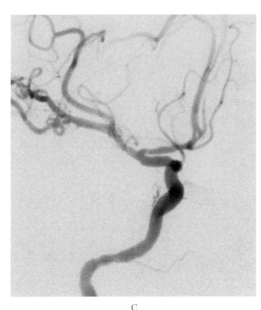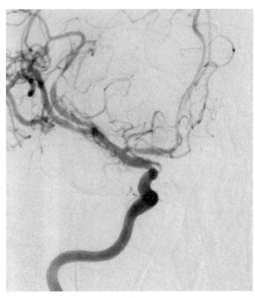

C   D

A. 右侧颈内动脉 DSA 显示 C7 段前壁动脉瘤（←—），瘤体 3.5 mm×2.5 mm 大小，瘤口 2.5 mm。邻近后交通动脉和脉络膜前动脉充盈；

B. 行覆膜支架治疗，路图下植入 Willis® 覆膜支架（3.5 mm×7 mm），准确定位后膨胀球囊、释放支架（←—）；

C. 支架释放后即刻 DSA 显示动脉瘤口封堵，动脉瘤腔不充盈，支架段载瘤动脉重建、充盈良好，邻近后交通动脉和脉络脉前动脉开口覆盖、不充盈；

D. 2 周后复查 DSA 显示动脉瘤消失，支架段载瘤动脉充盈，支架近端显示狭窄。患者术后无任何神经病学临床体征。

【点评】患者突发剧烈头痛伴意识不清 10 小时。CT 显示蛛网膜下腔出血，DSA 显示右侧颈内动脉 C7 段前壁囊状血泡样动脉瘤，瘤体 3.5 mm×2.5 mm 大小；瘤口 2.5 mm；瘤口处载瘤动脉直径 2.9 mm。邻近后交通动脉和脉络膜前动脉显影。术者应用覆膜支架封堵治疗，选用直径 3.5 mm、长度 7 mm 覆膜支架，到位、释放后 DSA 显示动脉瘤口完全封堵，动脉瘤腔不充盈，支架段载瘤动脉重建良好，后交通动脉和脉络膜前动脉未充盈。术后 2 周复查 DSA 显示动脉瘤消失，支架段载瘤动脉重建，近端显示有狭窄。患者术后康复良好，无任何神经学后遗症。

该患者动脉瘤腔小、瘤口相对较大，位于颈内动脉 C7 段前壁，属于血泡样动脉瘤。该动脉瘤腔较浅，呈扁平状，考虑到弹簧圈填塞有一定的风险，且较难达到完全致密填塞，存在再次破裂的可能性。术者考虑到患者病情较重，大胆地选择覆膜支架封堵治疗，达到了一次完全封堵动脉瘤口的目的。患者术后显示覆膜支架覆盖后交通动脉开口和脉络膜前动脉开口，但无神经学体征，考虑为大脑后动脉 P1 段发育良好和脉络膜前动脉为非优势供血型或为有侧支吻合供血。

颈内动脉 C7 段是动脉瘤的好发部位之一，包括后交通动脉瘤、脉络膜前动脉起始部动脉瘤和血泡样动脉瘤等。该段动脉有后交通和脉络膜前动脉开口，原则上不适宜应用覆膜支架治疗，以免覆膜支架在封堵动脉瘤口的同时，也覆盖了这些分支动脉开口所造成的不良事件。但也不是覆膜支架应用的绝对禁忌。以下情况术者可作为灵活掌握：①后交通动脉退化完全，大脑后动脉 P1 段发育良好者；②脉络膜前动脉发育细小，非优势供血者，或球囊闭塞试验耐受良好者；③患者病变复杂、病情严重，其他治疗方法较难或难以施行，非由覆膜支架治疗方有希望治愈病变、救治患者生命者。患者术后 2 周 DSA 显示支架近端狭窄，考虑系内膜增生所致可能，可在规范抗血小板凝集治疗后 3 个月复查 DSA，如仍显示有狭窄，可行球囊扩张，或球囊扩张后支架成形。3 个月后支架已部分内皮化，再行手术支架移位的可能性不大。

（李明华）

病例 5. 血泡样动脉瘤

【临床资料】女性，36 岁，突发头痛剧烈伴呕吐，神志清，略显烦躁，急诊 CT 显示蛛网膜下腔出血。

- 病变部位：颈内动脉眼动脉段前壁
- 病变段动脉管径：3.2 mm
- 病变段动脉状况：平直
- 动脉瘤最大直径：9 mm
- 动脉瘤口：1.5 mm
- 覆膜支架规格：3.5 mm×10 mm

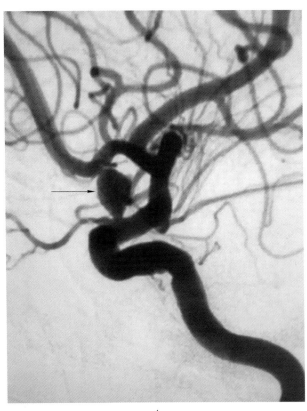
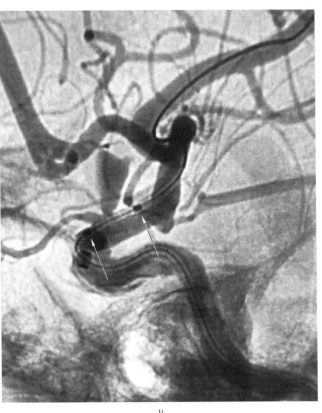

A　　　　　　　　　　　　　　　　　　　　　　　　　B

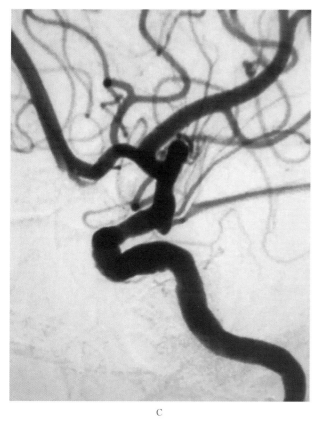
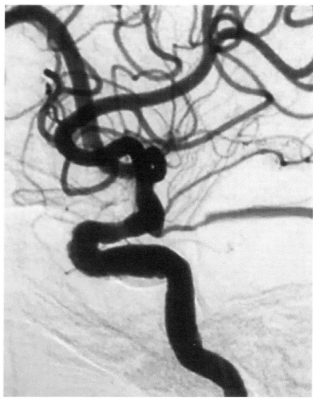

C
D

A. 左侧颈内动脉 DSA 显示左侧 C6 段前壁血泡样动脉瘤(←—),9 mm×5 mm 大小,形态不规则,瘤口小;

B. 采用覆膜支架治疗,路图下植入 Willis® 覆膜支架(3.5 mm×10 mm)(←—);

C. 支架到位、释放后 DSA 显示动脉瘤口封堵,动脉瘤腔不显影,瘤口段载瘤动脉重建,眼动脉不充盈;

D. 术后 3 个月复查 DSA 显示动脉瘤腔完全不显影,支架段载瘤动脉轻度狭窄。

(南方医科大学南方医院提供病例)

【点评】患者蛛网膜下腔出血,DSA 显示左侧颈内动脉 C6 段前壁血泡样动脉瘤,瘤体纵径长,呈高耸状,瘤口相对较小,眼动脉开口靠近瘤口近端,瘤口处载瘤动脉两端管径几无差异。术者选用长度 10 mm 覆膜支架治疗。术后 DSA 显示动脉瘤口完全封堵,支架段载瘤动脉重塑后略狭窄,眼动脉不显影。术后 3 个月复查 DSA 示动脉瘤腔不充盈,支架段载瘤动脉略狭窄。

该患者血泡样动脉瘤呈大瘤腔小瘤口,病变段载瘤动脉近、远端管径等大,较适用选择覆膜支架治疗。所顾忌的是眼动脉开口靠近动脉瘤口,如采用覆膜支架治疗,眼动脉开口覆盖不可避免。因此,在考虑应用覆膜支架治疗时,要评估眼动脉开口覆盖后可能出现的眼部症状,以及患者和患者家属的承受程度。虽然,眼动脉行径与颈外动脉分支存在吻合,绝大多数眼动脉开口处覆盖后不产生任何症状,但慎重对待是正确的态度。该患者术后无眼部症状。同样,存在动脉瘤破裂风险且在其他方法治疗不理想的情况下,覆膜支架治疗却具有方法简便、效果满意的优点,眼动脉开口覆盖的不利因素也是可以接受的。术后支架段略显狭窄,可能与支架未完全扩张或支架直径选择略小有关。

(李明华)

病例 6. 血泡样动脉瘤

【**临床资料**】女性,52 岁,突发剧烈头痛 3 天,神志清,急诊 CT 示蛛网膜下腔出血。

- 病变部位：颈内动脉眼动脉段前壁
- 病变段动脉管径：3.6 mm
- 病变段动脉状况：平直
- 动脉瘤最大直径：7 mm
- 动脉瘤口：4 mm
- 覆膜支架规格：4.0 mm×10 mm

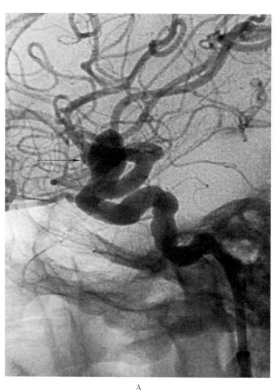
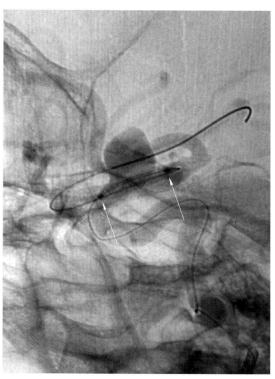

A　　　　　　　　　　　　　　　　B

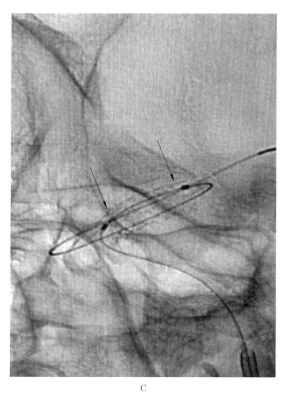 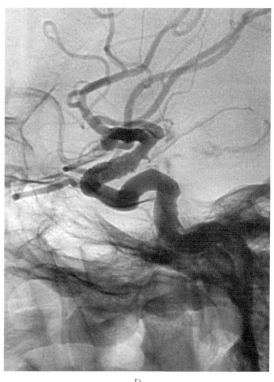

C D

A. 右侧颈内动脉 DSA 显示 C6 段前壁血泡样动脉瘤(◀━),6 mm×7 mm 大小,形态不规则,瘤口宽;

B. 行覆膜支架治疗,工作位植入 Willis® 覆膜支架(4.0 mm×10 mm)(◀━);

C. 支架到位、释放后平片显示支架扩张(◀━);

D. 术后即刻 DSA 显示动脉瘤口封堵,动脉瘤腔不充盈,支架段载瘤动脉重建,眼动脉充盈良好。

【点评】患者蛛网膜下腔出血,DSA 显示右侧颈内动脉 C6 段前壁血泡样动脉瘤破裂。动脉瘤体较大,轮廓不规则,瘤口较宽,近端靠近眼动脉开口;瘤口处载瘤动脉两端管径差异不大,近端载瘤动脉行径迂曲,管壁不光整。术者选用长度 10 mm 覆膜支架治疗,术后 DSA 显示动脉瘤口完全封堵,动脉瘤腔不显影,支架段载瘤动脉重塑、显示略粗。

应用于硬膜内段动脉病变的病例,应引起高度注意。另外,该患者载瘤动脉行径迂曲较明显,管壁不光整,提示存在动脉粥样硬化病变,给支架上行增加了难度,以及增加了斑块脱落的风险,如选用头端柔顺性极佳的 Neuro 导引导管,其导管头越过弯曲段动脉,为支架上行到位创造条件,可避免上述不利因素。

　　该患者血泡样动脉瘤体、瘤口均较大,瘤口近端存在眼动脉分支,术者选用直径略大、长度较短的覆膜支架封堵,获得了满意的封堵效果,眼动脉保持通畅。术后 DSA 显示支架段载瘤动脉较术前略粗,考虑系支架直径较粗导致。略粗于载瘤动脉直径的支架选择应该是正确的,可增加贴壁性能,提高瘤口的完全封堵率。但是,选择直径过大的覆膜支架,存在撑破载瘤动脉的风险,尤其是较长的覆膜支架,以及

(李明华　谢晓东)

病例 7. 血泡样动脉瘤

【临床资料】女性，53 岁，剧烈头痛伴恶心、呕吐，神志清。急诊 CT 显示蛛网膜下腔出血。

- 病变部位：颈内动脉眼动脉段前壁
- 病变段动脉管径：3.3 mm
- 病变段动脉状况：平直
- 动脉瘤最大直径：7 mm
- 动脉瘤口：3 mm
- 覆膜支架规格：4.0 mm×13 mm

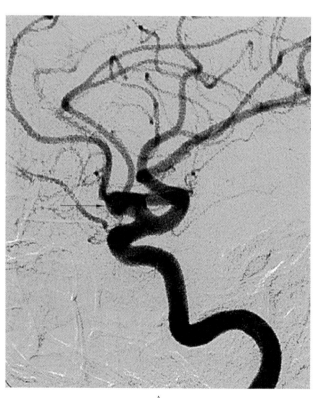

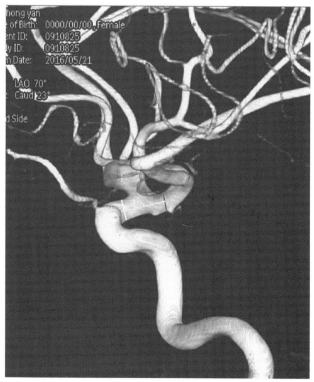

A　　　　　　　　　　　　　　　　B

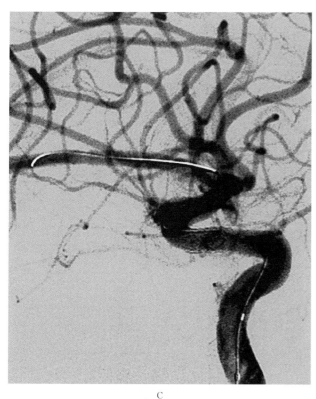

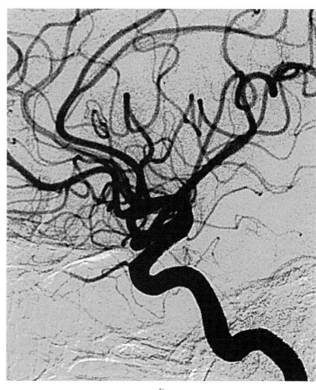

C

D

A. 左侧颈内动脉 DSA 显示 C6 段前壁血泡样动脉瘤(←),7 mm×4 mm 大小,形态欠规则,瘤口 3 mm;

B. 三维成像清楚显示动脉瘤瘤口和瘤体及其与载瘤动脉的关系;

C. 路图下植入 Willis® 覆膜支架(4.0 mm×13 mm)后即刻 DSA 显示动脉瘤口封堵,动脉瘤腔不充盈,瘤口段载瘤动脉重建;

C. 术后 6 个月复查 DSA 显示动脉瘤消失,支架段载瘤动脉重建良好,无明显狭窄。

【点评】患者左侧颈内动脉 C6 段前壁破裂动脉瘤,动脉瘤体较大,瘤口较宽。瘤口距眼动脉开口有一定距离,瘤口处载瘤动脉走行自然,较平直。术者选用长度 13 mm 覆膜支架封堵治疗,术后 DSA 显示动脉瘤口完全封堵,动脉瘤腔不充盈,眼动脉保持充盈。术后 6 个月复查 DSA 示载瘤动脉重建良好。

该动脉瘤位于颈内动脉 C6 段前壁,瘤体呈驼峰状,极易发生再次破裂出血。考虑到该动脉瘤口相对于瘤体较宽,属宽口动脉瘤;病变段载瘤动脉较平直,术者大胆地选用了较长的覆膜支架治疗,较大范围覆盖了动脉瘤口,减少了术后覆膜支架移位造成瘤口再开放的可能性。在硬膜内段应用长于

13 mm 的覆膜支架,一要注意该段血管的迂曲情况,二是注意分支动脉的开口。原则上,在该血管段选用的覆膜支架一般不宜长于 10 mm。

(李明华)

病例 8. 血泡样动脉瘤

【临床资料】男性,51 岁,突发剧烈头痛伴恶心、呕吐,神志尚清、烦躁,头颅 CT 显示蛛网膜下腔出血。

- 病变部位：颈内动脉眼动脉段前壁
- 病变段动脉管径：3.1 mm
- 病变段动脉状况：平直
- 动脉瘤最大直径：10 mm
- 动脉瘤口：3.5 mm
- 覆膜支架规格：3.5 mm×7 mm，3.5 mm×7 mm

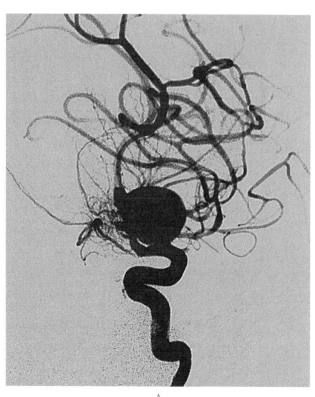

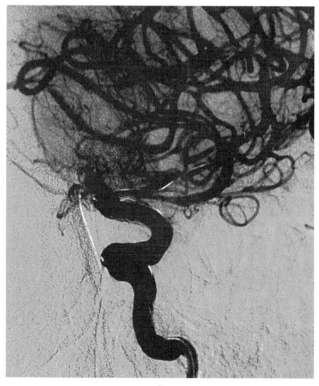

A   B

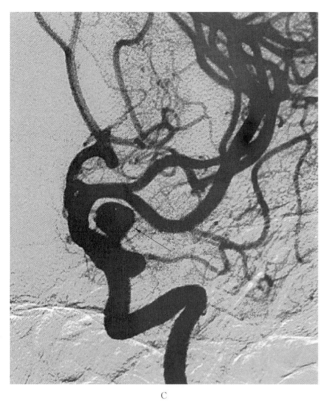
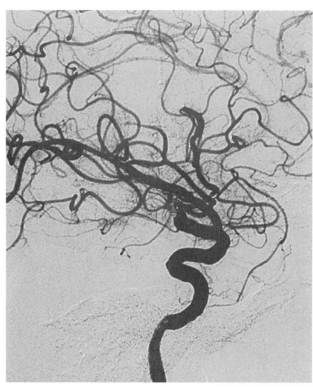

A. 左侧颈内动脉 DSA 显示 C6 段前壁动脉瘤(←—),9 mm×10 mm 大小,瘤口 3.5 mm;

B. 路图下植入 Willis® 覆膜支架(3.5 mm×7 mm)后即刻 DSA 显示动脉瘤腔不充盈,瘤口段载瘤动脉重建;

C. 术后 3 个月复查 DSA 显示动脉瘤复发充盈,瘤体较前缩小(←—);

D. 再次植入 Willis® 覆膜支架(3.5 mm×7 mm),套袖式桥接于第一枚支架近端,与第一枚支架重叠较多,术后即刻 DSA 显示复发动脉瘤消失,载瘤动脉通畅。

【点评】患者左侧颈内动脉前壁血泡样动脉瘤破裂,动脉瘤体较大,形态规则,边缘光整。瘤口显示清晰,瘤口处动脉走行自然,近、远端载瘤动脉管径基本一致,后交通动脉充盈不明显,术者选用 7 mm 长度覆膜支架治疗,术后即刻 DSA 显示动脉瘤腔不显影,3 个月后复查 DSA 动脉瘤显示开放复发,瘤体较前缩小,再次选用长度 7 mm 覆膜支架治疗,术后 DSA 显示瘤口封堵完全,瘤腔不显影,大脑前动脉和大脑中动脉分支充盈不良。患者术后无明显神经学症状。

该患者动脉瘤位于颈内动脉 C6 段,该段动脉走行自然,迂曲不明显,动脉瘤口不大,病变段动脉粗细差别不大,应该是覆膜支架治疗较为理想的指征。支架长度的选择似可再略长一些,因为一是如此大的动脉瘤往往有一较宽的瘤口,二是该段血管二维像上显示走行自然,但多少存在一定的迂曲度,在三维像上容易显示。因此,如选择长度 10 mm 的覆膜支架或许更为理想。第一次手术封堵良好,3 个月复查 DSA 示动脉瘤开放复发,唯一可解释的是术后覆膜支架移位造成内漏,久后形成小动脉瘤。这种现象也出现在覆膜支架治疗后存在内漏不予处理的病例中,这类再开放复发的动脉瘤体瘤口均较小,为再次覆膜支架治疗创造了条件。但是,这种现象也存在不利的因素,一是在动脉瘤再开放的这段时间,不能保证动脉瘤不发生再次破裂的可能。因此,推荐在覆膜支架治疗后第二天(病情允许的情况下)行 CTA 检查是可取的,以及时发现覆膜支架有无移位和动脉瘤再开放与否。术后覆膜支架移位的概率不高,原因可能与头部位置的不当运动有关,包括麻醉苏醒术时头部运动过大等。

(李明华)

病例 9. 血泡样动脉瘤

【临床资料】女性,58 岁,突发剧烈头痛 5 小时,神志模糊,GOS13',头颅 CT 显示蛛网膜下腔出血。

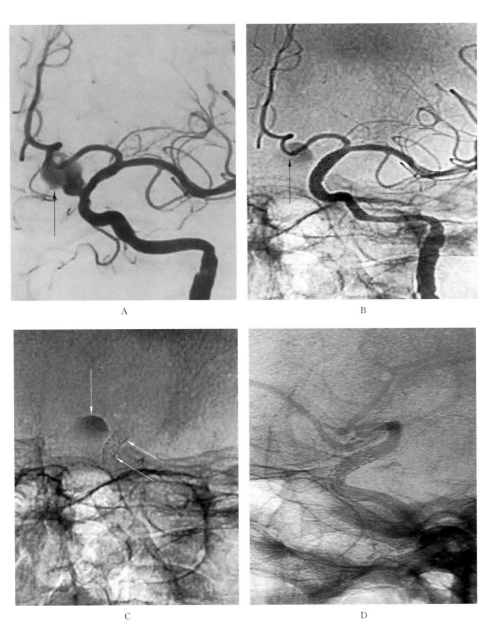

A. 左侧颈内动脉 DSA 显示 C6 段血泡样动脉瘤(←—),12 mm×8 mm 大小,形态不规则,瘤口小;

B. 应用覆膜支架治疗,路图下植入 Willis® 覆膜支架(3.5 mm×10 mm),支架到位、释放后即刻 DSA 显示动脉瘤口封堵,动脉瘤瘤腔内造影剂滞留(←—),支架段载瘤动脉重建;

C. 术后平片显示覆膜支架骨架影(←—),瘤腔内仍见造影剂滞留;

D. 术后 6 个月复查 DSA 显示动脉瘤不充盈,支架段载瘤动脉通畅。

- **病变部位**：颈内动脉眼动脉段
- **病变段动脉管径**：2.9 mm
- **病变段动脉状况**：平直
- **动脉瘤最大直径**：12 mm
- **动脉瘤口**：2.5 mm
- **覆膜支架规格**：3.5 mm×10 mm

【点评】患者蛛网膜下腔出血，左侧颈内动脉 C6 段血泡样动脉瘤破裂。DSA 显示动脉瘤体大、瘤口小，术者选用长度 10 mm 覆膜支架治疗。术后 DSA 显示动脉瘤口完全封堵，动脉瘤腔不充盈，病变段载瘤动脉重塑良好，近端载瘤动脉略显痉挛。术后 6 个月复查 DSA 动脉瘤不显影，载瘤动脉恢复正常形态。

该患者动脉瘤口位于颈内动脉 C6 段近端，靠近床突段弯曲。动脉瘤腔造影剂充盈延迟，符合大瘤腔小瘤口表现，动脉瘤轮廓不规则，瘤壁薄弱，提示为短期内增大的结果，如不及时治疗，再次破裂出血的风险极大。单纯弹簧圈栓塞或许会成功，但术中存在材料相关动脉瘤破裂的可能。术者选用长度 10 mm 覆膜支架治疗，达到一次治愈的目的。覆膜支架治疗的最大优点是其治疗行为发生在载瘤动脉，不接触动脉瘤壁。因此，在如此薄壁动脉瘤，如载瘤动脉条件允许，覆膜支架治疗适应证较强，解除了因弹簧圈栓塞发生术中动脉瘤破裂以及弹簧圈栓塞不满意造成术后动脉瘤复发的后顾之忧。

（李明华　谢晓东）

病例 10. 血泡样动脉瘤

【临床资料】 女性,61 岁,突发剧烈头痛、呕吐 5 小时,急诊头颅 CT 显示蛛网膜下腔出血。

- 病变部位: 颈内动脉眼动脉段
- 病变段动脉管径: 3.1 mm
- 病变段动脉状况: 平直
- 动脉瘤最大径: 2 mm
- 动脉瘤口: 2 mm
- 覆膜支架规格: 3.5 mm×10 mm

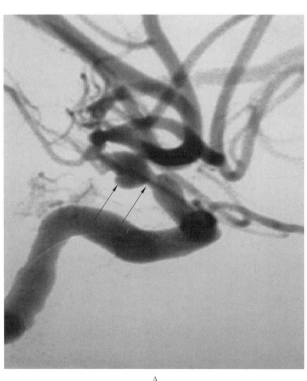

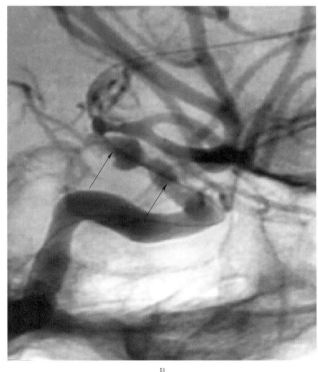

A   B

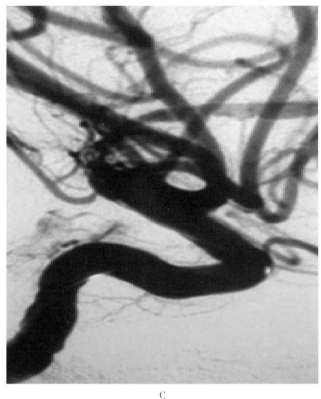

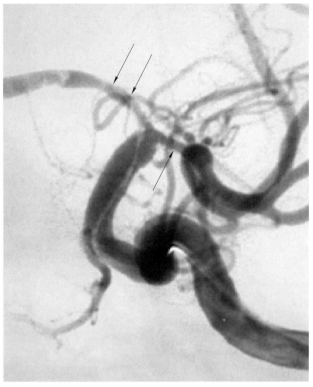

C　　　　　　　　　　　　　　D

A. 左侧颈内动脉 DSA 显示左侧 C6 段小隆起(←—)，形态不规则，考虑为血泡样动脉瘤，伴发局部血管痉挛明显(←—)；

B. 行覆膜支架治疗，植入 Willis® 覆膜支架(3.5 mm×10 mm)(←—)；

C. 支架到位、释放后 DSA 显示动脉瘤消失，支架段载瘤动脉重建，血管痉挛解除；

D. 变换位置 DSA 显示动脉瘤不充盈，支架段载瘤动脉充盈良好，脑内动脉分支痉挛(←—)。

【点评】患者蛛网膜下腔出血，DSA 显示左侧颈内动脉 C6 段远端管腔不规则狭窄、后壁呈小隆起，考虑为微小动脉瘤破裂导致局部血管痉挛。术者选用长度 10 mm 的覆膜支架治疗，术后 DSA 显示病变段血管不规则狭窄和隆起消失，血管腔重建良好，脉络膜前动脉充盈，脑内动脉分支血管痉挛。

该患者自发性蛛网膜下腔出血，DSA 呈现颈内动脉 C6 段不规则隆起和狭窄。血泡样动脉瘤早期瘤腔可不明显，仅表现局部毛糙和不规则隆起，短期内长大明显再次破裂。术者根据其征象，临床表现蛛网膜下腔出血伴局部血管痉挛，判断为血泡样动脉瘤并及时治疗，为救治患者生命抢得了先机。术者之所以选用覆膜支架治疗，除了其他治疗方法难以实施外，覆膜支架可一次性封堵动脉瘤口和解除痉挛性动脉狭窄，简化操作，达到最佳治疗效果，是最大的动因。该患者应用覆膜支架治疗需注意：①尽可能采用现代成像技术，包括旋转血管造影、三维重建等，以明确动脉瘤和瘤口及其与载瘤动脉之间的关系；②选择覆膜支架不宜过长，一般不超过 10 mm，覆膜支架精准置位以尽可能避免封堵脉络膜前动脉开口；③术后针对血管痉挛的治疗措施。

(李明华　谢晓东)

病例 11. 血泡样动脉瘤

【临床资料】男,44 岁,蛛网膜下腔出血第 4 天由外院转入。

- 病变部位: 颈内动脉眼动脉段
- 病变段动脉管径: 3.0 mm
- 病变段动脉状况: 略弯曲
- 动脉瘤最大直径: 6.0 mm
- 动脉瘤口: 2.0 mm
- 覆膜支架规格: 3.5 mm×10 mm

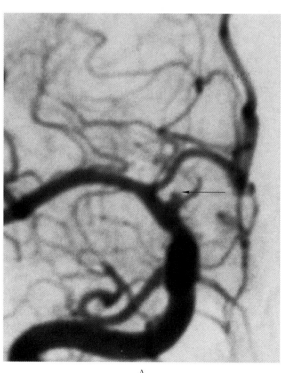
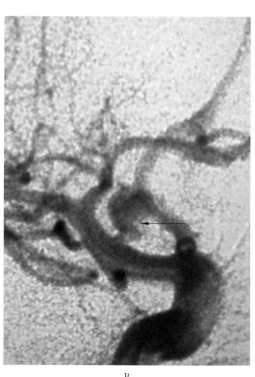

A   B

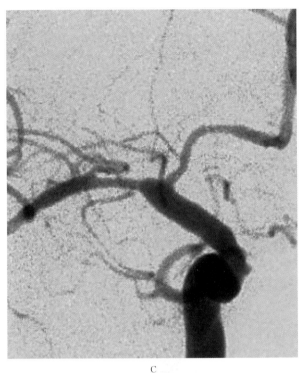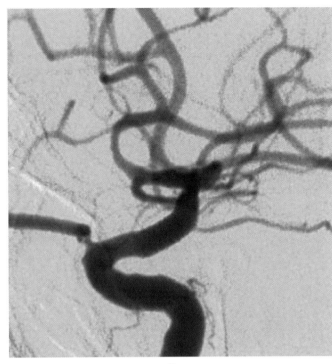

C   D

A. 发病当天 DSA 显示颈内动脉 C6 段前壁 1.5 mm×2 mm 囊性血泡样突起（◀—）；

B. 4 天后 DSA 显示囊性血泡样突起增大（◀—）、演变成动脉瘤，约 5 mm×6 mm 大小；

C、D. 行覆膜支架治疗，植入 Willis® 覆膜支架（3.5 mm×10 mm）后 DSA 显示动脉瘤完全隔绝，动脉瘤腔不充盈，病变段载瘤动脉重建，通畅。

【点评】该患者蛛网膜下腔出血 DSA 显示为典型的颈内动脉 C6 段前壁血泡样动脉瘤破裂，瘤腔在近期内明显增大，具有再次破裂的高风险性，开颅手术和传统血管内介入治疗风险均较高，疗效不满意。腔内隔绝治疗术操作与动脉瘤壁不发生接触，避免手术相关破裂风险，重建载瘤动脉从而封堵动脉瘤口、隔绝动脉瘤腔。该患者治疗的主要关键点在于：一是处于血管痉挛期，术中操作必须注意，以避免过多刺激血管壁，造成血管痉挛加重导致缺血事件；二是动脉瘤靠近后交通动脉和前脉络膜动脉开口部位，支架选择宜短以及定位要精准，以尽量避免覆盖之。

该病例 Willis® 覆膜支架完全隔绝动脉瘤腔，效果明显，患者影像学表现和临床疗效均满意。术者推荐覆膜支架可作为血泡样动脉瘤的一项新的治疗选择。

（方淳　封灏）

病例 12. 血泡样动脉瘤

【临床资料】男性,48 岁,意识不清、头痛 3 天,头颅 CT 显示广泛蛛网膜下腔出血。

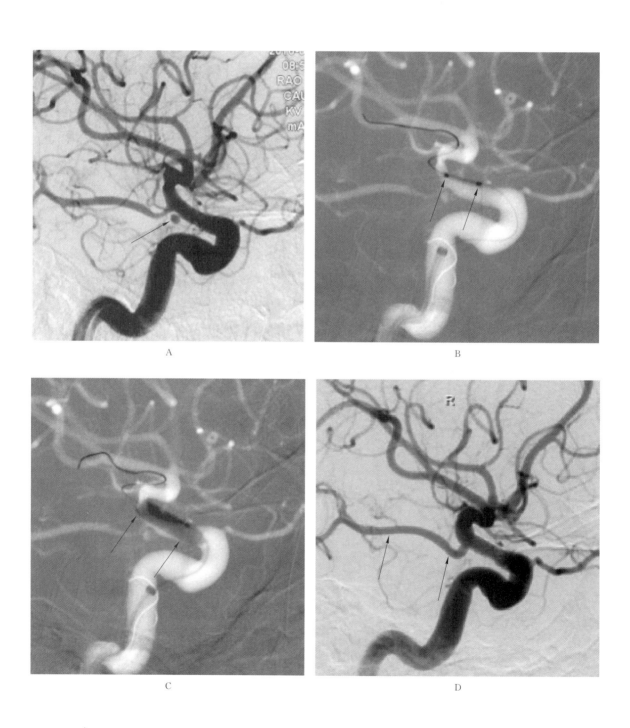

A

B

C

D

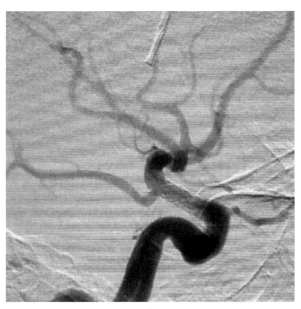

E

A. 术前 DSA 显示右侧颈内动脉 C6 段后壁血泡样动脉瘤（←），大小 2.5 mm×1.6 mm，瘤口宽约 1 mm；

B. 行覆膜支架治疗，路图下沿微导丝植入 Willis® 覆膜支架（3.5 mm×7 mm）（←）；

C. 到位后扩张球囊、释放支架（←）；

D. 支架释放后即刻 DSA 显示血泡样动脉瘤完全不显影，重建载瘤动脉通畅，后交通动脉充盈良好（←）；

E. 术后 7 个月复查 DSA 显示颈内动脉血流通畅，未见动脉瘤显影。

- **病变部位：左侧颈内动脉眼动脉段**
- 病变段动脉管径：3.2 mm
- 病变段动脉状况：平直
- 动脉瘤最大直径：2.5 mm
- 动脉瘤口：1 mm
- 覆膜支架规格：3.5 mm×7 mm

隔仅 2 mm 左右，存在瘤口覆盖不全产生内漏和过度覆盖闭塞后交通动脉开口的矛盾，因此支架的精准定位显得尤为重要。该血泡样动脉瘤覆膜支架腔内隔绝治疗效果满意，随访结果稳定。

【点评】该患者系血泡样动脉瘤，位于颈内动脉 C6 段后壁，较少见，近邻后交通动脉开口，瘤口和瘤腔均小，如采用弹簧圈瘤腔填塞，容易发生术中动脉瘤破裂出血。覆膜支架腔内隔绝可以有效地避免与瘤壁的接触，重建载瘤动脉隔绝瘤腔，降低术中破裂出血风险。治疗主要关键点：①支架精准到位，尽量避免后交通动脉开口覆盖，尤其在胚胎型后交通动脉患者；②覆膜支架长度的选择尽可能短，以利于在弯曲血管段的通过和贴壁效果。该患者系胚胎型后交通动脉，需要避免覆盖其开口，瘤口与后交通动脉相

（方淳 封灏）

病例 13. 血泡样动脉瘤

【临床资料】女性,59 岁,突发剧烈头痛 6 小时,神志清,GCS15 分,头颅 CT 显示蛛网膜下腔出血。

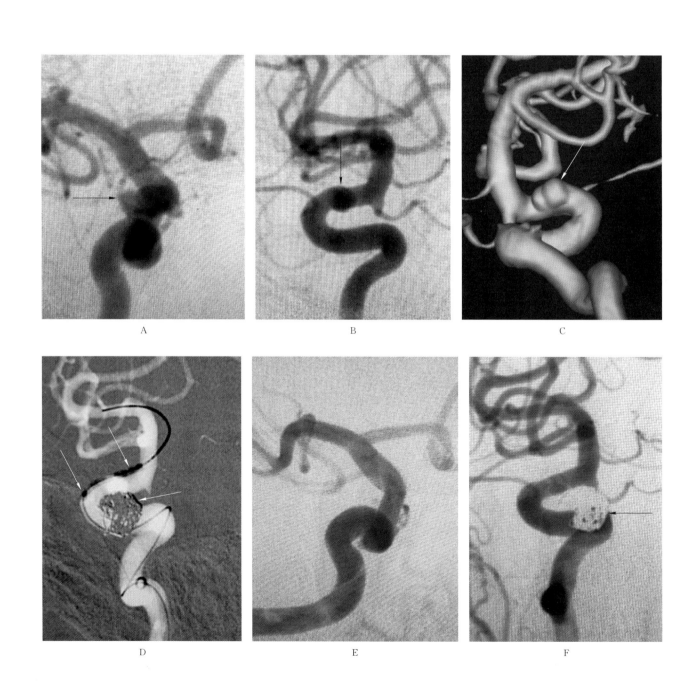

A

B

C

D

E

F

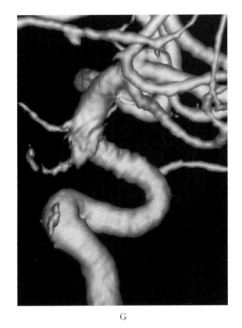

G

A. 前后位、B. 侧位、C. 三维重建图像：术前 DSA 显示颈内动脉 C6 段侧壁两枚相邻囊性血泡样动脉瘤(←——)，在三维建图像清晰显示；

D. 采用同轴技术(8F 导引导管＋Navein 导管)予以支撑，沿微导丝植入覆膜支架(3.5 mm×10 mm)，支架到位(←——)；

E(正位)＋F(侧位). 膨胀球囊、支架释放后即刻 DSA 显示动脉瘤口完全封堵，载瘤动脉通畅，血泡样动脉瘤完全不显影；

G(3D 重建图像). 6 个月后复查 DSA 动脉瘤不显影，载瘤动脉通畅。

图 D 和图 F C4 段为对侧颈内动脉瘤腔弹簧圈栓塞影(←——)。

- **病变部位：颈内动脉眼动脉段**
- **病变段动脉管径：3.5 mm**
- **病变段动脉状况：平直**
- **动脉瘤最大直径：3.0 mm、3.5 mm**
- **动脉瘤口：2.0 mm、3.0 mm**
- **覆膜支架规格：3.5 mm×10 mm**

【点评】该患者诊断明确，血泡样动脉瘤位于颈内动脉 C6 段侧壁，相邻两枚泡样突起，三维重建图像可以清晰显示瘤体和瘤口，但在二维 DSA 中角度受限无法达到有效的工作角度，这对于常规的支架辅助瘤腔弹簧圈栓塞治疗增加了难度。另外，该患者病变段载瘤动脉直径较大，为覆膜支架的直径选择和球囊膨胀带来挑战。当然，该病变段血管相对比较平直，为支架良好贴壁创造了条件。该患者术后即刻治疗效果满意，6 个月随访复查效果稳定。

在小动脉瘤或微小动脉瘤，以及传统血管内治疗有难度的动脉瘤，覆膜支架隔绝治疗为我们提供了一个可选择的治疗方法，而且可简化治疗操作，提高疗效，降低并发症。

(方淳　谭华桥)

第九章
动脉夹层和夹层动脉瘤

动脉夹层是指血液通过各种原因导致的破损内膜进入血管壁间形成壁间血肿，夹层动脉瘤是在动脉夹层的基础上膨大成腔，多数呈梭形、假性动脉瘤形式。常见部位为椎动脉 V3～V4 段和颈内动脉颈段。椎动脉 V3～V4 段位于硬膜内或硬膜内外过度区域，移动度较大，加之其外膜较薄容易损伤；颈内动脉颈段易受穿通伤、爆裂伤外力损伤；其他原因包括颈部推拿按摩、颈部持续或突然过伸和旋转，或咳嗽、打喷嚏等。在患有 Marfan Syndrome、Ehlers Danlos Syndrome、显性染色体多囊肾等结缔组织病和肌纤维结构不良、中膜囊性坏死、高同型半胱氨酸血症等动脉壁病变患者，可自发形成夹层或轻微外伤后容易形成夹层；也可由严重的腹部外伤通过腹主动脉压力波及颈动脉造成夹层；介入手术中导管导丝损伤内膜是医源性动脉夹层的常见原因。

组织学上动脉夹层典型表现为壁间血肿，多数为内膜下，少数为外膜下血肿，造成血管腔狭窄或闭塞。如壁间血肿通过裂口与正常血管相通，呈现真假双腔，其假腔增大逐渐形成夹层动脉瘤，在椎动脉 V3～V4 段多见；如假腔外层破裂，发展成假性动脉瘤。

随着认识的提高和影像学检查的改进，动脉夹层和夹层动脉瘤发现率渐趋增高。临床表现多为迟缓性，动脉夹层造成管腔狭窄或闭塞，可产生相应动脉供血区的脑缺血或脑梗死症状，如伴发夹层动脉瘤形成也可引起持续缺血或复发性缺血事件。值得注意的是，幕下缺血性卒中病例的 40% 是由椎动脉夹层和夹层动脉瘤所引起的，中青年多见。如颅内夹层动脉瘤破裂，则可造成颅内出血，包括蛛网膜下腔出血等。

影像学表现为病变动脉管腔的逐渐变细、狭窄或闭塞，横断面 T1W 脂肪抑制 MR 像上可显示典型的新月形高信号的壁内血肿。夹层动脉瘤表现为局部呈囊状或梭形膨出。另外，CT 和 MRI 可清晰显示病变动脉供血区的脑缺血、脑梗死表现。

动脉夹层可自愈，但如伴发神经学症状，应予积极治疗。除抗血小板凝集治疗外，尚可采用裸支架或覆膜支架治疗。如夹层动脉瘤形成，可考虑动脉瘤腔闭塞治疗，以往多采用裸支架辅助弹簧圈栓塞治疗。对于颈内动脉岩骨段以上和椎动脉的动脉夹层和夹层动脉瘤，覆膜支架是一种理想的治疗方法，如为椎动脉 V3～V4 段夹层动脉瘤，覆膜支架治疗医生需要考虑小脑后下动脉覆盖与否以及覆盖以后的临床后果。

（李明华　顾斌贤）

夹层动脉瘤覆膜支架治疗

病例 1. V4 段夹层动脉瘤

【临床资料】男性，45 岁，突发头痛伴恶心、呕吐 3 天，DSA 显示右侧椎动脉 V4 段夹层动脉瘤破裂，经支架辅助弹簧圈栓塞治疗后 3 个月动脉瘤复发、增大。

- 病变部位：椎动脉硬膜下段
- 病变大动脉管径：2.9 mm
- 病变段动脉状况：平直
- 动脉瘤最大直径：11 mm
- 动脉瘤口：8 mm，欠清
- 覆膜支架规格：3.5 mm×13 mm，3.5 mm×13 mm

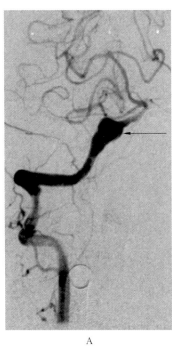 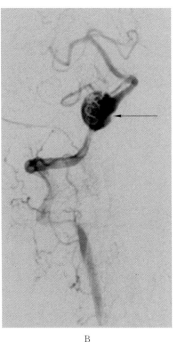 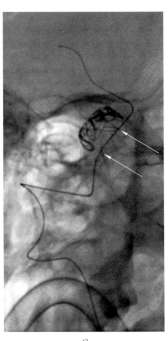

A　　　　　　　　　　B　　　　　　　　　　C

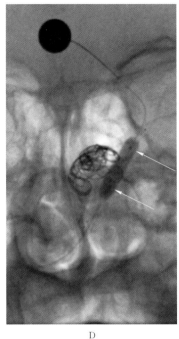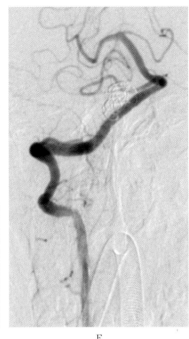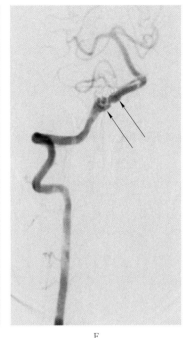

| D | E | F |

A. 右侧椎动脉 DSA 显示 V4 段夹层动脉瘤(◀━),动脉瘤腔 10 mm×5 mm 大小;

B. 应用支架辅助弹簧圈塞治疗,未能致密完全填塞。术后 3 个月复查 DSA 显示动脉瘤复发(◀━),瘤腔 11 mm×8 mm 大小,瘤口宽,显示欠清;

C、D. 施行覆膜支架治疗,先后植入 Willis® 覆膜支架 2 枚(3.5 mm×13 mm,3.5 mm×13 mm),套袖式桥接(◀━);

E. 术后即刻 DSA 显示病变段动脉重建良好,动脉瘤口封堵,动脉瘤腔不充盈;

F. 术后 16 个月复查 DSA 显示动脉瘤腔不充盈,支架段动脉管壁毛糙、不光整(◀━)。

【点评】 患者右侧椎动脉 V4 段夹层动脉瘤破裂,蛛网膜下腔出血,经支架(Neuroform)辅助弹簧圈栓塞治疗 3 个月后 DSA 显示弹簧圈压缩、动脉瘤复发、增大,瘤腔 11 mm×8 mm,瘤口与瘤腔等大;瘤口两端载瘤动脉管腔等大。术者应用覆膜支架治疗,选用 2 枚长度 13 mm 覆膜支架套袖式桥接治疗,术后 DSA 显示动脉瘤口完全封堵,瘤腔不充盈,支架段载瘤动脉重建。术后患者康复良好,但未按医嘱正规服用抗血小板凝集药物。16 个月后复查 DSA 显示支架段血流通畅,但呈现管壁毛糙、不光整。

　　夹层动脉瘤往往是由局限性动脉夹层演变而来,其动脉瘤腔可呈梭形或囊状,其瘤口变数较大,术前难以精确评估,因此,其治疗难度较大。传统的治疗方法为支架辅助弹簧圈栓塞治疗,近年来也有应用密网支架治疗。前者往往难以完全致密填塞,复发率高;后者其治疗效果要在几个月后才显示,不能用于动脉瘤破裂患者。覆膜支架治疗是值得尝试的治疗方法,但因其缺乏真正的瘤口,推荐在植入覆膜支架同时,在瘤腔内植入足够量的弹簧圈,再扩张球囊释放支架,达到病变段血管完全重建的目的。

- - - - - -

　　该患者裸支架辅助弹簧圈栓塞后 3 个月,弹簧圈挤压在瘤腔顶端,瘤腔开放且明显增大,因此该动脉瘤复发原因考虑为弹簧圈压缩和瘤壁薄弱双重因素造成。对于瘤壁薄弱造成的动脉瘤复发增大,如再行弹簧圈栓塞治疗,其再复发的概率较高。该患者经覆膜支架治疗后,病变段动脉重建良好,瘤口段覆膜未显示下陷,考虑与其先前应用的 Neuroform 支架在瘤口起到一定的支撑作用有关。患者覆膜支架治疗后未按医嘱规范服用抗血小板凝集药物,16 个月后复查 DSA 显示支架段血管管壁毛糙不光整,应继续规范应用抗凝药物外,可考虑支架段血管球囊扩张或支架成形术,以免管腔闭塞。

(李明华)

病例 2. V4 段夹层动脉瘤

【临床资料】 女性,72 岁,突发头痛 2 天,头颅 CT 显示少量蛛网膜下腔出血。

- 病变部位：椎动脉硬膜下段
- 病变段动脉管径：3.1 mm
- 病变段动脉状况：平直
- 动脉瘤最大直径：13 mm
- 动脉瘤口：6 mm
- 覆膜支架规格：4.0 mm×13 mm，4.0 mm×16 mm，4.0 mm×13 mm

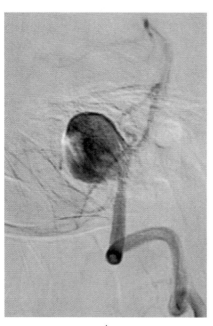
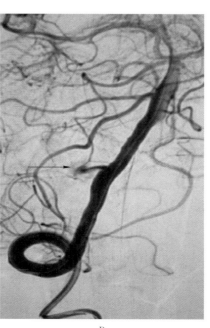
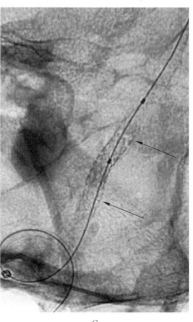

A　　　　　　　　　　　　B　　　　　　　　　　　　C

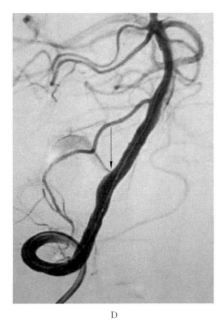
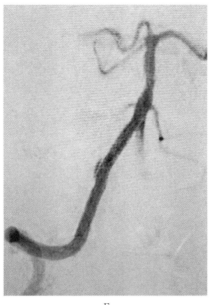
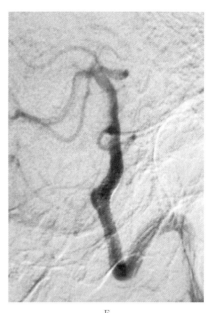

D   E   F

A. 左侧椎动脉 DSA 显示椎动脉 V4 段大动脉瘤（←—），13 mm×10 mm 大小，瘤口 6 mm；

B. 行覆膜支架封堵治疗，路图下植入 Willis® 覆膜支架（4.0 mm×16 mm），支架到位、释放后即刻 DSA 显示少许内漏（←—）；

C. 球囊压力增至 8 atm 再扩后 DSA 仍显示内漏，先后再植入第二枚（4.0 mm×13 mm）、第三枚（4.0 mm×13 mm）支架球囊全程扩至 8 atm（←—）；

D. 术后 DSA 仍显示内漏；

E. 撤除输送系统，结束手术后 DSA 显示内瘘消失，可见微量造影剂存在于支架之间；

F. 术后 1 周复查 DSA 显示内瘘消失，动脉瘤腔不充盈，支架段动脉通畅。

【点评】患者突发头痛，CT 显示少量蛛网膜下腔出血，DSA 显示左侧椎动脉 V4 段夹层动脉瘤，轮廓光整，瘤口宽，瘤口段载瘤动脉轻度痉挛，近端管腔直径 3.1 mm；小脑后下动脉未显影。术者应用覆膜支架治疗，第一枚覆膜支架选用长度 16 mm，支架到位、释放后 DSA 显示瘤口封堵，但有少许内漏。增加 2 atm 再扩后仍显示瘤腔淡淡染色，提示仍有内漏。在第一枚支架上端引入第二、第三枚支架（均为直径 4.0 mm、长度 13 mm），并加大压力（8 atm）扩张球囊。术后 DSA 显示仍有内漏，撤除球囊终止手术后 DSA 显示内漏消失，支架间少许夹层形成。术后 1 周复查 DSA 显示动脉瘤口封堵完全，动脉瘤腔不充盈，瘤口段支架膜性部分略微膨出。

该患者夹层动脉瘤瘤腔大、瘤口宽，采用传统的支架辅助弹簧圈栓塞治疗，弹簧圈应用量大，容易引起占位效应，并有术后复发的可能；密网支架治疗术后不能即刻封堵，存在术后再破裂出血的风险。患者动脉瘤瘤口段动脉走行自然平直，伴有轻度痉挛，邻近小脑后下动脉未显影，提示非优势供血型，应该是覆膜支架治疗的较好选择。作者推荐，在如此宽口大动脉瘤，在覆膜支架治疗同时在瘤腔内植入一定数量的弹簧圈，可提高覆膜支架的恒位和贴壁效果，有利于管腔重建。术者应用 3 枚覆膜支架，最后才获得动脉瘤的完全封堵，提示夹层动脉瘤的瘤口变数较大，术前精确评估较为困难。因此，采用的覆膜支架足够大（指在较为平直的病变动脉）以求病变动脉的全覆盖，术者选择第一枚支架的规格是合理的，释放后出现内漏的原因是贴壁不良，而非覆盖不全。考虑到病变动脉管腔直径较细小，或许按原有压力再扩维持 10 秒钟左右，或观察一段时间后再评价贴壁效果，或许内漏会减少，甚至消失。当然，存在明显的内漏，精确评价内漏部位或原因后，再予套袖式桥接第二枚支架是需要的，防止再出血。

（李明华 谢晓东）

病例 3. V4 段夹层动脉瘤伴狭窄

【**临床资料**】 男性,33 岁,左侧肢体偏瘫 1 月余,头颅 MRA 发现椎动脉狭窄伴动脉瘤样改变。

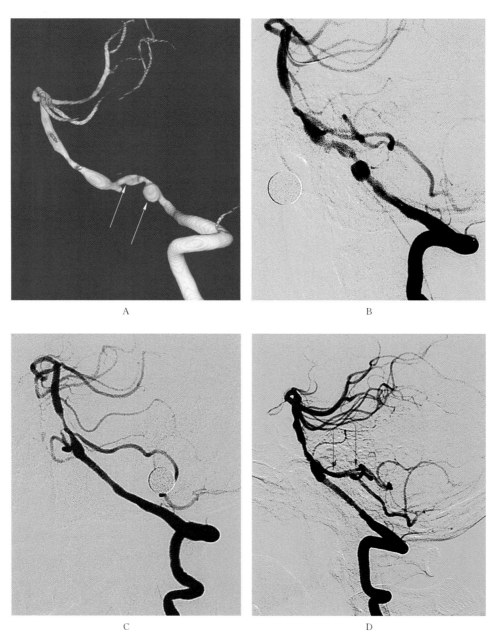

A

B

C

D

A. 左侧椎动脉 DSA 显示椎动脉 V4 段夹层动脉瘤伴较长范围不规则狭窄(←—);

B. 行覆膜支架治疗,路图下植入 Willis® 覆膜支架(3.5 mm×19 mm);

C. 支架到位、释放后 DSA 显示椎动脉 V4 段重建,动脉瘤腔不显影;

D. 术后 7 个月复查 DSA 显示动脉瘤不充盈,支架段载瘤动脉无明显狭窄,小脑后下动脉及其起始部椎动脉夹层改变(←—)。

- 病变部位：椎动脉硬膜下段
- 病变段动脉管径：2.9 mm
- 病变段动脉状况：平直，伴狭窄
- 动脉瘤最大径：3.5 mm
- 动脉瘤口：3 mm
- 覆膜支架规格：3.5 mm×19 mm

【点评】患者左侧椎动脉 V4 段夹层动脉瘤，存在管腔狭窄、梭形扩张和囊状凸出，病变范围较长，上缘靠近小脑后下动脉，小脑后下动脉较粗长，为优势供血型。术者选用长度 19 mm 的覆膜支架，以兼顾覆盖囊状凸出和狭窄段的血管，术后 DSA 显示其支架段血管重建良好，狭窄与囊状改变消失，梭形改变仍存在，因其梭形改变位于小脑后下动脉开口下缘，覆膜支架难以顾及。

椎动脉 V4 段是夹层动脉瘤的常见部位之一，该血管段较易随头颈部转动发生自主性创伤，反复后循环缺血事件是椎基底动脉夹层动脉瘤的常见症状，也可破裂出血。夹层动脉瘤介入治疗的关键是对破口的正确判断，增强后 CT 横断面薄层扫描可有助于破口的识别，破口可大可小，大者可延续较长范围，对治疗造成困难。该病例病变段血管较长，术者选用较长的覆膜支架，目的是在不明确破口长度和位

置的情况下，尽可达到全覆盖，这在较平直的血管段是可行的。以小脑后下动脉开口下缘为覆膜支架位置的上端，避免覆盖优势供血型小脑后下动脉开口。术后 DSA 显示支架段血管重建良好，其梭形改变因靠近小脑后下动脉开口，覆膜支架难以企及。在小脑后下动脉开口上方尚存在局限性狭窄，可考虑采用球囊扩张术或支架成形术。术后 7 个月复查 DSA 显示小脑后下动脉主干不规则扩张，提示椎动脉夹层累及到小脑后下动脉主干。应予规范抗凝抗栓治疗，以防缺血事件发生。

（李明华）

病例 4. V4 段夹层动脉瘤

【临床资料】男性,51 岁,突发头痛 1 天,急诊头颅 CT 显示蛛网膜下腔出血。

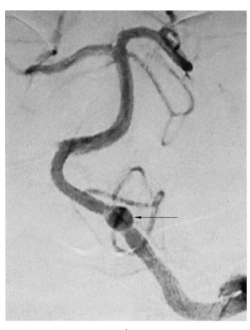
A

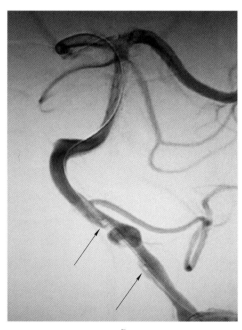
B

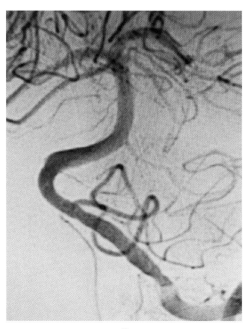

A. 左侧椎动脉 DSA 显示椎动脉 V4 段夹层动脉瘤(←——),瘤腔 4 mm×4 mm 大小,瘤口显示欠清;

B. 行覆膜支架封堵治疗,路图下植入 Willis® 覆膜(3.5 mm×16 mm),准确定位(←——);

C. 支架释放后即刻 DSA 显示支架段椎动脉通畅,动脉瘤口封堵完全,夹层动脉瘤腔不充盈。

C

- **病变部位**：椎动脉硬膜下段
- **病变段动脉管径**：2.9 mm
- **病变大动脉状况**：平直
- **动脉瘤最大直径**：4 mm
- **动脉瘤口**：3 mm，欠清
- **覆膜支架规格**：3.5 mm×16 mm

【点评】患者蛛网膜下腔出血1天，DSA显示左侧椎动脉V4段动脉瘤，卵圆形，瘤腔不大，距小脑后下动脉开口较远。瘤口显示不清，载瘤动脉管径2.9 mm，走行平直。术者应用覆膜支架封堵治疗，选用长度13 mm覆膜支架，支架长度覆盖动脉瘤体上下端各超出3 mm，支架上端距小脑后下动脉开口4 mm左右。支架释放后DSA显示动脉瘤口封堵，瘤腔不充盈，支架段载瘤动脉重建良好。

夹层动脉瘤口较难判断，尤其是动脉瘤腔形态较大的病例。因此，在选择覆膜支架时，宜长不宜短。在可能的情况下，覆膜支架覆盖范围超越瘤体，以保证瘤口的完全封堵。该患者瘤体较小，距小脑后下动脉开口有一定距离，为覆膜支架长度的选择和封堵效果的把握创造了条件。当然，椎动脉管径比较细小，而且该患者病变椎动脉系优势供血侧。因此，术后严格规范抗血小板凝集治疗是需要的，并应定期随访复查，一旦发现有支架段狭窄，可及时进行血管内球囊扩张或支架成形术。

（李明华　谢晓东）

病例 5. V3 段夹层动脉瘤

【临床资料】女性，55 岁，反复头晕数年，头颅 MRA 偶然发现椎动脉动脉瘤 1 月余。

- 病变部位：椎动脉孔外段
- 病变段动脉管径：2.8 mm
- 病变段动脉状况：平直
- 动脉瘤最大直径：4 mm
- 动脉瘤口：3 mm，欠清
- 覆膜支架规格：3.5 mm×10 mm

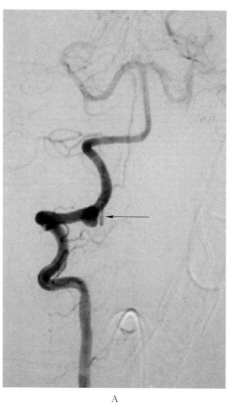

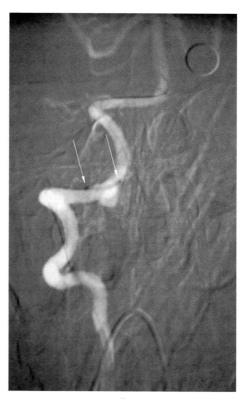

A   B

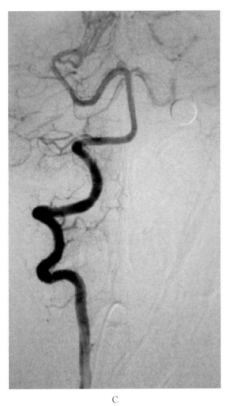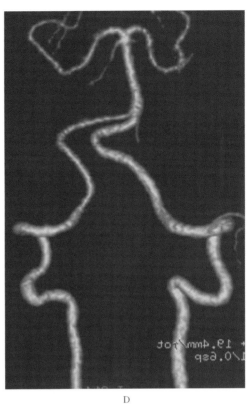

C   D

A. 右侧椎动脉 DSA 显示 V3 段夹层动脉瘤(←),瘤腔 3 mm×4 mm,瘤口 3 mm,欠清;

B. 行覆膜支架封堵治疗,路图下引入 Willis® 覆膜支架(3.5 mm×10 mm),准确定位(←);

C. 支架释放后即刻 DSA 显示夹层动脉瘤瘤口封堵,动脉瘤腔不充盈,支架段载瘤动脉重建;

D. 术后 6 个月复查 CTA 显示动脉瘤消失,载瘤动脉充盈良好,无狭窄征象。

【点评】患者反复头晕数年,MRA 偶然发现椎动脉动脉瘤 1 月余。DSA 显示右侧椎动脉 V3 段夹层动脉瘤,瘤腔 3 mm×5 mm 大小,轮廓不整,夹层裂口显示不清。病变段载瘤动脉平直,术者应用覆膜支架治疗,选用长度 10 mm 覆膜支架,支架到位、释放后 DSA 显示夹层裂口封堵,瘤腔不充盈,病变段动脉重建,术后患者临床恢复良好。术后 6 个月复查 CTA 显示支架段动脉充盈良好。

椎动脉 V3 段出自 C1 横突孔,沿 C1 椎体上缘斜向内上后走行,与椎动脉 V4 段连接,位于硬膜外向硬膜内延伸部。该段动脉随颅颈交界转动其活动度较大,容易自创性损伤,是夹层和夹层动脉瘤的好发部位,临床上以缺血性症状为主。该患者夹层动脉瘤位于椎动脉 V3 段中部,该段动脉走行自然,距离小脑后下动脉开口较远,因此,是覆膜支架封堵治疗较为理想的部位。需要注意:一是如瘤腔较大,术前需完整评估夹层的裂口位置及其范围,以便正确选择覆膜支架规格达到完全封堵裂口的要求,或者在置放覆膜支架的同时,在瘤腔先行弹簧圈疏松填塞,以期起到支撑覆膜支架的作用;二是该段动脉管腔较为细小,术后需严格规范抗血小板凝集治疗,防止术后闭塞;三是要考虑极少数情况存在分支动脉供养脊髓的可能性。

(李明华)

病例 6. 颈内动脉 C1 段夹层动脉瘤

【临床资料】男性,40 岁,头痛 1 天,CT 显示蛛网膜下腔出血行 DSA 诊断左侧后交通动脉瘤,行弹簧圈栓塞术后发现同侧颈内动脉夹层形成。

- 病变部位：颈内动脉颈段上端
- 病变段动脉管径：4.0 mm
- 病变段动脉状况：平直
- 动脉瘤最大直径：8 mm
- 动脉瘤口：8 mm
- 覆膜支架规格：4.5 mm×19 mm

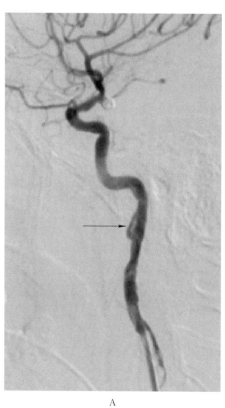
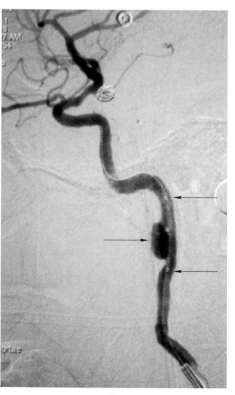

A

B

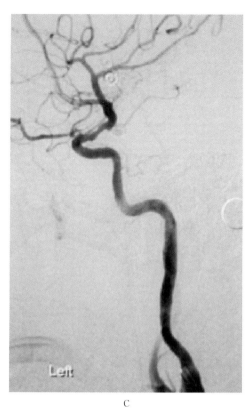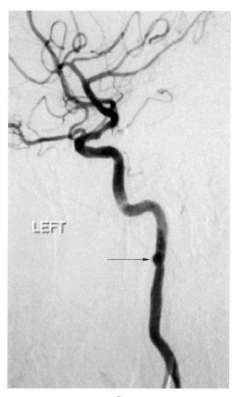

C   D

A. 患者后交通动脉瘤弹簧圈栓塞术后 DSA 显示左侧颈内动脉 C1 上端局限性管壁毛糙,呈不规则凸起,提示夹层形成(◀━)。

B. 术后 4 个月复查 DSA 显示原 C1 段凸起处增大(◀━)、假性动脉瘤形成,8 mm×3 mm 大小;行覆膜支架治疗,路图下植入 Willis® 覆膜支架(4.5 mm×19 mm)(◀━);

C. 准确定位、释放后即刻 DSA 显示假性动脉瘤口封堵,动脉瘤不充盈,支架段载瘤动脉重建;

D. 术后 18 个月复查 DSA 显示支架段载瘤动脉充盈良好,瘤口处呈小龛影改变(◀━)。

【点评】患者左侧后交通动脉瘤行弹簧圈栓塞术,术后 DSA 显示同侧颈内动脉 C1 上段局限性管壁毛糙,呈不规则凸起,提示夹层形成。4 个月后复查 DSA 显示夹层囊腔增大,演变成假性动脉瘤。动脉瘤体呈扁平状,约 8 mm×3 mm 大小,动脉瘤口与瘤体等大。术者选用长度 19 mm 覆膜支架治疗,支架到位、释放后 DSA 显示夹层动脉瘤裂口封堵完全,瘤腔不充盈,支架段动脉重建良好。术后 18 个月复查 DSA 显示支架段动脉通畅,原夹层动脉瘤裂口处呈小龛形样改变。

患者无颈部外伤病史,其夹层的形成可能系血管内手术中导丝或导管损伤内膜引起。夹层的发展除假腔增大造成其真腔压迫闭塞外,局部的尚可形成动脉瘤样改变,这种现象在椎动脉 V3～V4 段比较多见。如位于颅内,同样会破裂引起蛛网膜下腔出血和颅内血肿;如在颅外,除动脉瘤腔增大外,血栓性缺血事件发生的概率较高,因此,颅颈部夹层和夹层动脉瘤,一般应持积极的治疗态度,覆膜支架治疗是较理想的治疗选择。该患者 C1 上端动脉夹层,继而形成假性动脉瘤,4 个月后增大明显。术者持积极态度行覆膜支架封堵术,应该是正确的处理方法。

(李明华)

病例 7. 动脉夹层伴假性动脉瘤

【临床资料】男,19 岁,脑外伤 15 天后于晨起时突发剧烈头痛,CT 显示蛛网膜下腔出血。

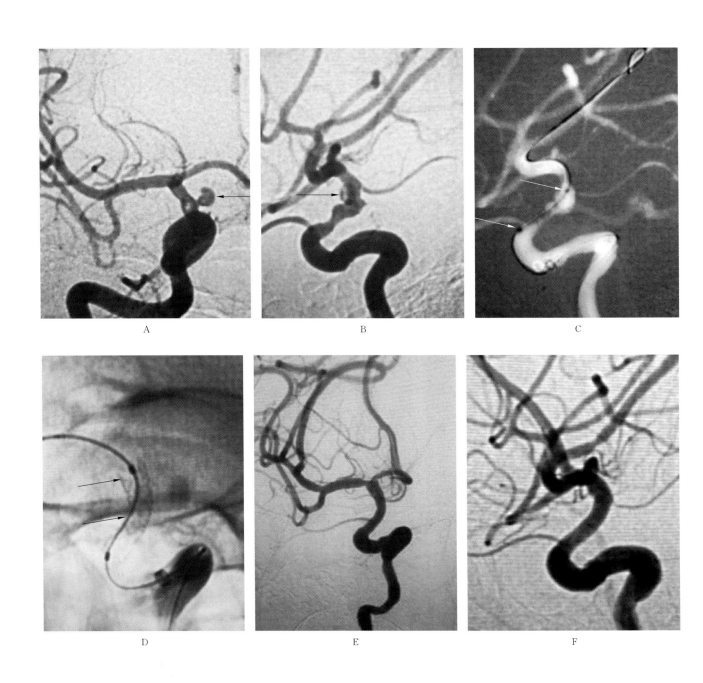

A

B

C

D

E

F

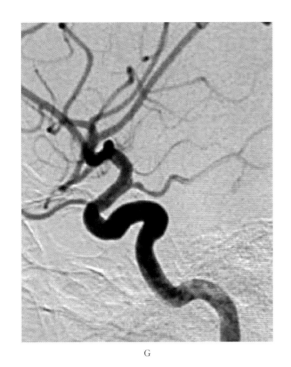

G

A、B. 正侧位 DSA 显示右颈内动脉 C6～C7 段动脉夹层伴假性动脉瘤(←)(大小约 2.8 mm×3.0 mm,瘤口约 1 mm);

C. 行覆膜支架腔内隔绝治疗,路图下沿微导丝导入 Willis® 覆膜支架(3.5 mm×13 mm)(←);

D. 支架到位后膨胀球囊、释放支架(←);

E(正位)、F(侧位). 释放支架后即刻 DSA 显示重建载瘤动脉通畅,假性动脉瘤完全不显影;

G. 6 个月后复查 DSA 显示重建载瘤动脉通畅,管壁光整,动脉瘤腔不显影。

- **病变部位**：颈内动脉眼动脉段
- **病变段动脉管径**：3.0 mm
- **病变段动脉状况**：夹层、稍弯曲
- **动脉瘤最大直径**：3.0 mm
- **动脉瘤口**：1.0 mm
- **覆膜支架规格**：3.5 mm×13 mm

【点评】患者外伤后血管壁损伤,造成动脉夹层和假性动脉瘤,极易发生再次破裂出血,属于高风险病变,瘤腔弹簧圈填塞术容易造成术中破裂,术后容易复发。覆膜支架隔绝治疗可以避免术中相关材料与瘤壁接触,降低术中破裂出血风险,同时有效地重建病变血管,即刻达到治愈目的。该患者病变累及后交通动脉,覆盖后交通动脉开口不可避免,但避开了眼动脉和脉络膜前动脉等重要分支覆盖,随访效果稳定。

该患者应用覆膜支架治疗时需注意的是,病变段血管有后交通动脉开口,虽然不是胚胎型后交通动脉但未完全退化,要警惕是否经后循环通过后交通动脉流向颈内动脉覆膜支架覆盖段,造成内漏,所以支架放置后行椎动脉造影观察,确定有无血流进入支架与靶血管之间是需要的。腔内隔绝治疗要重视各种类型内漏的发生可能性,并早明确、早预防、早处理。

(方淳 谭华桥)

动脉夹层覆膜支架治疗

病例 1. 颈内动脉 C6 段夹层伴假性动脉瘤

【临床资料】男,72 岁,突发头痛,神志清醒,GCS15 分,CT 显示蛛网膜下腔出血。

- 病变部位: 颈内动脉眼动脉段
- 病变段动脉管径: 3.7 mm
- 病变段动脉状况: 夹层、略弯曲
- 动脉瘤最大直径: 2.0 mm
- 动脉瘤口: 2.0 mm
- 覆膜支架规格: 4.0 mm×13 mm

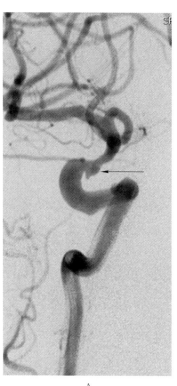 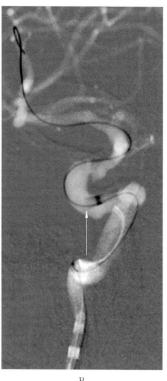 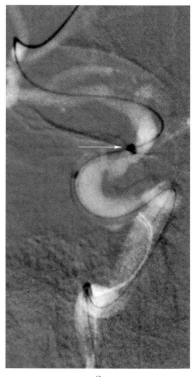

A　　　　　　　　　　　　　　　B　　　　　　　　　　　　　　　C

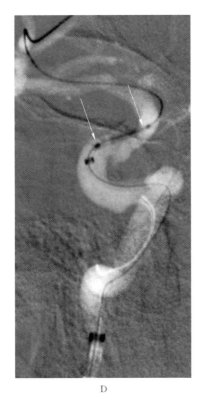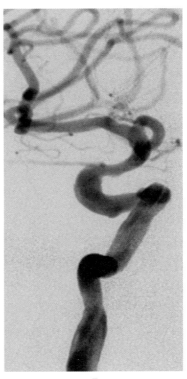

D   E

A. DSA 显示右侧颈内动脉 C6 段夹层伴假性动脉瘤形成（←—）；

B. 采用 6F 长鞘内植入 Navein 导引导管至海绵窦水平段，越过海绵窦后膝迂曲段（←—）；

C. 经导引导管引入冠脉球囊，将其置于动脉瘤载瘤动脉段，在冠脉球囊支撑锚定下将 Navein 导引导管越过病变段动脉送至 C7 段（←—）；

D. 经 Navein 导引导管送覆膜支架至病变段动脉，回撤 Navein 导引导管至 C4 段，覆膜支架准确定位（←—）；

E. 支架释放后 DSA 显示病变段动脉重建良好，假性动脉瘤不充盈。

【点评】 该患者系颈内动脉 C6 段夹层伴假性动脉瘤，颈内动脉路径迂曲明显，床突段弯曲弧度大。因此，该病例的治疗成功与否在于如何顺利输送覆膜支架到位。以往的经验是，颅内血管输送入覆膜支架系统后其血管走形会发生改变，影响定位的准确性。同样，在弯曲弧度较大的行径动脉和病变动脉，支架输送过程中会紧贴大弯侧血管壁，容易摩擦损伤覆膜支架和血管内膜。

术者联合应用冠脉球囊和 Navein 导引导管，为覆膜支架成功到位提供了有效的保障。选择相似长度的冠脉球囊，沿微导丝到达病变段，冠脉球囊导管具有较强的支撑性，Navein 导引导管可沿冠脉球囊导管顺利越过床突弯曲段和病变段血管到达载瘤动脉远侧，为覆膜支架的输送建立了有效的通路，覆膜支架到位后，回撤 Navein 导引导管后定位、释放覆膜支架；同时，球囊置于动脉瘤载瘤动脉段有助于准确选择支架的长度。此技术的组合操作简捷易行，提高了覆膜支架的到位成功率，防止支架输送过程中内膜的损伤，在载瘤动脉迂曲病例中可以借鉴使用。

（方淳　谭华桥）

病例 2. 椎动脉 V2 段夹层

【**临床资料**】男性,39 岁,右侧大脑中动脉多发动脉瘤经弹簧圈栓塞治疗时偶然发现左侧椎动脉夹层。

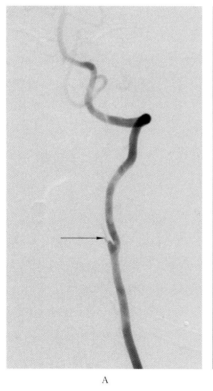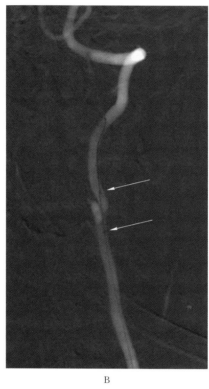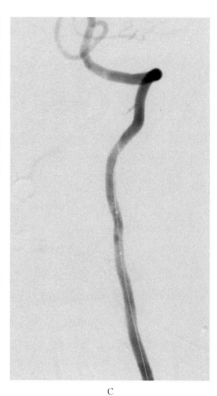

A   B   C

A. 左侧椎动脉 DSA 显示椎动脉 V2 段夹层(◀━);

B. 行覆膜支架治疗,路图下植入 Willis® 覆膜支架(3.5 mm×16 mm),准确定位后膨胀球囊、释放支架(◀━);

C. 支架释放后即刻 DSA 显示动脉夹层完全消失,支架段椎动脉重建良好。

- **病变部位**：椎动脉横突孔段
- **病变段动脉管径**：2.5 mm
- **病变段动脉状况**：平直
- **夹层动脉瘤口**：2.5 mm
- **覆膜支架规格**：3.5 mm×16 mm

【点评】患者右侧大脑中动脉动脉瘤破裂弹簧圈栓塞治疗时，偶然发现左侧椎动脉夹层。DSA 显示左侧椎动脉 C2 段中部动脉夹层，局部不规则囊状突出，病变段动脉直径 2.5 mm，局部伴有狭窄。术者应用覆膜支架治疗，选用直径 3.5 mm、长度 16 mm 覆膜支架，支架到位，释放后 DSA 显示夹层封堵完全，病变段动脉重建良好。

动脉夹层和夹层动脉瘤多由创伤引起，包括颅颈外伤、医源性（包括血管腔内手术）损伤、自行创伤等。常见部位为颅底颈部和脑内动脉固定和游离相交部，颈部椎动脉多见于 V3～V4 段，V2 段比较少见。椎动脉 V2 段起自第六颈椎椎间孔，沿椎间孔上行，出自第一颈椎椎间孔，走行自然平直，是覆膜支架置放的最佳部位之一。该患者夹层位于椎动脉 V2 段中部，覆膜支架封堵效果满意。椎动脉 V2 段沿横突孔上行，在选择覆膜支架时，其直径和长度规格可适当放宽，以期达到较好贴壁效果。另外，要精准评估夹层裂口的位置，选择较长的覆膜支架以较大范围地覆盖是可取的。一般来说，椎动脉 V2 段不存在大的分支动脉，但是，部分患者存在小分支供养脊髓，在实施治疗时需要引起注意和加以考虑。

（李明华）

第十章
弹簧圈栓塞后复发的动脉瘤

脑动脉瘤弹簧圈栓塞治疗目前仍然是血管内治疗脑动脉瘤的主要技术,尤其是动脉瘤破裂患者。但是,尽管近二十年来材料和技术的不断改进和提高,仍有一定的复发率。脑动脉瘤栓塞治疗后复发与否与动脉瘤大小、动脉瘤部位、动脉瘤腔闭塞程度以及所采用的技术有关。根据 Plowman 等 16 年的栓塞治疗结果报道,完全闭塞率在小动脉瘤为 74.5%,大动脉瘤为 72.2%,巨大动脉瘤为 60%,总复发率为 26.3%。对于大动脉瘤和巨大动脉瘤栓塞治疗的复发率,10 年前后的文献报道变化不大,分别为 35.3%/59.1%和 35%/52%。一般认为,颈内动脉顶端分叉部和基底动脉顶端动脉瘤、宽颈动脉瘤以及未完全致密填塞的动脉瘤术后复发率较高。多数作者报道,支架辅助弹簧圈栓塞治疗的动脉瘤复发率要比单纯弹簧圈栓塞低 10%左右。动脉瘤栓塞后复发的机制包括弹簧圈内血栓溶解、血流冲击弹簧圈压缩、瘤口缺少内皮覆盖以及动脉瘤壁薄弱等。

对于脑动脉瘤栓塞后复发的患者,区别是否稳定及是否倾向于再破裂以及处理方式的选择非常重要。再治疗方式有外科手术和血管内治疗,血管内治疗包括再次弹簧圈栓塞治疗和密网支架治疗等。Willis®覆膜支架治疗是又一可选择的治疗方法,它既可即刻封堵残腔,又避免再次弹簧圈栓塞导致动脉瘤腔内血栓逸出造成脑栓塞事件。但是,治疗部位动脉过度迂曲者不宜用覆膜支架治疗。

(李明华　周耕　顾斌贤)

病例 1. 后交通动脉瘤弹簧圈栓塞术后复发

【临床资料】女性,32 岁,突发头痛,急诊 CT 显示蛛网膜下腔出血入院。DSA 诊断左侧颈内动脉后交通动脉瘤破裂,经弹簧圈栓塞治疗 4 个月后动脉瘤复发,伴同侧脉络膜前动脉起始小动脉瘤样改变。

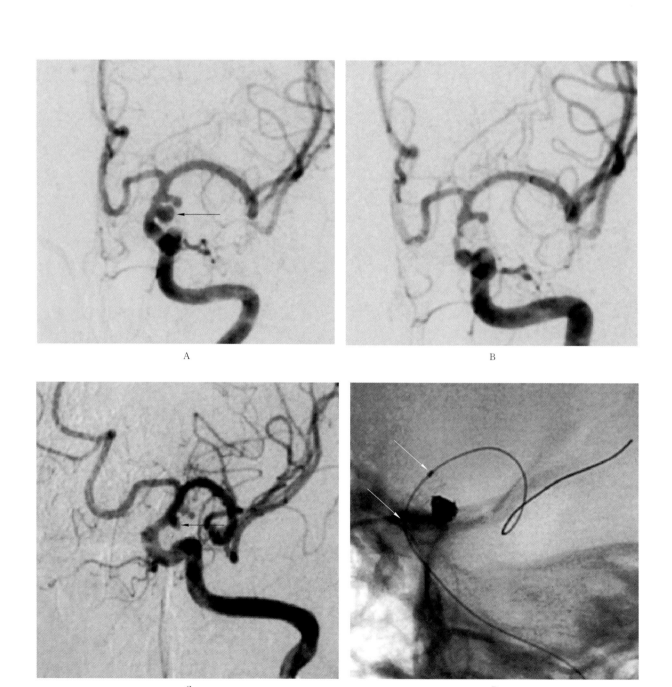

A

B

C

D

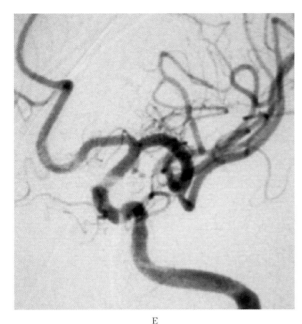
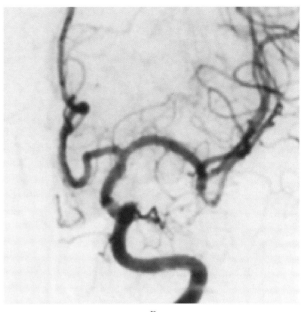

E   F

A. 左侧颈内动脉 DSA 显示后交通动脉瘤破裂(←—),动脉瘤腔 3 mm×4 mm 大小,瘤口 2 mm;C7 段脉络前动脉圆锥形成;

B. 后交通动脉瘤行球囊辅助弹簧圈栓塞,术后 DSA 显示动脉瘤基本完全栓塞;

C. 术后 4 个月复查 DSA 显示动脉瘤复发(←—),残腔 2 mm 大小;

D. 行覆膜支架封堵治疗,路图下植入 Willis® 覆膜支架(3.5 mm×7 mm),准确定位后释放支架(←—);

E. 支架释放后即刻 DSA 显示后交通动脉瘤残腔封堵,支架段载瘤动脉充盈良好,脉络前动脉圆锥消失,脉络前动脉通畅;

F. 术后 42 个月复查 DSA 显示动脉瘤残腔和圆锥均未充盈,载瘤动脉通畅,无明显狭窄征象。

- **病变部位:** 颈内动脉交通段

- **病变段动脉管径:** 2.9 mm

- **病变段动脉状况:** 平直

- **动脉瘤最大直径:** 4 mm

- **动脉瘤口:** 3 mm

- **覆膜支架规格:** 3.5 mm×7 mm

【点评】患者蛛网膜下腔出血,左侧后交通动脉瘤破裂,同侧脉络膜前动脉起始部动脉瘤样改变。后交通破裂动脉瘤行球囊辅助弹簧圈栓塞治疗,术后 DSA 显示动脉瘤不显影。术后 4 个月复查 DSA 显示动脉瘤复发,术者遂选用长度 7 mm 覆膜支架治疗,术后即刻 DSA 显示复发动脉瘤完全封堵,脉络膜前动脉起始部瘤样扩张显影变淡、变小。术后 42

个月复查 DSA 显示复发动脉瘤和瘤样扩张均不充盈,脉络膜前动脉充盈,支架段载瘤动脉重建良好。

该患者复发动脉瘤瘤腔和瘤口均较小,病变段血管走行自然,瘤口远近端载瘤动脉口径一致,考虑到邻近脉络膜前动脉起始呈比较明显的瘤样扩张,术者在应用覆膜支架封堵复发动脉瘤口的同时,兼顾封堵脉络膜前动脉起始部的瘤样扩张。选用长度 7 mm 的覆膜支架,术后达到了治疗目的,并且保留了瘤样扩张的部分充盈,也保证了脉络膜前动脉的通畅。这与术者覆膜支架长度的正确选择和术中精准定位有关,推测脉络膜前动脉开口由覆膜支架的裸部覆盖或由覆膜支架部分覆盖。不管怎么说,既同时治愈了两个病变,又保留了正常重要分支,这是最理想的治疗结果。

(李明华)

病例 2. 后交通动脉瘤弹簧圈栓塞术后复发

【临床资料】男性,42 岁,突发头痛,头颅 CT 显示蛛网膜下腔出血,DSA 诊断右侧后交通段动脉瘤破裂,先后经弹簧圈栓塞治疗 3 次仍显示复发。

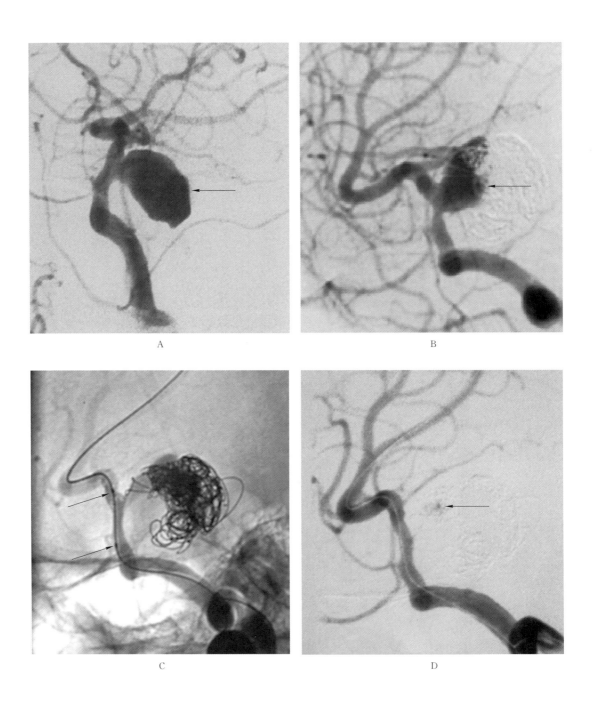

A   B

C   D

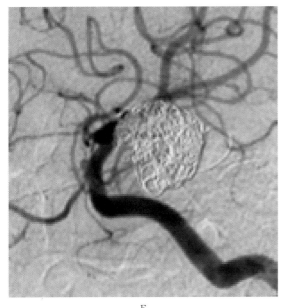

E

A. 右侧颈内动脉 DSA 显示后交通大动脉瘤（←——），瘤腔 21 mm×18 mm 大小；

B. 应用弹簧圈栓塞治疗，术后复查 DSA 显示动脉瘤复发。再行弹簧圈栓塞再次复发，共进行 3 次弹簧圈栓塞后 6 个月复查 DSA 显示仍有动脉瘤复发（←——），残腔 10 mm×6 mm，瘤口 5 mm；

C. 行覆膜支架治疗，路图下植入 Willis® 覆膜支架（3.5 mm×13 mm）（←——）；

D. 术后即刻 DSA 显示动脉瘤残腔未完全封堵，植入第二枚覆膜支架（3.5 mm×10 mm），套袖式桥接于第一枚支架近端，内漏减少（←——），脉络膜前动脉充盈良好，结束手术；

E. 术后 16 个月复查 DSA 显示动脉瘤内漏完全消失，支架段载瘤动脉重建、通畅。

- **病变部位：颈内动脉后交通段**

- **病变段动脉管径：3.2 mm**

- **病变段动脉状况：平直**

- **动脉瘤残腔最大直径：10 mm**

- **动脉瘤口：5 mm**

- **覆膜支架规格：3.5 mm×13 mm，**
  3.5 mm×13 mm

【点评】 患者右侧颈内动脉 C7 段大动脉瘤破裂行弹簧圈栓塞术，术后复发再行弹簧圈栓塞，先后栓塞 3 次仍显示复发，并见瘤体进行性增大、瘤口宽。考虑到再行弹簧圈栓塞仍有复发可能，术者先后应用 2 枚长度 10 mm 覆膜支架套袖式桥接封堵动脉瘤口，术后即刻 DSA 显示瘤口少量内漏，脉络膜前动脉充盈。术后 16 个月复查 DSA 显示内漏消失，载瘤动脉重塑良好。患者术后无任何神经学后遗症。

该患者动脉瘤瘤口较大，多次弹簧圈栓塞多次复发，并且其瘤体呈逐渐增大趋势，弹簧圈呈压缩状，瘤口段载瘤动脉走行自然。该动脉瘤弹簧圈栓塞后复发机制为弹簧圈压缩和动脉瘤壁薄弱，如此类型的复发动脉瘤，弹簧圈栓塞后再次复发的概率较高，覆膜支架治疗应该是较好的选择方法，避免弹簧圈栓塞的再复发和造成的占位效应。该患者术后存在少许内漏系覆膜支架贴壁不良造成，可尝试再扩，也可随访观察。一般来说，贴壁不良造成的少量内漏，一段时期后血栓形成内漏自然消失，也有可能形成小动脉瘤，再予治疗较为容易。

该患者应用覆膜支架治疗需注意：一是支架长度的选择，如选为稍长规格的覆膜支架，有望一枚支架一次治愈；二是要考虑脉络膜前动脉开口覆盖后产生的临床后果，该病例术后脉络膜前动脉保留属于幸运。

（李明华）

病例 3. 后交通动脉瘤弹簧圈栓塞术后复发

【临床资料】女性,49 岁,突发头痛,急诊头颅 CT 显示蛛网膜下腔出血,DSA 诊断左侧颈内动脉后交通动脉瘤破裂行弹簧圈栓塞治疗,术后 2 周瘤颈复发。

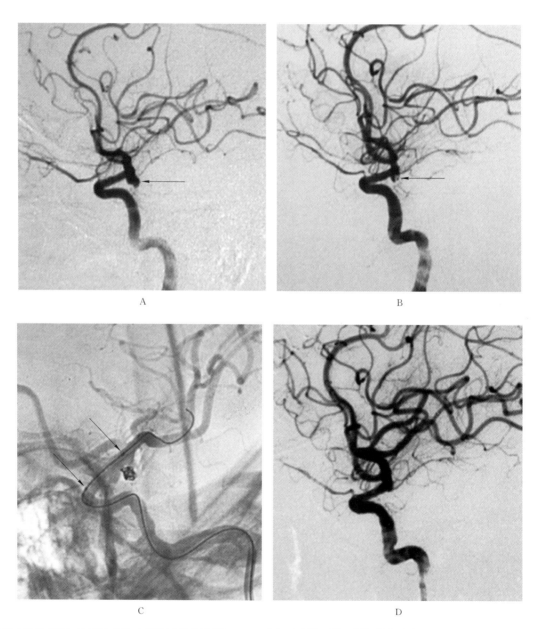

A. 左侧颈内动脉 DSA 显示后交通小动脉瘤伴有子囊(◀━━),后交通动脉退化,脉络膜前动脉显影;

B. 施行单纯弹簧圈填塞,瘤口次残留(◀━━);

C. 术后 2 周复查 DSA 显示残腔仍存在,植入 Willis® 覆膜支架(3.5 mm×10 mm)(◀━━);

D. 支架到位、释放后即刻 DSA 显示动脉瘤口封堵,残腔不充盈,瘤口段载瘤动脉重建,脉络膜前动脉充盈良好。

- **病变部位：颈内动脉后交通段**

- **病变段动脉管径：** 2.9 mm

- **病变段动脉状况：平直**

- **残腔最大直径：** 1.5 mm

- **残腔口：** 1.5 mm

- **覆膜支架规格：** 3.5 mm×10 mm

【点评】患者左侧后交通动脉瘤破裂，系小动脉瘤伴子囊形成，瘤口不大。病变段载瘤动脉较平直，近、远端载瘤动脉管径基本一致。采用弹簧圈填塞部分瘤腔，子囊不显影。2 周后采用覆膜支架治疗，选用长度 10 mm 覆膜支架，术后 DSA 显示动脉瘤口完全封堵，邻近脉络膜前动脉保持通畅。

该患者在动脉瘤破裂第一时间，采用弹簧圈填塞动脉瘤破口，达到止血目的。如果由于各种原因难以一次完成动脉瘤腔完全填塞，可在短期内（一般不超过 1 个月）分次填塞的方法是可取的。该病例在急性期弹簧圈填塞子囊，最大限度避免短期内再次破裂出血的前提下，2 周后应用覆膜支架完全封堵动脉瘤口和动脉瘤残腔，达到完全治愈。该病例的动脉瘤残腔属于小瘤体小瘤口，长度 10 mm 的覆膜支架偏长了些，长度 7mm 或许更合适。近动脉瘤口

上缘的脉络膜前动脉保持通畅，不能说明覆膜支架未覆盖其开口，可能为部分覆盖或覆膜支架的裸露部分覆盖，不致脉络膜前动脉闭塞。通过侧支通道充盈脉络膜前动脉也不是没有可能。

该病例应用覆膜支架治疗需注意：①如此小的残腔，一般不至于短期内发生破裂的可能，可继续随访，如有生长扩大，再予治疗不迟；②选择更短的覆膜支架更为合理，操作也方便，球囊扩张时对病变段血管影响小，覆盖附近穿支动脉的可能性也小。

（李明华）

病例 4. C6 段血泡样动脉瘤弹簧圈栓塞后复发

【临床资料】男性,48 岁,突发剧烈头痛 7 小时,急诊头颅 CT 显示蛛网膜下腔出血,DSA 诊断左侧颈内动脉 C6 段血泡样动脉瘤行支架辅助弹簧圈栓塞治疗,术后 3 个月动脉瘤复发。

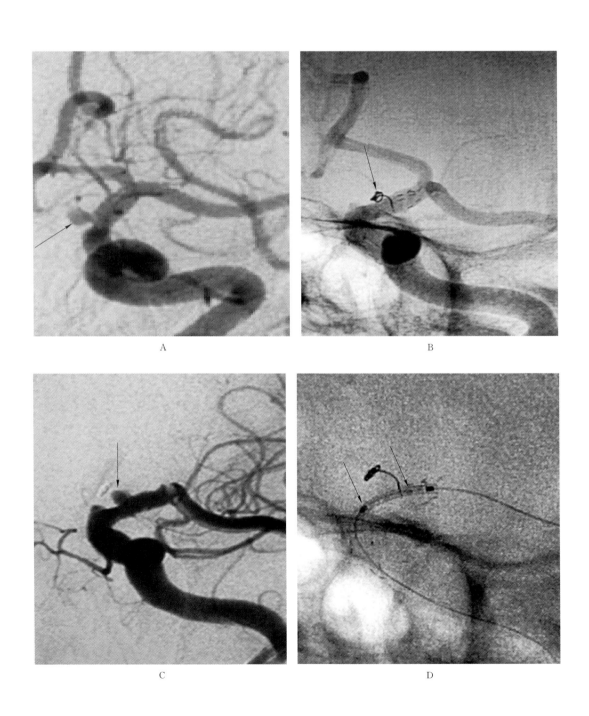

A

B

C

D

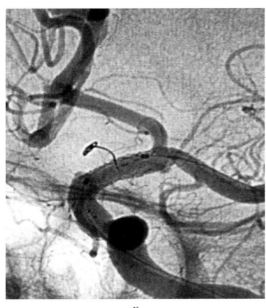
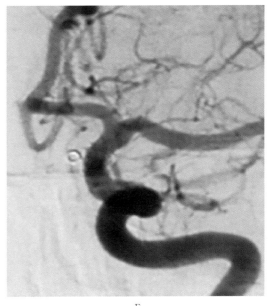

E   F

A. 左侧颈内动脉 DSA 显示左侧 C6 段血泡样动脉瘤（←—）,3 mm×2.5 mm 大小,瘤口小;

B. 采用两枚 Enterprise 支架辅助弹簧圈填塞,仅植入一枚弹簧圈(1.5 mm×20 mm)（←—）后动脉瘤基本不显影;

C. 术后 3 个月复查 DSA 显示动脉瘤复发（←—）;

D. 行覆膜支架治疗,植入 Willis® 覆膜支架(3.5 mm×10 mm)（←—）;

E. 支架到位、释放后即刻 DSA 显示动脉瘤消失,支架段载瘤动脉充盈良好;

F. 术后 15 个月复查 DSA 显示动脉瘤不充盈,支架段载瘤动脉重建。

- 病变部位: **颈内动脉眼动脉段前壁**

- 病变段动脉管径: 2.7 mm

- 病变段动脉状况: 平直

- 动脉瘤最大直径: 2 mm

- 动脉瘤口: 2 mm

- 覆膜支架规格: 3.5 mm×10 mm

【点评】患者蛛网膜下腔出血,DSA 显示左侧颈内动脉 C6 段血泡样动脉瘤,术者先采用双裸支架辅助弹簧圈栓塞治疗,术后 3 个月复查 DSA 显示弹簧圈移位压缩,动脉瘤开放。选择长度 10 mm 覆膜支架封堵治疗,术后复发动脉瘤口完全封堵,动脉瘤消失。术后 15 个月复查 DSA 示动脉瘤消失,载瘤动脉重建良好。

血泡样动脉瘤短期内容易长大、再次破裂发生率高。采用弹簧圈栓塞治疗因顾忌动脉瘤腔内操作造成动脉瘤术中破裂的风险,往往难以完全致密填塞,术后动脉瘤复发和再出血的概率也高。该动脉瘤虽经弹簧圈加 2 枚 Enterpris 支架加固封堵,3 个月后 DSA 仍显示动脉瘤腔开放复发。病变段动脉走行自然,邻近后交通动脉退化完全,术者选用覆膜支架治疗,术后 DSA 显示动脉瘤口完全封堵,脉络膜前动脉充盈满意。该病例选用覆膜支架治疗属补救措施,除此很难用其他方法作进一步治疗,是覆膜支架治疗的优点所在。在操作过程中,避免覆膜支架在行进过程中顶住、掀起先前置放的裸支架近端,造成损伤继而血栓形成或手术不成功。

（李明华 谢晓东）

病例 5. C6 段动脉瘤弹簧圈栓塞后复发

【临床资料】女性,49 岁,蛛网膜下腔出血,DSA 发现颅内多发性动脉瘤,分别行左侧颈内动脉 C7 段动脉瘤(责任病变)支架辅助弹簧圈栓塞治疗和右侧颈内动脉 C6 段小动脉瘤单纯弹簧圈栓塞治疗。术后 6 个月复查 DSA 发现右侧颈内动脉 C6 段动脉瘤复发。

- 病变部位: 颈内动脉眼动脉段

- 病变段动脉管径: 3.1 mm

- 病变段动脉状况: 平直

- 动脉瘤残腔: 2 mm

- 动脉瘤口: 2 mm

- 覆膜支架规格: 3.5 mm×5 mm

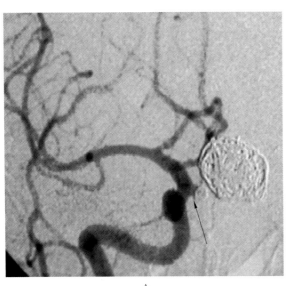 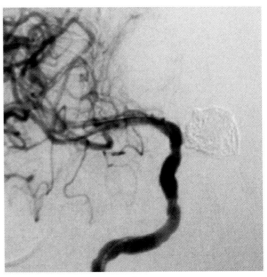

A   B

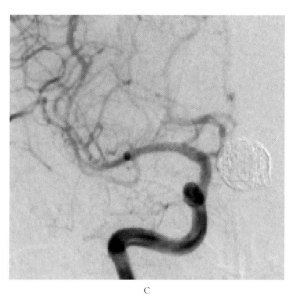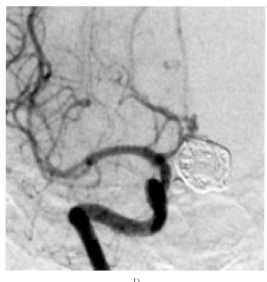

A. 右侧颈内动脉 DSA 显示 C6 段小动脉瘤弹簧圈栓塞术后复发(←——),复发瘤腔小;

B. 行覆膜支架封堵治疗,路图下植入 Willis® 覆膜支架(3.5 mm×5 mm),支架准确定位、释放后刻 DSA 显示动脉瘤残腔不充盈,支架段载瘤动脉重建良好;

C. 术后 4 个月＋D. 术后 9 年复查:复查 DSA 显示动脉瘤消失,载瘤动脉充盈良好,无狭窄征象。可见左侧颈内动脉 C6 段动脉瘤弹簧圈栓塞术后改变。

【点评】 患者蛛网膜下腔出血,DSA 显示左侧颈内动脉 C6 段巨大动脉瘤,行支架辅助弹簧圈栓塞治疗;右侧颈内动脉 C6 段小动脉瘤行单纯弹簧圈栓塞。术后 6 个月随访 DSA 显示右侧颈内动脉 C6 段小动脉瘤瘤口处开放复发,术者选用长度 5 mm 覆膜支架治疗,术后即刻 DSA 显示瘤口封堵,复发动脉瘤不充盈,载瘤动脉呈现轻度痉挛。术后 4 个月和 9 年复查 DSA 分别显示动脉瘤不显影,支架段载瘤动脉重建良好。

该患者系小动脉瘤弹簧圈栓塞后瘤口处复发,考虑为弹簧圈压缩或动脉瘤壁薄弱所致,复发瘤腔小,无再次弹簧圈栓塞指征。该段动脉较为平直,瘤口近、远端管腔粗细几近一致,采用覆膜支架治疗是较好的选择。且其瘤口小、瘤腔浅,应用长度 5 mm 的覆膜支架达到完全封堵效果,对血管损伤的可能性也不大。当然,如此小动脉瘤,如不是蛛网膜下腔出血的责任动脉瘤,是否需要治疗尚存在争议,或许进行定期的无创 MRA 随访,更易被医患双方接受。而对如此小的瘤口开放复发采用覆膜支架治疗似为更趋激进。另外,值得注意的是,该患者应用覆膜支架 9 年后,支架段动脉充盈光滑,提示该覆膜支架的人体相容性颇佳。

(李明华)

第十一章
颈动脉非外伤性损伤

颅颈肿瘤放射治疗、恶性肿瘤直接侵蚀、颅颈软组织感染和坏死及其他非外伤因素均可损伤颈内动脉壁,严重者导致急性颈内动脉破裂,称颈动脉爆裂综合征(carotid blowout syndrome,CBS),可造成大量口鼻出血,严重危害生命,病死率在40%以上。其中颅颈肿瘤放射治疗造成CBS较为多见,一旦发生颈动脉破裂,病死率达75%。放疗导致颈内动脉壁的滋养动脉闭塞、外膜纤维化、粥样硬化、内皮下血肿以及内膜弹力纤维断裂是颈内动脉破裂的病理基础。也有放疗后2～20年间发生颈内动脉假性动脉瘤的报道。因此,接受放疗后数年内行颈内动脉超声检查、MRA或CTA评估等可能使患者获益,而明确病变出血的部位则需脑血管造影。

CBS的外科手术治疗往往需要在放疗区域或感染区域甚至肿瘤所在区域进行探查,技术难度很大,结果不理想。因此,在这种情况下,血管内治疗显示出了其优越性。以前应用的血管内治疗方法包括永久闭塞病变颈内动脉、弹簧圈填塞动脉壁破口等来控制急性出血。但是,前者有引起同侧脑组织供血不足的可能,后者止血不彻底再出血的可能极大。Willis®覆膜支架是目前治疗CBS的最好方法,达到立即止血并保持病变颈内动脉正常血流,防止脑缺血的发生。Willis®覆膜支架可在破裂时迅速放置,也可在CBS高危病人在出血发生前预置以防止破裂发生。当然,Willis®覆膜支架治疗CBS也有不足之处,包括在过度迂曲的颈内动脉贴壁不良、在肿瘤患者的长期疗效等,均有待探索。尽管覆膜支架有以上不足,但对CBS不失为简便、易行、有效的救治方法,为后续治疗争取了时间。对病情重、生存期短的患者也可获益。

(李明华　周耕)

病例 1. 鼻咽癌放疗后鼻出血

【临床资料】男性,47 岁,鼻咽癌 5 年余,放疗 2 次,近 2 天反复鼻出血、量大,经鼻填塞止血无效。

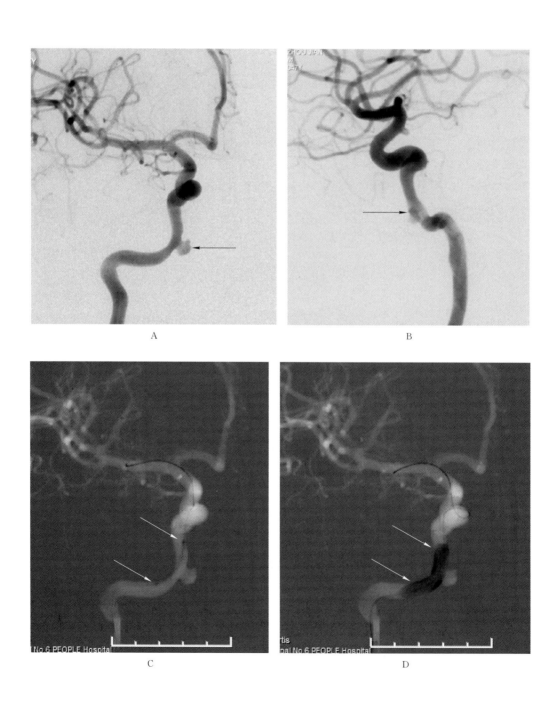

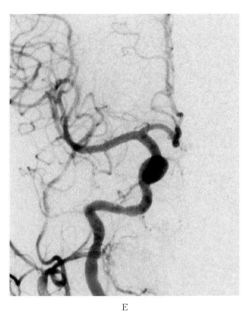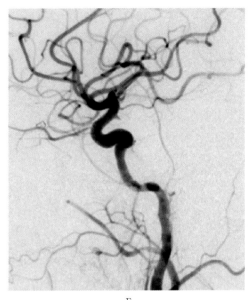

E   F

A、B. 右侧颈内动脉正侧位 DSA 像显示颈内动脉破裂孔段动脉壁破损、假性动脉瘤形成(◀—），瘤体 5 mm×3 mm 大小，瘤口 2.5 mm，瘤口段颈内动脉略狭窄；

C、D. 施行覆膜支架治疗，路图下植入 Willis® 覆膜支架(4.0 mm×19 mm)，支架准确到位后膨胀球囊、释放支架(◀—）；

E、F. 支架释放后即刻正侧位 DSA 显示动脉瘤口完全封堵，动脉瘤腔不显影，支架段载瘤动脉重建、充盈良好。

- **病变部位：颈内动脉破裂孔段**
- **病变段动脉管径：3.9 mm**
- **病变段动脉状况：平直**
- **动脉瘤最大直径：5 mm**
- **动脉瘤口：2.5 mm**
- **覆膜支架规格：4.0 mm×19 mm**

【点评】 患者鼻咽癌放疗史 5 年余，反复鼻出血经鼻填塞止血无效。DSA 显示右侧颈内动脉破裂孔段管壁破损，壁外假性动脉瘤形成，5 mm×4 mm 大小；瘤口 2.5 mm，瘤口段载瘤动脉走行平直，瘤口两端动脉管径粗细基本一致。术者应用覆膜支架治疗，选用直径 4.0 mm、长度 19 mm 覆膜支架，支架到位、释放后 DSA 显示动脉破损处修补完整，动脉瘤腔不充盈，支架段载瘤动脉重建、充盈良好。患者术后鼻出血停止。

鼻咽癌造成颈内动脉破损，引起难以止住的大量鼻出血，其原因可以为鼻咽癌直接侵犯，可以为鼻咽癌放疗后损伤，也可以为两者兼之。颈内动脉管壁受损部位多为颈内动脉 C2 段上端入岩骨管处和颈内动脉破裂孔段出岩骨管处，或为上述两部位的偏下或偏上。颈内动脉破损造成的鼻出血经鼻填塞止血效果不好，以往曾采用永久闭塞患侧颈内动脉达到止血目的，闭塞部位位于破损颈内动脉处及其上下缘。但前提是患侧颈内动脉闭塞耐受试验阴性，前、后交通动脉开放，脑内血供左右侧支循环、前后侧支循环良好。

覆膜支架治疗是鼻咽癌侵犯颈内动脉破损造成大量鼻出血的最佳治疗选择，操作简单，止血彻底，又能保留患侧颈内动脉。选择覆膜支架的规格要适当偏大、偏长，以保证良好贴壁以及覆盖范围尽可能广。因为覆膜支架在颅外段颈内动脉应用所造成的与支架/球囊相关的损伤较小，以及鼻咽癌侵犯颈内动脉管壁可能不局限于管壁破损口处。在颈动脉管壁侵犯高风险病人，特别是多次放疗病人，可进行颈内动脉病变部位管壁 MR 成像，以尽早发现颈内动脉侵犯与否，以便实施覆膜支架预置治疗，避免管壁破损、大量出血的发生。

(李明华)

病例 2. 鼻咽癌放疗后鼻出血

【临床资料】男性,61 岁,鼻咽癌放疗后 3 年,反复鼻出血 1 个月,经鼻填塞止血无效。

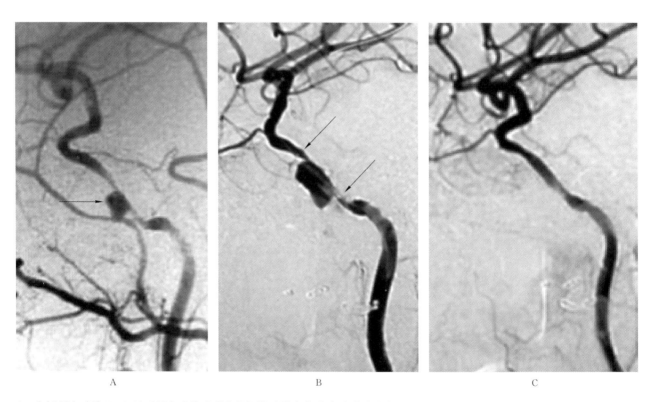

A   B   C

A. 右侧颈内动脉 DSA 显示颈内动脉破裂孔段假性动脉瘤伴载瘤动脉狭窄(←);

B. 2 周后复查 DSA 显示动脉瘤腔增大,10 mm×4 mm 大小,动脉瘤口 7 mm;行覆膜支架治疗,路图下植入 Willis® 覆膜支架 (4.5 mm×16 mm),准确定位、释放支架(←);

C. 支架释放后即刻 DSA 显示动脉瘤口封堵,假性动脉瘤不充盈,病变段载瘤动脉重建,狭窄改善。

(山东省佛山市人民医院提供病例)

- 病变部位：颈内动脉破裂孔段
- 病变段动脉管径：3.9 mm
- 病变段动脉状况：平直
- 动脉瘤最大直径：10 mm
- 动脉瘤口：7 mm
- 覆膜支架规格：4.5 mm×16 mm

【点评】患者鼻咽癌放疗后 3 年，反复鼻出血 1 个月，经鼻填塞止血效果不满意。DSA 显示右侧颈内动脉破裂孔段假性动脉瘤，瘤壁不光整，轮廓不整形，瘤口显示欠清，局部颈内动脉较长范围狭窄。术者选用长度 16 mm 覆膜支架治疗，术后 DSA 显示动脉瘤口完全封堵，动脉瘤腔不显影，狭窄段动脉恢复正常管径。

该患者系鼻咽癌侵犯颈内动脉破裂孔段，造成较长范围的动脉狭窄以及动脉壁破损大出血继而形成假性动脉瘤。术者选用较大直径、较长长度的覆膜支架治疗，获得较好的贴壁效果和止血目的，且能兼顾狭窄段血管的重建成形。定期复查保证颈内动脉通畅和后续跟进对肿瘤的相应治疗，可很大程度上改善患者的生存质量和生存时间。

(李明华)

病例 3. 鼻咽癌放疗后鼻出血

【临床资料】男性,57 岁,鼻咽癌放疗后 7 年,反复鼻出血 4 个月,外院曾采用经鼻填塞止血和颈外动脉弹簧圈栓塞治疗均无效。

- 病变部位：颈内动脉颈段上端
- 病变段动脉管径：3.9 mm
- 病变段动脉状况：平直
- 动脉瘤最大直径：2.5 mm
- 动脉壁破损口：2 mm,欠清
- 覆膜支架规格：4.5 mm×19 mm

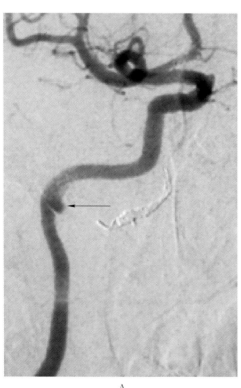

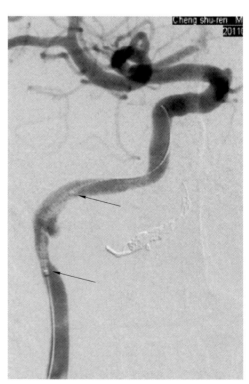

A

B

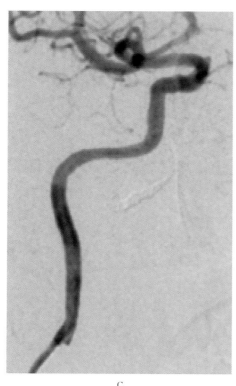
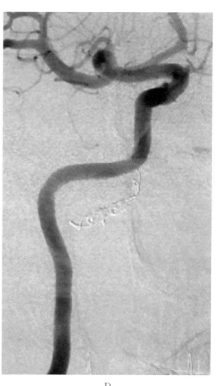

C

D

A. 右侧颈内动脉 DSA 显示颈内动脉 C1 段上端入岩骨管处破损,伴假性动脉瘤形成(←),2.5 mm×2 mm 大小,破口 2 mm;

B. 应用覆膜支架治疗,路图下植入 Willis® 覆膜支架(4.5 mm×19 mm)(←);

C. 支架到位、释放后即刻 DSA 显示破损段颈内动脉重建,假性动脉瘤封堵完全;

D. 术后 6 个月复查 DSA 显示支架段颈内动脉充盈良好,无明显狭窄。

【点评】患者鼻咽癌放疗术后 7 年,反复鼻出血 4 个月。外院经鼻填塞止血、经血管弹簧圈栓塞止血无效转我院。DSA 显示右侧颈内动脉 C1 段上端、与岩骨段交界处一小龛影突出,轮廓不光整,栓塞之弹簧圈远离动脉破口处。术者选用长度 19 mm 覆膜支架治疗,术后 DSA 显示动脉破口完全封堵,动脉瘤腔不显影,载瘤动脉重塑良好。术后 6 个月复查 DSA 显示病变段动脉管壁光整、管腔无狭窄。

鼻咽癌颈内动脉侵犯和放射治疗后损伤的部位多在颈内动脉颅底段,包括颈内动脉 C1 段上端、破裂孔段和岩骨段,反复鼻出血以及难以经鼻填塞止血是其临床特点。该患者假性动脉瘤腔、瘤口均不大,动脉瘤腔尚未完全形成,应用弹簧圈填塞因缺乏瘤壁支撑很难完全填塞瘤腔,以及随着血流压力造成弹簧圈压缩、移位,瘤腔再开放,止血效果不满意。

覆膜支架治疗是一个好的选择,术者选用较大直径、较长的覆膜支架,目的是求得较好的贴壁效果和较大范围覆盖病变段血管。

(李明华)

病例 4. 鼻咽癌放疗后鼻出血

【临床资料】女性,63 岁,鼻咽癌放疗后 3 年,反复大量鼻出血 16 小时,经鼻填塞止血无效。

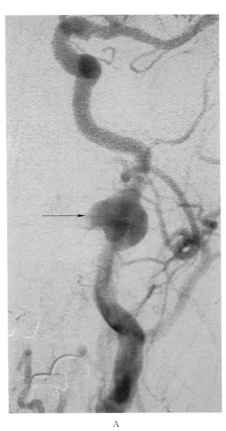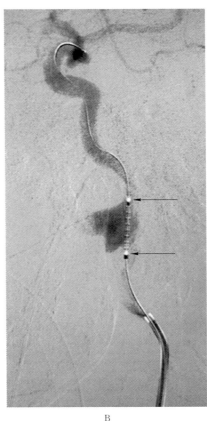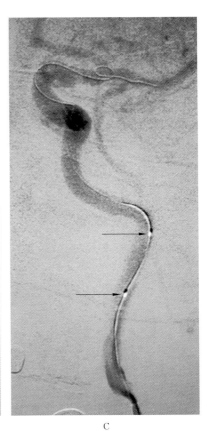

| A | B | C |

A. 左侧颈内动脉 DSA 显示颈内动脉 C1 段上端动脉壁破损伴假性动脉瘤形成(←——),动脉瘤 12 mm×8 mm 大小,动脉瘤口约
　　6 mm,显示欠清;

B. 行覆膜支架治疗,路图下植入第一枚 Willis® 覆膜支架(4.5 mm×16 mm)(←——)后 DSA 显示未完全封堵,植入第二枚
　　Willis® 覆膜支架(4.5 mm×16 mm),套袖式桥接于第一枚支架近端,见图 C(←——);

C. 支架到位、释放后即刻 DSA 显示病变段动脉完全重建,动脉瘤口封堵,假性动脉瘤消失。

- **病变部位：** 颈内动脉颈段上端

- **病变段动脉管径：** 4.1 mm

- **病变段动脉状况：** 平直，略弯曲

- **动脉瘤最大直径：** 12 mm

- **动脉瘤口：** 6 mm

- **覆膜支架规格：** 4.5 mm×16 mm，4.5 mm×16 mm

【点评】患者系鼻咽癌放疗术后 3 年，反复鼻大量出血 1 天，经鼻填塞止血无效。DSA 显示左侧颈内动脉 C1 段上端、入岩骨管处一假性动脉瘤，假腔较大，形态不规则，瘤口显示不清。术者选用长度 16 mm 覆膜支架治疗，术后假性动脉瘤腔仍见显影，植入第二枚同样大小的覆膜支架，套袖式桥接于第一枚支架的近端，术后 DSA 显示瘤口完全封堵，假性动脉瘤腔消失，载瘤动脉重塑良好。

该患者鼻咽癌侵犯或放射性损伤颈内动脉颈段上端、破口较大、出血量大。术者应用第一枚直径 4.5 mm、长度 16 mm 规格的覆膜支架未完全覆盖破口，或支架的长度虽已勉强顾及瘤口两端，但因该段动脉在入岩骨管处，存在生理弯曲，造成贴壁不良产生内漏。第二枚支架置放后获得满意的封堵效果。因此，在这种情况下，选择长度较长、直径较宽的覆膜支架规格是正确的，套袖式桥接第二枚、第三枚覆膜支架，在颈内动脉较大范围被肿瘤侵犯病例，也是常用的方法。术前充分评估颈内动脉受侵的范围，尤其是 CT 和 MRI 能直接显示肿瘤组织侵犯颈内动脉的范围，对于覆膜支架长度的选择，覆膜支架定位，以及是否需要置放多枚覆膜支架，显得尤为重要。同样，也可减少因覆膜支架覆盖范围不充分而造成近期内再次出血的可能。

（李明华）

病例 5. 鼻咽癌放疗后鼻出血

【临床资料】女性,63 岁,鼻咽癌放疗后 2 年,反复鼻出血 1 周,经鼻填塞止血无效。

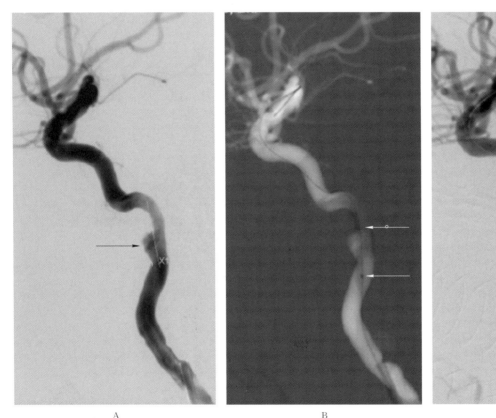
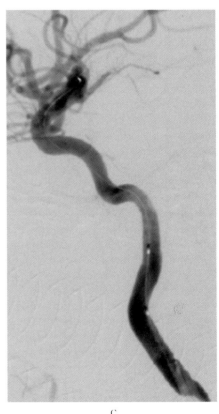

A　　　　　　　　　　　　　　B　　　　　　　　　　　　　　C

A. 右侧颈内动脉 DSA 正侧位显示颈内动脉上端入岩骨管处动脉壁破损,伴假性动脉瘤形成和局部管腔狭窄(◄──),动脉瘤腔 4 mm×3 mm 大小,瘤口 4 mm;

B. 应用覆膜支架治疗,路图下植入 Willis® 覆膜支架(4.5 mm×16 mm),准确定位释放覆膜支架(◄──);

C. 术后即刻 DSA 显示病变段颈内动脉重建,假性动脉瘤封堵不充盈,局部狭窄解除。

- **病变部位：** 颈内动脉颈段上端

- **病变段动脉管径：** 4.1 mm

- **病变段动脉状况：** 平直

- **动脉瘤最大直径：** 4 mm

- **动脉瘤口：** 4 mm

- **覆膜支架规格：** 4.5 mm×16 mm

【点评】患者鼻咽癌放疗术后 2 年，反复鼻出血 1 周，多次经鼻填塞止血效果不满意。DSA 显示右侧颈内动脉 C1 段上端、与岩骨段交界处假性动脉瘤形成，瘤腔不大，瘤壁不光整，动脉瘤口显示欠清，瘤口上缘载瘤动脉狭窄。术者选用长度 16 mm 覆膜支架封堵治疗，术后 DSA 显示动脉瘤口完全封堵，动脉瘤腔不显影，病变段载瘤动脉重塑良好。

该患者系鼻咽癌侵犯颈内动脉 C1 段上端，位于进入岩骨管之前，造成局部动脉管腔狭窄，动脉壁破损大量鼻出血，继而形成假性动脉瘤。术者选择直径较宽、长度较长的覆膜支架治疗，支架规格选择合适，封堵效果满意。对于鼻咽癌侵犯颅底段动脉造成局部动脉管腔狭窄和动脉壁破损形成假性动脉瘤的患者，根据作者的经验，覆膜支架治疗是解除狭窄和封堵动脉壁破损的最佳治疗选择，操作简便易行，效果满意；一般来说，选择支架的直径宜宽、长度宜长，病变涉及迂曲段血管例外。

(李明华)

第十二章
支架源性不良事件及其预防

（一）术中出血

1. 原因　包括靶动脉破裂和邻近分支血管撕裂，发生于靶动脉迂曲应用较长支架的病例，以及支架直径与靶动脉直径不匹配的情况下，往往造成颅内出血的严重后果。

2. 预防和处理　①Willis®覆膜支架的长度和扩张球囊的长度是不一样的，在球囊膨胀时，球囊的两端要比覆膜支架各长 3 mm。因此，在选择支架长度时，务必要考虑球囊膨胀时的长度对靶血管的影响程度；②颅内动脉都有一定的迂曲度，在保证封堵满意的前提下，尽可能选择较短的支架，尤其是颈内动脉 C6～C7 段。如果迂曲的靶动脉有一定长度，选择 2 枚短支架贴壁效果比 1 枚长支架要安全；③选择的支架直径务必不宽于靶动脉管径；④球囊膨胀压不主张高于额定压；⑤靶动脉近、远端管径粗细有落差时，更要把握球囊膨胀压力，落差太大时，不宜用 Willis®覆膜支架；⑥靶动脉过度迂曲者，不主张应用 Willis®覆膜支架。

（二）术中血栓事件

1. 原因　①支架致血栓，发生于置放支架后即刻或几分钟后，发生部位为支架内；②动脉粥样硬化斑块脱落，覆膜支架系统在推进过程中触落内膜斑块，导致脑内动脉栓塞。

2. 预防和处理　①围术期正规抗血小板凝集治疗和术中正规肝素化；②一旦术中血栓形成，可行术中超选择性插管动脉内溶栓治疗或机械取栓，但在机械取栓时注意操作，以防覆膜支架移位。

（三）术后占位效应

1. 原因　①动脉瘤口封堵后瘤腔内急性血栓形成，瘤体缺乏弹性；②血栓形成之瘤体周围结构受压、水肿、渗出。

2. 处理　一般发生在大或巨大动脉瘤治疗后，适当对症处理即可，术后 1～2 周内逐渐消退，如压迫邻近脑神经，可引起相应脑神经麻痹、瘫痪。

（四）支架过早脱落

1. 原因　在机械作用下和来回抽撤过多的情况下，可发生覆膜支架过早脱落。

2. 预防及处理　①尽量减少覆膜支架来回抽撤次数，尤其在迂曲较明显的部位以及进出导引导管头的部位；②在体外准备阶段，避免球囊负压抽吸的操作，以免覆膜支架与球囊接触松动；③如脱落发生，可经导引导管采用异物夹取出体外。

（五）支架脱入动脉瘤腔

1. 原因　在宽口大/巨大动脉瘤，覆膜支架一端悬于瘤口，在血流冲击或外力作用下，可发生脱入动脉瘤腔。

2. **预防及处理** ①对大/巨大动脉瘤,推荐先在瘤腔内置放数枚大规格的弹簧圈,可在瘤口起到一定的支撑作用并减低瘤腔内血流流速,然后应用覆膜支架封堵治疗;②一旦发生支架脱入动脉瘤腔,可酌情采用其他血管内治疗方法或采用异物夹取出体外。

(李明华)

手术相关出血事件

病例 1. 术中出血

【临床资料】女性，55 岁，头痛数年，头颅 MRA 偶然发现双侧颈内动脉动脉瘤。

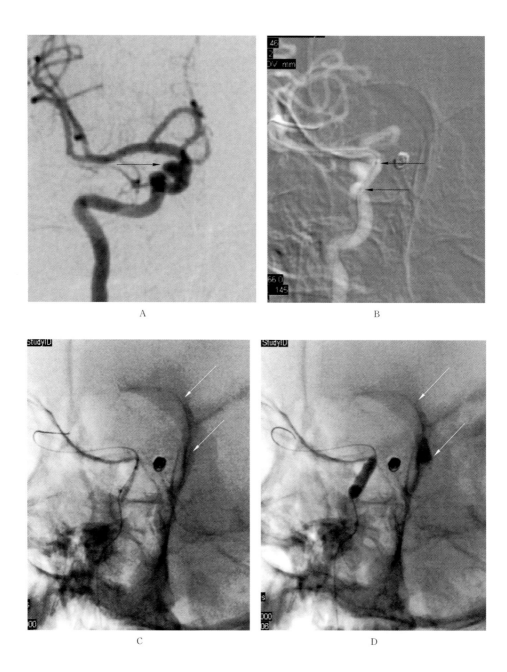

A

B

C

D

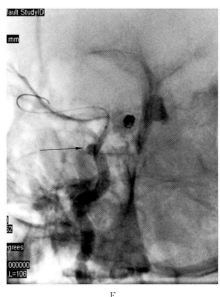
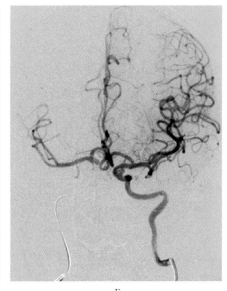

E   F

A. 右侧颈内动脉 DSA 显示右侧 C6 段动脉瘤(←—),5 mm×5 mm 大小,动脉瘤口 5 mm,靠近床突段,瘤口段载瘤动脉弯曲较明显;

B. 行覆膜支架封堵治疗,选择 3.5 mm×13 mm 覆膜支架,路图下覆膜支架定位(←—);

C、D. 膨胀球囊、释放支架后显示载瘤动脉撕裂,可见造影剂外渗致颅内出血(←—),维持球囊扩张状态、止血;

E、F. 永久闭塞患侧颈内动脉(←—),对侧颈内动脉 DSA 显示前交通开放,患侧大脑半球供血良好。患者术后昏迷状态、未能完全清醒。诸图可见左侧颈内动脉 C6 段动脉瘤弹簧圈栓塞影。

- 病变部位: 颈内动脉眼动脉段
- 病变段动脉管径: 3.2 mm
- 病变段动脉状况: 弯曲明显
- 动脉瘤最大直径: 5 mm
- 动脉瘤口: 5 mm
- 覆膜支架规格: 3.5 mm×13 mm

【点评】患者行 MRA 检查偶然发现双侧颈内动脉动脉瘤,DSA 显示左侧颈内动脉 C6 段动脉瘤,瘤口不大,施行单纯弹簧圈填塞治疗;右侧颈内动脉 C6 段动脉瘤呈宽口,直径约 5 mm,术者选用长度 13 mm 覆膜支架封堵治疗。支架到位第一次扩张球囊解脱支架后存有内漏,行加大压力(8 atm)再扩,术后 DSA 显示破裂出血,破入脑室系统,维持球囊膨胀状态,在破裂血管处闭塞载瘤动脉。术后患者昏迷状态,逐行开颅减压、脑室引流术,最后患者能自主呼吸,未能完全清醒。

该患者右侧颈内动脉 C6 段动脉瘤,瘤口段动脉靠近床突段,走行弯曲,其弯曲角度小。选择应用的支架长度较长,球囊膨胀后球囊长度更长于覆膜支架的长度,加上在膨胀球囊时压力过大,在球囊膨胀时拉直、移位弯曲的血管,引起载瘤动脉撕裂伤或分支动脉撕拉伤,从而造成颅内出血。

该病例覆膜支架治疗并发术中血管破裂出血的教训包括:①治疗段动脉过度迂曲,应为覆膜支架的绝对禁忌,尤其是弯曲度小的病例,以及位于硬膜内段病变的病例;②在迂曲段血管和硬膜内段血管,在满足治疗目的的前提下,覆膜支架长度的选择尽可能短,支架越短安全系数越高,因为从影响血管角度看,除考虑覆膜支架长度外,更重要的要考虑球囊膨胀时的球囊长度;③要严格把握膨胀球囊的压力,尤其是在病变动脉存在迂曲的病例。

(李明华)

病例 2. 术中出血

【临床资料】男性,42 岁,头颅外伤史十余年,经常性头痛伴反复鼻出血。

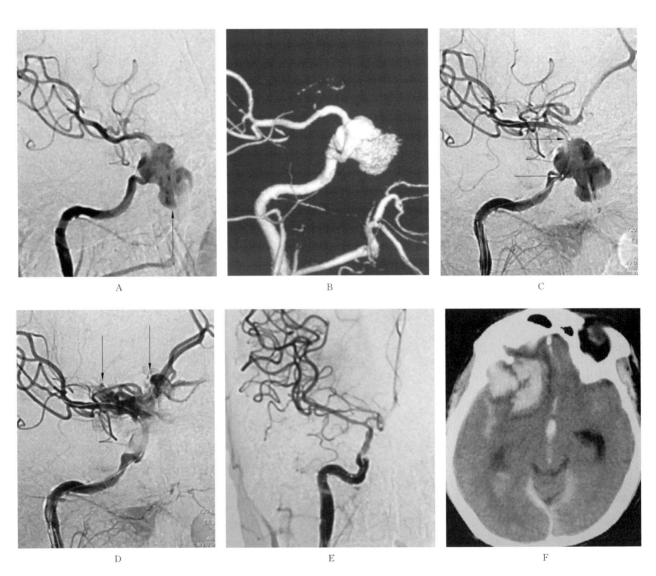

A. 右侧颈内动脉 DSA 显示右侧颈内动脉 C6 段巨大动脉瘤(←—),26 mm×18 mm 大小,瘤口显示不清;

B. 三维重建显示载瘤动脉与瘤体的关系;

C. 工作位路图下植入 Willis® 覆膜支架(4.0 mm×16 mm),准确到位后释放支架(←—);

D. 支架释放后即刻 DSA 显示载瘤动脉破裂、造影剂外渗(←—);

E. 紧急球囊充盈观察 30 分钟后 DSA 显示出血停止,颈内动脉恢复血流,动脉瘤腔不充盈,可见颈内动脉远端和脑内动脉痉挛;

F. 术后 7 天突发昏迷,CT 显示原出血部位血肿形成,患者最后不治死亡。

(山东省佛山市人民医院提供病例)

- **病变部位：** 颈内动脉眼动脉段
- **病变大动脉管径：** 2.9 mm
- **病变大动脉状况：** 平直，略弯曲
- **动脉瘤最大直径：** 26 mm
- **动脉瘤口：** 5 mm，欠清
- **覆膜支架规格：** 4.0 mm×16 mm

【点评】患者颅脑外伤十余年，经常性头痛，曾有一次脑内出血和数次鼻出血。DSA 显示右侧颈内动脉 C6～C7 交界巨大动脉瘤，轮廓不规则，考虑为假性动脉瘤可能，患侧大脑前动脉未充盈。术者选用长度 16 mm 覆膜支架封堵治疗，球囊膨胀、支架释放后 DSA 显示动脉瘤口封堵，动脉瘤腔不显影，支架远端造影剂溢出，提示血管撕裂出血。再次充盈球囊维持 30 分钟后 DSA 显示出血停止，颈内动脉及其脑内分支充盈，但显示痉挛变细，遂终止手术。患者术后 7 天突发再出血，CT 显示右侧额底血肿伴蛛网膜下腔出血，不治死亡。

患者系外伤性假性动脉瘤，其瘤口位于颈内动脉硬膜内段，瘤口大小显示欠清。该患者术中出血的原因为支架/球囊造成的载瘤动脉撕裂。在制订和实施手术计划时，术者为了尽量覆盖动脉瘤瘤口和好的贴壁效果，选用较长、较宽的覆膜支架。颈内动脉硬膜内段包含眼动脉段后部和交通段，位于脑表面蛛网膜下腔，周围无支撑结构，自由度较大，多少有一定的弯曲度。较长的覆膜支架其球囊膨胀时造成该段血管崩直，容易造成该段血管的损伤以及所属分支的撕裂伤，引起致命的脑出血。同时，该患者该段动脉的管径较细小，较宽的覆膜支架存在球囊膨胀时容易撑破载瘤动脉。因此，在硬膜内段动脉病变应用覆膜支架封堵治疗，在考虑达到治疗目的的前提下，选择支架的长度宜短不宜长，一般长度不超过 10 mm；选择支架的直径要与治疗段动脉管径相匹配或略大于治疗段动脉管径，以及充盈球囊压力宜慢且不宜随意加大。如动脉壁破口或动脉瘤口过大，可选用双支架封堵；如治疗段动脉过度迂曲者，则为覆膜支架治疗的禁忌证。该患者动脉瘤口封堵满意，出血后球囊压迫后达到止血目的。但在术后 7 天再次发生治疗部位脑内血肿和蛛网膜下腔出血，考虑为动脉损伤部位虽经球囊压迫、局部凝血达到暂时止血，但创口依在，一旦创口部血凝碎裂，可发生再次出血，正如破裂动脉瘤未经根治发生再次破裂出血那样。

（李明华）

手术相关血栓事件

病例 1. 术中血栓形成

【临床资料】女性,48 岁,突发头痛伴恶心、呕吐,急诊头颅 CT 显示蛛网膜下腔出血。

- 病变部位：颈内动脉后交通段

- 病变段动脉管径：3.1 mm

- 病变段动脉状况：平直

- 动脉瘤最大直径：2 mm

- 动脉瘤口：2 mm

- 覆膜支架规格：3.5×13 mm

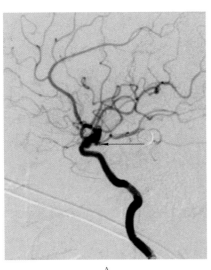 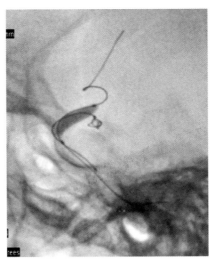 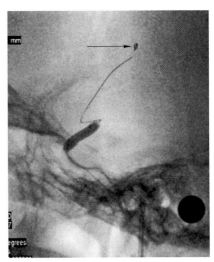

A　　　　　　　　　　　　B　　　　　　　　　　　　C

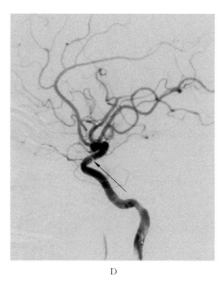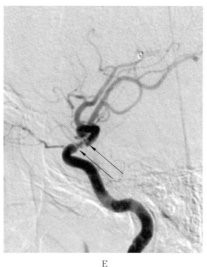

D　　　　　　　　　　　　　　　　E

A. 右侧颈内动脉 DSA 显示右侧颈内动脉后交通开口处微小动脉瘤，2 mm×2 mm 大小，后交通动脉未退化；

B. 采用球囊辅助下弹簧圈栓塞，植入 2 mm×2 mm 弹簧圈；

C. 撤退球囊后弹簧圈逸出，逸入大脑中动脉分支（←—）；改用覆膜支架封堵治疗，路图下植入 Willis® 覆膜支架（3.5 mm× 13 mm），支架到位、释放支架（←—）；

D. 支架释放后即刻 DSA 显示动脉瘤腔不充盈，同时后交通动脉开口覆盖、不显影，并见支架中段局限性充盈缺损，提示血栓形成（←—）；

E. 观察 30 分钟后 DSA 显示血栓进行性增大（←—），遂终止手术，即施行溶栓治疗未能开通，支架段动脉闭塞，造成患侧大脑半球梗死（患者左侧大脑前动脉 A1 段未发育，侧支循环不良），最后患者不治死亡。

【点评】患者蛛网膜下腔出血，DSA 显示右侧颈内动脉后交通开口处微小动脉瘤，术者采用球囊辅助下弹簧圈栓塞治疗，植入一枚 2 cm×2 cm 弹簧圈，撤退球囊后弹簧圈逸出，逸入大脑中动脉分支。改用长度13 mm 覆膜支架封堵治疗，支架顺利到达病变部位，释放后 DSA 显示动脉瘤腔完全封堵，后交通动脉开口覆盖，脉络膜后动脉保留。同时显示支架内血栓形成，并进行性加重，30 分钟后血栓几乎占据支架段管腔。患者左侧大脑前动脉 A1 段发育不全，侧支循环不良，最后患者右侧大脑半球大片脑梗死、脑疝形成、不治死亡。

该患者系后交通开口处微小动脉瘤破裂，球囊、支架辅助弹簧圈栓塞和双微导管技术，都是可以选择的治疗方法。相对而言，支架辅助弹簧圈栓塞技术应为首选，因其支架属永久性植入，不仅能防止弹簧圈在术中后逸出瘤腔，而且还起到一定的封堵瘤口作用，尤其在微小动脉瘤，其作用更为明显。球囊辅助弹簧圈栓塞和双微导管技术，仅在术中防止弹簧圈逸出，但如弹簧圈在瘤腔恒位不佳，仍有术后逸出动脉瘤腔的可能，本例患者就属于此种情况。

该患者应用弹簧圈栓塞失败，改用覆膜支架治疗，引起支架内急性血栓形成，其原因考虑为：①患者系动脉瘤破裂弹簧圈栓塞治疗失败后临时改用覆膜支架治疗，故术前未能规范应用抗血小板凝集药物；②患者系微小动脉瘤，选择覆膜支架过长，球囊膨胀对病变动脉影响大；③患者后交通动脉未退化，呈胚胎型，覆膜支架覆盖后可能产生应激反应。其中术前未规范应用抗血小板凝集药物是主要原因。该病例给我们的教训：一是围术期要严格规范应用抗血小板凝集药物，术后维持至少 6 个月；二是硬膜内段动脉选择覆膜支架的长度，在满足治疗要求的前提下，尽可能短，以减少对治疗段动脉的影响；三是尽可能避免覆盖主要分支动脉开口，以免造成主要分支动脉供血区的功能影响，以及不确定的应激反应。另外，该患者如在当时给予及时取栓治疗，或许会有较好的结果。但因该病例为覆膜支架治疗早期病例，届时尚未开展动脉内取栓技术。

（李明华）

病例 2. 脉络膜前动脉闭塞

【临床资料】女性,57 岁,左侧颈内动脉后交通动脉瘤破裂行弹簧圈栓塞治疗后 6 个月瘤颈开放、复发。

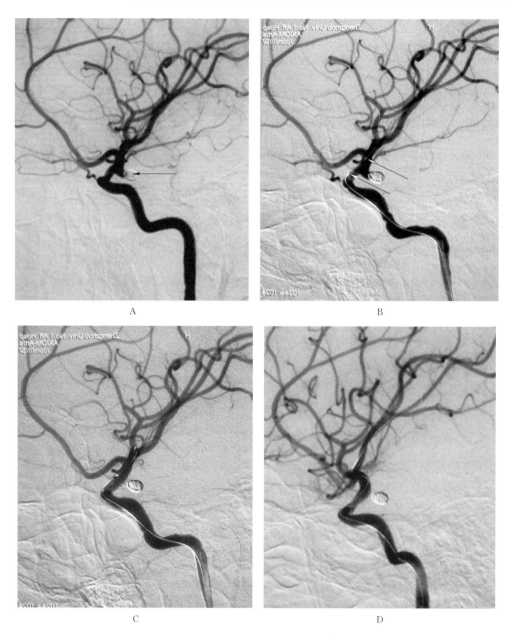

A. 左侧颈内动脉后交通动脉瘤破裂应用弹簧圈栓塞后 6 个月复查 DSA 显示动脉瘤复发(←—),残颈开放,2.5 mm×2.5 mm 大小;脉络膜前动脉充盈良好;

B. 行覆膜支架治疗,路图下植入 Willis®覆膜支架(3.5 mm×7 mm),准确到位后膨胀球囊、释放支架(←—);

C. 支架释放后即刻 DSA 显示残颈封堵,支架段载瘤动脉重建,局部轻度狭窄,脉络膜前动脉不充盈;

D. 撤退球囊后 DSA 显示脉络膜前动脉仍未充盈。患者术后残留右下肢轻瘫。

- **病变部位：** 颈内动脉交通段

- **病变段动脉管径：** 3.1 mm

- **病变段动脉状况：** 平直

- **残腔最大直径：** 2.5 mm

- **残腔瘤口：** 2.5 mm

- **覆膜支架规格：** 3.5 mm×7 mm

【点评】患者蛛网膜下腔出血，DSA 显示左侧颈内动脉后交通动脉瘤破裂，行弹簧圈栓塞治疗，术后 DSA 显示瘤颈残留，几个月后复查 DSA 显示残颈较前扩大，行覆膜支架封堵治疗。术者选用长度 7 mm 覆膜支架，术后 DSA 显示动脉瘤残颈封堵完全，支架段载瘤动脉通畅，但脉络膜前动脉开口覆盖，脉络膜前动脉未充盈。患者术后出现右侧下肢活动不灵便，经治疗后残留轻瘫。

该患者后交通动脉瘤弹簧圈栓塞后残留瘤颈，复查显示瘤颈增大，应用支架辅助弹簧圈填塞是常用的治疗选择。术者考虑到患者行径动脉走行自然，动脉瘤口段载瘤动脉走行较平直，近、远端管腔口径一致，后交通动脉退化完全，故选用短的覆膜支架封堵，以期一次治愈，避免弹簧圈栓塞后再次复发的可能，其想法不是不可接受的。

脉络膜前动脉是颈内动脉末端的重要分支动脉，开口自颈内动脉交通段后侧面，靠近后交通动脉开口，粗细有差异，优势供血时较粗大。脉络膜前动脉末端分支与来自大脑后动脉 P2 段的脉络膜后动脉末端分支存在吻合，供血状态也存在相互间的平衡。脉络膜前动脉供血范围不一，包括视束、内囊后肢、大脑脚、脉络丛及颞叶内侧的部分或大部。原则上在应用覆膜支架时尽量避免覆盖该动脉，以免产生相应的临床症状，除非病变危及生命非应用覆膜支架治疗不能救治的情况。当然，也有遇到覆盖该动脉开口后无任何临床症状的病例。

(李明华)

病例 3. 迟发性闭塞

【临床资料】女,61 岁,脑外伤术后神志不清,1 周后发现右眼球突出、结膜充血。

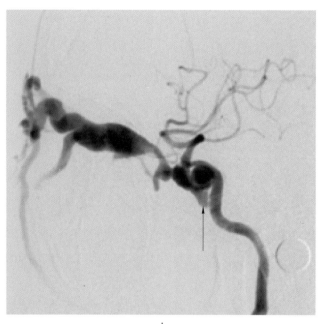

A

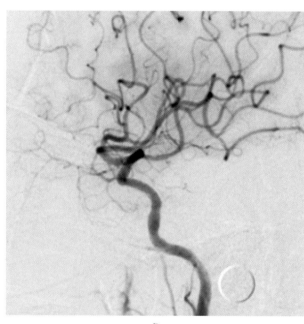

B

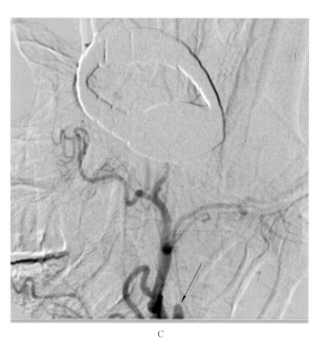

C

A. DSA 显示右侧颈内动脉海绵窦瘘(◀——),静脉回流主要入眼静脉,脑内动脉充盈欠佳;

B. 应用覆膜支架治疗,路图下植入 Willis® 覆膜支架(4.0 mm×13 mm),术后 DSA 显示瘘口完全封堵,瘘口段动脉重建良好,脑内动脉充盈改善;

C. 术后 5 个月复查 DSA 显示治疗侧颈内动脉起始部完全闭塞(◀——)。

- **病变部位**：颈内动脉海绵窦段

- **病变段动脉直径**：3.9 mm

- **病变段动脉状况**：平直

- **瘘口大小**：小、欠清晰

- **瘘口流量**：小、低

- **支架规格**：4.0 mm×13 mm

【点评】患者重度颅脑外伤，行颅内血肿清除术，术后神志不清，一周后出现右侧眼球突出伴球结膜充血水肿。DSA 显示右侧颈内动脉海绵窦瘘，瘘口位于海绵窦水平段，瘘口不大、流量不大，静脉引流主要入眼静脉，海绵窦腔显示较小，大脑前动脉未充盈。术者选用直径 4 mm、长度 13 mm 覆膜支架封堵治疗，支架到位、释放后 DSA 显示瘘口封堵完全，支架段动脉重建良好。患者术后眼部症状消失，四肢能活动，但神志仍不清醒，未能按医嘱规范应用抗血小板凝集治疗。术后 5 个月复查 DSA 显示治疗侧颈内动脉完全闭塞。

该患者系重度脑外伤伴发颈动脉海绵窦瘘，瘘口不大，属低流量瘘，覆膜支架治疗后获得满意封堵效果。患者脑外伤症状较重，神志不清，术后未能规范服用抗血小板凝集药物，导致术后支架段迟发性狭窄、血栓形成，继而治疗侧颈内动脉完全闭塞。患者术后无病情加重症状，考虑为后交通动脉开放，代偿性供血患侧大脑半球。虽然，在一部分病人，在施行覆膜支架治疗后，未按医嘱规范服用抗血小板凝集药物也不发生迟发性闭塞情况，但是，这不应视为常规情况对待。原则上，经覆膜支架治疗后规范应用抗血小板凝集药物 2 年，至少半年，阿司匹林需长期服用，并定期血管成像随访。在随访过程中，发现存在因内膜增生导致支架段管腔狭窄，可实施球囊扩张或支架成形术。

（李明华）

术后占位效应

病例 1. 术后动眼神经麻痹

【临床资料】女性,59 岁,头痛史数年,仅 1 周来感觉左侧眼皮重、睁眼困难。

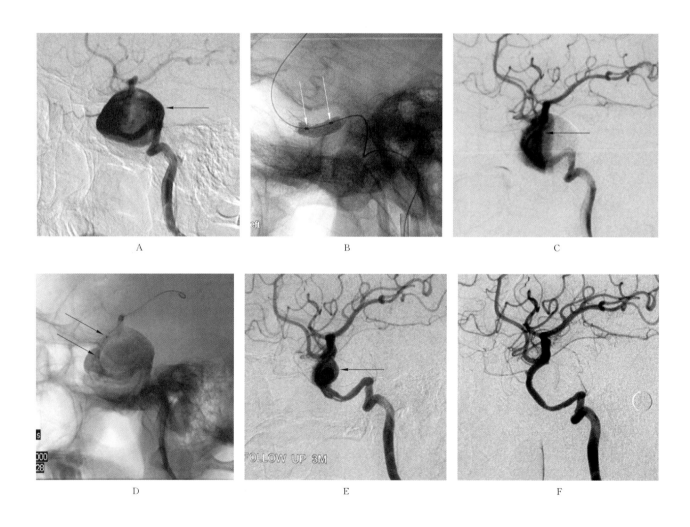

A　　　　　　　　　　　B　　　　　　　　　　　C

D　　　　　　　　　　　E　　　　　　　　　　　F

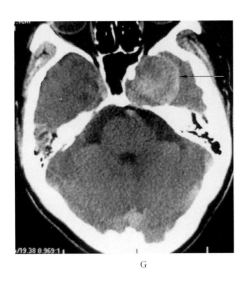

A. DSA 显示左侧颈内动脉海绵窦段巨大动脉瘤（←）；

B. 先后采用 2 枚直径 3.5 mm、长度 7 mm 覆膜支架封堵动脉瘤口，平片示第二枚覆膜支架释放过程中（←）；

C. 支架释放后 DSA 显示瘤口未完全封堵，呈现内漏，可见造影剂通过支架远端贴壁不良之间隙（←）充盈动脉瘤腔；

D. 植入第三枚直径 3.5 mm、长度 7 mm 覆膜支架，套袖式桥接于原支架远端（←），试行几次再扩后动脉瘤腔仍显影，暂时中止手术；

E. 3 个月后复查 DSA 显示动脉瘤腔明显缩小（←），残腔瘤口位于远端支架交接处，植入第四枚直径 3.5 mm、长度 7 mm 覆膜支架；

F. 支架到位释放后 DSA 显示动脉瘤口封堵，动脉瘤腔不充盈，瘤口段载瘤动脉重建、略显僵硬；

G. 第一次覆膜支架植入术后 CT 显示动脉瘤腔内部分血栓形成（←）。

- **病变部位：左侧颈内动脉海绵窦段**
- **病变段动脉直径：3.4 mm**
- **病变段动脉状况：平直，略弯曲**
- **动脉瘤大小：26 mm×25 mm**
- **动脉瘤口径：6 mm，欠清**
- **支架规格：3.5 mm×7.0 mm，4 枚**

【点评】患者左侧睁眼无力、CT 发现颅内占位 1 周。DSA 显示左侧颈内动脉海绵窦段巨大动脉瘤，达 26 mm 直径，轮廓光整，瘤口宽约 6 mm；瘤口段载瘤动脉走行尚平直，管腔直径 3.4 mm；载瘤动脉行径迂曲明显。术者应用覆膜支架治疗，先后植入 2 枚直径 3.5 mm、长度 7 mm 覆膜支架，覆膜支架在上行、通过海绵窦后膝段弯曲时阻力较大，调整后到达海绵窦水平段。支架释放后动脉瘤口未封堵，可见造影剂通过贴壁不良之支架远端充盈动脉瘤腔，在其支架远端套袖式桥接第二枚同样规格的覆膜支架。术后 DSA 仍显示内漏，几次再扩后仍见瘤腔显影，放弃努力，终止手术。3 个月后复查 DSA 显示动脉瘤腔明显变小，漏口位于 2 枚支架连接处，再次植入第四枚覆膜支架，套袖式桥接于原支架连接处，到位、释放后 DSA 显示内漏消失，动脉瘤腔不充盈，支架段动脉重建、略显僵硬。患者第一次覆膜支架植入术后第二天，呈现左侧动眼神经完全麻痹，随访 2 年未见好转。

该患者系左侧颈内动脉海绵窦段巨大动脉瘤，瘤口宽，属复杂型动脉瘤。考虑到患者载瘤动脉近端迂曲，术者选用较短的覆膜支架治疗，直径也偏小，造成二次手术 4 枚覆膜支架才封堵瘤口。长支架越过迂曲段行径动脉困难，但选用较宽直径的短支架或许能获得较好的封堵效果。

患者第一次覆膜支架术后出现患侧动眼神经完全麻痹，其原因可能为动脉瘤腔内血栓不完全，加之血流压力压迫造成。在动脉瘤口不完全封堵或存在内漏病例，可在短期内呈现动脉瘤腔增大或破裂的可能；也有病例其动脉瘤腔内部分血栓形成，充盈之瘤腔变小。但部分血栓之瘤腔、血流压力和瘤周水肿，在急性期共同造成的占位效应加重，该病例就属此情况。当然，完全封堵的大或巨大动脉瘤，在急性期因瘤周水肿，也可表现有占位效应压迫周围结构。因此，在巨大动脉瘤行覆膜支架治疗术后给予适当的高渗或激素治疗，可减轻局部水肿、渗出和占位效应。

（李明华）

参考文献

［1］ 景在平. 血管腔内治疗学［M］. 北京：人民卫生出版社，2002.

［2］ 李明华. 神经介入影像学［M］. 上海：上海科技文献出版社，2000.

［3］ 凌峰. 介入神经放射学［M］. 北京：人民卫生出版社，1991.

［4］ 马廉亭. 脑血管疾病血管内治疗学及图谱［M］. 郑州：河南科学技术出版社，2002.

［5］ 王武，李明华，李永东，等. Willis® 覆膜支架治疗外伤性颈内动脉假性动脉瘤的中期随访［J］. 介入放射学杂志，2010，19：257－261.

［6］ Abe M，Tabuchi K，Yokoyama H，et al. Blood blisterlike anuerysms of the internal carotid artery［J］. J Neurosurg，1998，89：419－424.

［7］ Andrews BT，Brant-Zawadzki M，Wilson CB. Variant aneurysms of the fenestrated basilar artery［J］. Neurosurgery，1986，18：204－207.

［8］ Bond KM，Brinjikji W，Murad MH，et al. Endovascular treatment of carotid blowout syndrome［J］. J Vasc Surg，2017，65：883－888.

［9］ Brinjikji W，Kallmes DF，Kadirvel R. Mechanisms of healing in coiled intracranial aneurysms：a review of the literature［J］. AJNR Am J Neuroradiol，2015，36：1216－1222.

［10］ Cai X，Guan J，Ren S，et al. Treatment of internal carotid artery dissection with Willis® covered stent：A case report of recurrent limb weakness and no response to medical therapy［J］. Exp Ther Med，2016，11：1983－1986.

［11］ Chaloupka JC，Roth TC，Putman CM，et al. Recurrent carotid blowout syndrome：diagnostic and therapeutic challenges in a newly recognized subgroup of patients ［J］. Am J Neuroradiol，1999，20：1069－1077.

［12］ Chaloupka JC，Putman CM，Citardi MJ，et al. Endovascular therapy for the carotid blowout syndrome in head and neck surgical patients：diagnostic and managerial considerations ［J］. Am J Neuroradiol，1996，17：843－852.

［13］ Chen H，Li MH. A1 segment hypoplasia accompanied by AcomA aneurysms assessed with magnetic resonance angiography［J］. Surg Radiol Anat，2014，36（4）：353－357.

［14］ Chen YC，Li MH，Chen SW，et al. Incidental Findings of Persistent Primitive Trigeminal Artery on 3 - Dimensional Time-of-Flight Magnetic Resonance Angiography at 3.0 T：An Analysis of 25 Cases［J］. J Neuroimaging，2011，21：152－158.

［15］ Chen YC，Sun ZK，Li MH，et al. The clinical value of MRA at 3.0 T for the diagnosis and therapeutic planning of patients with subarachnoid haemorrhage ［J］. European Radiology，2012，22（7）：1404－1412.

［16］ Cho WS，Hong HS，Kang HS，et al. Stability of cerebral aneurysms after stent-assisted coil embolization：a propensity score-matched analysis ［J］. Neurosurgery，2015，77：208－126.

［17］ Citardi MJ，Chaloupak JC，Son YH，et al. Management of carotid artery rupture by monitored endovascular therapeutic occlusion ［J］. Laryngoscope，1995，105：1086－1092.

［18］ Cohen JE，Gomori JM，Segal R，et al. Results of endovascular treatment of traumatic intracranial aneurysms［J］. Neurosurgery，2008，63：476－485.

［19］ Cohen J，Rad I. Contemporary management of carotid blowout［J］. Curr Opin Otolaryngol Head Neck Surg，

2004,12：110－115.

[20] Hasan DM，Nadareyshvili A I，Hoppe AL，et al. Cerebral Aneurysm Sac Growth as the Etiology of Recurrence After Successful Coil Embolization ［J］. Stroke，2012,43：866－868.

[21] Debrun G，Lacour P，Vinuela F，et al. Treatment of 54 traumatic carotidcavernous fistulas ［J］. J Neurosurg，1981,55：678－692.

[22] Derdeyn CP，Powers WJ. Cost-effectiveness of screening for asymptomatic carotid atherosclerotic disease［J］. Stroke，1996,27：1944－1950.

[23] Ding D，Liu KC. Management strategies for intraprocedural coil migration during endovascular treatment of intracranial aneurysms［J］. J Neurointerv Surg，2014,6：428－431.

[24] Ding D，Starke RM，Jensen ME，et al. Perforator aneurysms of the posterior circulation：case series and review of the literature［J］. J Neurointerv Surg，2013，5：546－551.

[25] Dorfer C，Gruber A，Standhardt H，et al. Management of Residual and Recurrent Aneurysms After Initial Endovascular Treatment［J］. Neurosurgery，2012,70：537－554.

[26] D'Urso PI，Karadeli HH，Kallmes DF，et al. Coiling for paraclinoid aneurysms：time to make way for flow diverters? ［J］. AJNR Am J Neuroradiol，2012,33：1470－1474.

[27] Ernemann U，Herrmann C，Plontke S，et al. Pseudoaneurysm of the superior thyroid artery following radiotherapy for hypopharyngeal cancer ［J］. Ann Otol Rhinol Laryngol. 2003,112：188－190.

[28] Endo S，Nishijima M，Nomura H，et al. A pathological study of intracranial posterior circulation dissecting aneurysms with subarachnoid hemorrhage：report of three autopsied cases and review of the literature［J］. Neurosurgery，1993,33：732－738.

[29] Fang C，Li MH，Zhu YQ，et al. The effectiveness and feasibility of endovascular coil embolization for very small cerebral aneurysms：mid-and long-term follow-up. Ann Vasc Surg，2010,24(3)：400－407

[30] Fang C，Li MH，Zhang PL，et al. Endovascular Treatment for Very Small Supraclinoid Aneurysms with Stent-Assisted Coiling Long-Term Follow-up in Six Cases ［J］. Interventional neuroradiology，2009,15：37－44.

[31] Fang C，Li MH，Zhu YQ，et al. Treatment of complex ruptured anterior communicating arterial aneurysms by endovascular coil embolisation of the anterior communicating artery［J］. 2011,25(5)：591－595.

[32] Fang C，Tan HQ，Han HJ，et al. Endovascular isolation of intracranial blood blister-like aneurysms with Willis® covered stent ［J］. J Neurointerv Surg，doi. 10. 11361neurintsurg-2016-012662.

[33] Fargen KM，Hoh BL，Welch BG，et al. Long-term results of enterprise stent-assisted coiling of cerebral aneu-rysms［J］. Neurosurgery，2012,71：239－244.

[34] Gao BL，Li MH，Wang YL，et al. Delayed coil migration from a small wide-necked aneurysm after stent-assisted embolization［J］. Neuroradiology，2006，48(5)：333－337.

[35] Geyik S，Yavuz K，Yurttutan N,. et al. Stent-Assisted Coiling in Endovascular Treatment of 500 Consecutive Cerebral Aneurysms with Long-Term Follow-Up ［J］. AJNR Am J Neuroradiol，2013,34：2157－2162.

[36] Gonzalez AM，Narata AP，Yilmaz H，et al. Blood blister-like aneurysms：Single center experience and systematic literature review［J］. Eur J Radiol，2014，83：197－205.

[37] Gory B，Rouchaud A，Saleme S，et al. Endovascular Treatment of Middle Cerebral Artery Aneurysms for 120 Nonselected Patients：A Prospective Cohort Study ［J］. AJNR Am J Neuroradiol，2014,35(4)：715－720.

[38] Gupta AK，Purkayastha S，Krishnamoorthy T，Bodhey NK，Kapilamoorthy TR，Kesavadas C，Thomas B,. Endovascular treatment of direct carotid cavernous fistulae：a pictorial review［J］. Neuroradiology，2006，48：831－839.

[39] Harnsberger HR，Osborn AG，Ross JS. Diagnostic and Surgical Imaging Anatomy Brain. Head and Neck-Spine Amirsys Inc. Salt Lake City，Utah.

[40] Hwang SK，Hwang G，Bang JS,et al. Endovascular Enterprise stent-assisted coil embolization for wide-necked unruptured intracranial aneurysms［J］. J Clin Neurosci，2013,20：1276－1279.

[41] Jeon J P，Cho Y D，Rhim J K，et al. Extended monitoring of coiled aneurysms completely occluded at 6-month follow-up：late recanalization rate and related risk factors. Eur Radiol，2016,26：3319－3326.

[42] Jeon JP，Cho YD，Rhim JK，et al. Fate of Coiled Aneurysms with Minor Recanalization at 6 Months：Rate of Progression to Further Recanalization and Related Risk Factors ［J］. AJNR Am J Neuroradiol，2016,37(8)：1490－1495.

[43] Kang HS，Han MH，Kwon BJ，et al. Repeat endovascular treatment in post-embolization recurrent intracranial aneurysms ［J］. Neurosurgery，2006，58(1)：60－70.

[44] Klein GE，Szolar DH，Raith J，et al. Posttraumatic

extracranial aneurysm of the internal carotid artery: combined endovascular treatment with coils and stents [J]. Am J Neuroradiol, 1997,18: 1261 – 1264.

[45] Konczalla J, Platz J, Brawanski N, et al. Endovascular and Surgical Treatment of Internal Carotid Bifurcation Aneurysms: Comparison of Results, Outcome, and Mid-Term Follow-up [J]. Neurosurgery, 2015, 76: 540 – 551.

[46] Ku YK, Wong YC, Fu CJ, et al. Timely antecedent CT or MRI can help predict hemorrhage site of posttreatment head and neck cancer, with digital subtraction angiography used as the reference standard [J]. Am J Roentgenol, 2016,206: 829 – 836.

[47] Kwon SC, Kwon OK. Korean Unruptured Cerebral Aneurysm Coil-ing (KUCAC) Investigators. Endovascular coil embolization of un-ruptured intracranial aneurysms: a Korean multicenter study [J]. Acta Neurochir (Wien), 2014,156: 847 – 854.

[48] Larson JJ, Tew JM Jr, Tomsick TA, et al. Treatment of aneurysms of the internal carotid artery by intravascular balloon occlusion: long-term follow-up of 58 patients. [J] Neurosurgery, 1995,36: 26 – 30.

[49] Le WJ, Zhu YQ, Li MH, et al. New method for retrospective study of hemodynamic changes before and after aneurysm formation in patients with ruptured or unruptured aneurysms [J]. BMC Neurol, 2013, 13: 166.

[50] Lewis AI, Tomsick TA, Tew JM, Lawless MA. Long-term results in direct carotidcavernous fistulas after treatment with detachable balloons [J]. J Neurosurg, 1996,84: 400 – 404.

[51] Li L, Li M, Liu J, et al. Modeling the cost-effectiveness of a new covered stent (Willis®) vs. Endovascular coil occlusion for the treatment of intracranial aneurysms in china. Value Health, 2015, 18: A357.

[52] Li MH, Gao BL, Fang C, et al. Angiographic follow-up of cerebral aneurysms treated with Guglielmi detachable coils: an analysis of 162 cases with with 173 aneurysms [J]. Am J Neuroradiology, 2006,27(5): 1107 – 1112.

[53] Li MH, Gao BL, Fang C, et al. Prevention and management of intraprocedural rupture of intracranial aneurysm with detachable coils during embolization [J]. Neuroradiology, 2006,48(12): 907 – 915.

[54] Li MH, Gao BL, Wang YL, et al. Management of pseudoaneurysms in the CICA with covered stents specially designed for use in the intracranial vasculature: technical notes [J]. Neuroradiology, 2006,48(11): 841 – 846.

[55] Li MH, Li YD, Fang C, et al Endovascular treatment of giant or very large intracranial aneurysms with different modalities: an analysis of 20 cases [J]. Neuroradiology, 2007,49(10): 819 – 828.

[56] Li MH, Li YD, Tan HQ, et al. Contrast-free MRA at 3.0 T for the Detection of Intracranial Aneurysms [J]. Neurology, 2011,2011,77(7): 667 – 676.

[57] Li MH, Li YD, Gao BL, et al. A new covered stent designed for intracranial vasculature: application in the management of pseudoaneurysms of the cranial internal carotid artery [J]. Am J Neuroradiol, 2007, 28 (8): 1579 – 1585.

[58] Li MH, Zhu YQ, Fang C, et al. The feasibility and efficacy of treatment with a Willis® covered stent in recurrent intracranial aneurysms after coiling [J]. Am J Neuroradiol, 2008,29: 1395 – 1400.

[59] Li MH, Li YD, Tan HQ, et al. Treatment of Distal Internal Carotid Artery Aneurysm with the Willis® Covered Stent: A Prospective Pilot Study [J]. Radiology, 2009,253(2): 470 – 477.

[60] Li MH, Li YD, Gao BL, et al. A new covered stent designed for intracranial vasculature: application in the management of pseudoaneurysms of the cranial internal carotid artery [J]. Am J Neuroradiol, 2007, 8: 1579 – 1585.

[61] Li MH, Li YD, Gao BL, et al. A new covered stent designed for intracranial vasculature: application in the management of pseudoaneurysms of the cranial internal carotid artery [J]. Am J Neuroradiol, 2007,28: 1579 – 1585.

[62] Li MH, Zhu YQ, Fang C, et al. The feasibility and efficacy of treatment with a Willis® covered stent in recurrent intracranial aneurysms after coiling [J]. Am J Neuroradiol, 2008,29: 1395 – 1400.

[63] Li MH, Leng B, Li YD, et al. Comparative study of covered stent with coil embolization in the treatment of cranial internal carotid artery aneurysm: a nonrandomized prospective trial [J]. European Radiology, 2010,20(11): 2732 – 2739.

[64] Li MH, Chen SW, Li YD, et al. Prevalence of Unruptured Cerebral Aneurysms in Chinese Adults Aged 35 to 75 Years: A Cross-sectional Study [J]. Ann Intern Med, 2013,159(8): 514 – 521.

[65] Li MH, Li YD, Gu BX, et al. Accurate diagnosis of small cerebral aneurysms ≤5 mm in diameter with 3.0 – T MR angiography [J]. Radiology, 2014, 271(2): 553 – 560.

[66] Li MH, Zhu Y, Song H, et al. Subarachnoid Hemorrhage in Patients with Good Clinical Grade:

Accuracy of 3. 0 - T MR Angiography for Detection and Characterization. Radiology, 2017,284:191 - 199.

[67] Li YD, Li MH, Gao BL, et al. Endovascular treatment of recurrent intracranial aneurysms with re-coiling or covered stents. J Neurol Neurosurg Psychiatry, 2010 Jan, 81(1): 74 - 79.

[68] Li H, Pan R, Wang H, et al. Clipping versus coiling for ruptured intracranial aneurysms: a systematic review and meta-analysis [J]. Stroke, 2013, 44: 29 - 37.

[69] Lecler A, Raymond J, Rodriguez-Régent C, et al. Recurrences More than 10 Years after Endovascular Treatment—A Prospective Cohort Study, Systematic Review, and Meta-Analysis [J]. Radiology, 2015, 277(1): 173 - 80.

[70] Liu P, Yang M, Cai M, et al. Treatment of pediatric traumatic intracranial pseudoaneurysm using endovascular covered stent: three case reports [J]. World Neurosurg, 2016,88: 693.

[71] Liu LX, Song MY, Xie XD. In-stent stenosis in the patient with internal carotid aneurysm after treated by the Willis® covered stent: Two case reports and literature review [J]. Medicine (Baltimore), 2017, 96: e6101.

[72] Lu HT, Tan HQ, Gu BX, et al. Risk factors for multiple intracranial aneurysms rupture: a retrospective study. Clin Neurol Neurosurg [J]. 2013,115(6): 690 - 694.

[73] Luo CB, Teng MM, Chang FC et al. Stent-assisted coil embolization of intracranial aneurysms: a single center experience [J]. J Chin Med Assoc, 2012,75: 322 - 328

[74] Marques MC, Caldas JG, Nalli DR, et al. Follow-up of endovascular treatment of direct carotid-cavernous fistulas [J]. Neuroradiology, 2010, 52 (12): 1127 - 1133.

[75] Matthew F. Lawson, William C. Newman, Yueh-Yun Chi, et al. Stent-Associated Flow Remodeling Causes Further Occlusion of Incompletely Coiled Aneurysms. Neurosurgery, 2011,69: 598 - 604.

[76] McDonald MW, Moore MG, Johnstone PA. Risk of carotid blowout after reirradiation of the head and neck: a systematic review [J]. Int J Radiat Oncol Biol Phys, 2012,82(3): 1083 - 1089.

[77] Miller T, Burns J, Farinhas J, et al. Covered stents safely utilized to prevent catastrophic hemorrhage in patients with advanced head and neck malignancy [J]. J Neurointerv Surg, 2012,4: 426 - 434.

[78] Murayama Y, Nien YL, Duckwiler G, et al. Guglielmi detachable coil embolization of cerebral aneurysms: 11

years' experience [J]. J Neurosurg, 2003, 98: 959 - 966.

[79] Nakagawa F, Kobayashi S, Takemae T, et al. Aneurysms protruding from the dorsal wall of the internal carotid artery [J]. J Neurosurg, 1986, 65: 303 - 308.

[80] N. Chalouhi, S. Tjoumakaris, L. F. Gonzalez, et al. Coiling of Large and Giant Aneurysms: Complications and Long-Term Results of 334 Cases[J]. AJNR Am J Neuroradiol, 2014,35(3): 546 - 552.

[81] Chalouhi N, Jabbour P, Singhal S, et al. Stent-Assisted Coiling of Intracranial Aneurysms Predictors of Complications, Recanalization, and Outcome in 508 Cases [J]. Stroke, 2013,44: 1348 - 1353.

[82] Peterson E, Hanak B, Morton R, et al. Are aneurysms treated with balloon-assisted coiling and stent-assisted coiling different? Morpho-logical analysis of 113 unruptured wide-necked aneurysms treated with adjunctive devices [J]. Neurosurgery, 2014, 75 (2): 145 - 151.

[83] Petr O, Brinjikji XW, Cloft XH, et al. Current Trends and Results of Endovascular Treatment of Unruptured Intracranial Aneurysms at a Single Institution in the Flow-Diverter Era [J]. AJNR Am J Neuroradiol, 2016,37: 1106 - 1113.

[84] Piotin M, Spelle L, Mounayer C, et al. Intracranial aneurysms: treatment with bare platinum coils-aneurysm packing, complex coils, and angiographic recurrence [J]. Radiology, 2007,243: 500 - 508.

[85] Plowman RS, Clarke A, Clarke M, et al. Sixteen-year single-surgeon experience with coil embolization for ruptured intracranial aneurysms: recurrence rates and incidence of late rebleeding [J]. J Neurosurg, 2011, 114: 863 - 874.

[86] Ohara H, Sakamoto T, Suzuki J. Clinical study of 11 cases of cerebral aneurysms diagnosed sclerotic origin-sclerotic cerebral aneurysms (author's transl) [J]. No Shinkei Geka, 1978,6: 1057 - 1064.

[87] Saatci I, Cekirge HS, Ozturk MH, et al. Treatment of internal carotid artery aneurysms with a covered stent: experience in 24 patients with mid-term follow-up results. Am J Neuroradiol, 2004, 25: 1742 - 1749.

[88] Santillan A, Greenberg E, Patsalides A, et al. Long-term clinical and angiographic results of Neuroform stent-assisted coil embolization in wide-necked intracranial aneurysms [J]. Neurosurgery, 2012,70: 1232 - 1237.

[89] Scotti G, Li MH, Righi C, et al. Endovascular

treatment of bacterial intracranial aneurysms. Neuroradiology, 1996,38(2): 186 - 189.

［90］ Shi WY, Gu JP, Li MH, et al. The predictors of endoleaks after endovascular repair of experimentally produced fusiform carotid aneurysm in canine ［J］. Minim Invasive Ther Allied Technol, 2016, 25 (2): 99 - 106.

［91］ Shi WY, Li MH, Gu BX, et al. Azygous anterior cerebral artery and associated aneurysms: detection and identification using 3 - dimensional time-of-flight magnetic resonance angiography ［J］. J Neuroimaging, 2014,24(1): 18 - 22.

［92］ Shi WY, Li YD, Li MH, et al. 3D rotational angiography with volume rendering: the utility in the detection of intracranial aneurysms. Neurol India, 2010 Nov-Dec, 58(6): 908 - 913.

［93］ Shi WY, Li MH, Yan L, et al. Creation of Carotid Fusiform Aneurysm in a Canine Model: Comparison of the Surgical Venous-graft Model With the Model Induced by Porcine Elastase With or Without Balloon Assistance ［J］. Neurosurgery Quarterly, 2012, 22(4): 255 - 260.

［94］ Shigeta H, Kyoshima K, Nakagawa F, et al. Dorsal internal carotid artery aneurysms with special reference to angiographic presentation and surgical management ［J］. Acta Neurochirurgica, 1992, 119: 42 - 48.

［95］ Shimizu K, Lmamura XH, Mineharu XY, et al. Endovascular Treatment of Unruptured Paraclinoid Aneurysms: Single-Center Experience with 400 Cases and Literature Review ［J］. AJNR Am J Neuroradiol, 2016,37: 679 - 685.

［96］ Sluzewski M, Menovsky T, van Rooij WJ, et al. Coiling of very large or giant cerebral aneurysms: long-term clinical and serial angio-graphic results ［J］. AJNR Am J Neuroradiol, 2003,24: 257 - 262.

［97］ Spetzler RF, McDougall CG, Zabramski JM, et al. The Barrow Ruptured Aneurysm Trial: 6-year result ［J］. J neurosurg, 2015,123(3): 609 - 17.

［98］ Steiner T, Juvela S, Unterberg A, et al. European Stroke Organization. European Stroke Organization guidelines for the management of intracranial aneurysms and subarachnoid haemorrhage ［J］. Cerebrovasc Dis, 2013,35: 93 - 112.

［99］ Sundt TM Jr, Murphey F. Clip-grafts for aneurysm and small vessel surgery. 3. Clinical experience in intracranial internal carotid artery aneurysms ［J］. J Neurosurg, 1969,31: 59 - 71.

［100］ Tan HQ, Li MH, Li YD, et al. Endovascular Reconstruction with the Willis® Covered Stent for the Treatment of Large or Giant Intracranial Aneurysms ［J］. Cerebrovasc Dis, 2011,31: 154 - 162.

［101］ Tan HQ, Li MH, Zhang PL, et al, and Wang W. Reconstructive endovascular treatment of intracranial aneurysms with the Willis® covered stent: medium-term clinical and angiographic follow-up ［J］. J Neurosurg, 2011,114: 1014 - 1020.

［102］ Tan HQ, Li MH, Zhu YQ, et al. Surgical Construction of a Novel Simulated Carotid Siphon in dogs ［J］. J Neurosurg, 2008,109(6): 1173 - 1178.

［103］ Tang C, Qi S. Efficacy and safety of Willis® covered stent for treatment of internal carotid artery aneurysms ［J］. J Craniofac Surg, 2017,28: e263 - e265.

［104］ Wang JB, Li MH, Fang C, et al. Endovascular treatment of giant intracranial aneurysms with willis covered stents: technical case report ［J］. Neurosurgery, 2008,62(5): E1176 - 1177.

［105］ Wang W, Li MH, Li YD, et al. Treatment of Traumatic Internal Carotid Artery Pseudoaneurysms With the Willis® Covered Stent: A Prospective Study. J Trauma, 2011,70(4): 816 - 822.

［106］ Wang W, Li YD, Li MH, et al. Endovascular treatment of post-traumatic direct carotid-cavernous fistulas: A single-center experience ［J］. Journal of Clinical Neuroscience, 2011,18(1): 24 - 28.

［107］ Wang W, Wang YL, Chen M, et al. Magnesium alloy covered stent for treatment of a lateral aneurysm model in rabbit common carotid artery: An in vivo study. Sci Rep, 2016 Nov 21, 6: 37401. doi: 10. 1038/srep37401.

［108］ Wang W, Li MH, Li YD, et al. Reconstruction of the internal carotid artery after treatment of complex traumatic direct carotid-cavernous fistulas with the Willis® covered stent: A retrospective study with long-term follow-up ［J］. Neurosurgery, 2016, 79: 794 - 805.

［109］ Wang Y, Li Y, Jiang C, et al. Endovascular treatment of paraclinoid aneurysms: 142 aneurysms in one centre ［J］. J Neurointerv Surg, 2013, 5: 552 - 556.

［110］ Xie J, Li MH, Tan HQ, et al. Establishment of an Experimental Intracranial Internal Carotid Artery Model and the Application in Covered-Stent Navigability Testing ［J］. Am J Neuroradiol, 2009, (5): 1041 - 1045.

［111］ Xu HW, Yu SQ, Mei CL, et al. Screening for Intracranial Aneurysm in 355 Patients with Autosomal-Dominant Polycystic Kidney Disease ［J］.

Stroke，2011，42：204 - 206.

[112] Yadla S, Campbell PG, Grobelny B, et al. Open and endovascular treatment of unruptured carotid-ophthalmic aneurysms: clinical and radiographic outcomes [J]. Neurosurgery, 2011,68: 1434 - 1443.

[113] Yan L, Zhu YQ, Li MH, et al. Geometric, hemodynamic, and pathological study of a distal internal carotid artery aneurysm model in dogs [J]. Stroke, 2013,44(10): 2926 - 2929.

[114] Yan L, Shi WY, Wang D, et al. Application of the Willis® covered stent using the telescopic technique for the treatment of fusiform aneurysm in a canine model [J]. Neurol India, 2013,61(1): 45 - 50.

[115] Zhou B, Li MH, Wang W, et al. Three-dimensional volume-rendering technique in the angiographic follow-up of intracranial aneurysms embolized with coils [J]. J Neurosurg, 2010,112(3): 674 - 680.

[116] Zhou G, Su M, Zhu YQ, et al. Efficacy of Flow-Diverting Devices for Cerebral Aneurysms: A Systematic Review and Meta-analysis [J]. World Neurosurgery, 2016,85: 252 - 262.

[117] Zhou G, Zhu YQ, Su M, et al. Flow-Diverting Devices versus Coil Embolization for Intracranial Aneurysms: A Systematic Literature Review and Meta-analysis [J]. World Neurosurgery, 2016, 88: 640 - 645.

[118] Zhou G, Yin Y, Li MH. Flow Diversion for Cerebral Aneurysms: A Promising Therapy Needs Full Evaluation [J]. World Neurosurgery, 2016, 91: 626 - 627.

[119] Zhu YQ, Cheng YS, Li MH, et al. Comparison of Tissue Reaction with Three Different Endografts Used for Exclusion of Carotid Artery Aneurysm in a Dog Model. J Vasc Interv Radiol, 2009,20(6): 791 - 798.

[120] Zhu YQ, Li MH, Fang C, et al. Combined Endovascular and Vascular Surgical Therapy of Blister-like Distal Internal Carotid Aneurysm in a Right-Sided Aortic Arch Patient [J]. Vascular, 2010, 18(6): 363 - 366.

[121] Zhu YQ, Li MH, Xie J, et al. Treatment of carotid siphon aneurysms by use of the Willis® stent graft: an angiographic and histopathological study [J]. European Radiology, 2010,20(8): 1974 - 1984.

[122] Zhu YQ, Li MH, Fang C, et al. Application of the Willis® covered stent in the treatment of aneurysm in the cisternal segment of the internal carotid artery: a pilot comparative study with midterm follow-up [J]. J Endovasc Ther, 2010,17(1): 55 - 65.

[123] Zhu YQ, Gu BX, Li MH, et al. Safety, feasibility, and mid-term follow- up of Willis® stent graft placement in the treatment of symptomatic complicated intra-or extra-cranial aneurysms: a multicenter experience [J]. Minim Invasive Ther Allied Technol, 2010 Dec, 19(6): 320 - 328.

[124] Zhu YQ, Li MH, Lin F, et al. Frequency and predictors of endoleaks and long-term patency after covered stent placement for the treatment of intracranial aneurysms: a prospective, non-randomised multicentre experience [J]. European Radiology, 2013,23: 287 - 297.

[125] Zhu YQ, Li MH, Yan L, et al. Arterial wall degeneration plus hemodynamic insult cause arterial wall remodeling and nascent aneurysm formation at specific sites in dogs [J]. J Neuropathol Exp Neurol. 2014,73(9): 808 - 819.

[126] Zhu YQ, Li MH, Lin F, et al. Frequency and predictors of endoleaks and long-term patency after covered stent placement for the treatment of intracranial aneurysms: a prospective, non-randomised multicentre experience [J]. European Radiology, 2013,23: 287 - 297.